鹿鸣心理

心理自助系列

惊恐症

你和你家人需要知道的

（原书第3版）

DON'T PANIC

TAKING CONTROL OF ANXIETY ATTACKS

REID WILSON

[美] 里德·威尔逊 ／著

陈晓莉 ／译

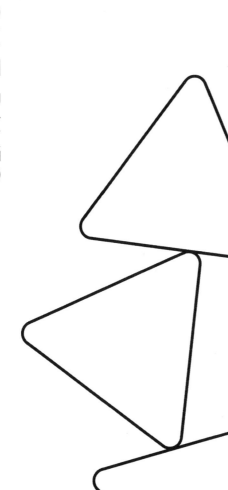

重庆大学
出版社

前　言

　　饱受惊恐症困扰的人的希望来了！在本书（全新修订版）中，威尔逊博士解释了罹患这种令人衰弱的惊恐症的原因以及康复到底需要做些什么。书中，威尔逊博士根据惊恐症的最新研究成果和自己治疗惊恐症患者的大量成功经验开发了有效的治疗程序。同时，他还在书中教患者如何循序渐进地进行有效的康复治疗。

　　惊恐发作是非常可怕的，会使人丧失斗志。当事人会感到濒临死亡、失去控制、变得疯狂或者经历一次又一次的灾难感。尽管你惊恐发作了几十次，甚至上百次，而且让你惧怕的事情从未发生过，但是你依然还是活在恐慌中，这是为什么呢？正如威尔逊博士在书中解释的那样，你的不适感和不确定感引起了焦虑的持续发作。尽管没有证据表明不好的事情会发生，但你还是认为灾难会发生。你躲避着所有能引起恐慌的情形，一旦你无法躲避，你会尽一切努力消除恐慌感。如此一来，你永远不会知道，虽然恐慌让人感觉极度痛苦（包括生理和心理上的），但它并不危险（除非严重到需要治疗的地步，如慢性阻塞性肺疾病）。

威尔逊博士的这本专著将帮助你消除惊恐发作时的恐惧和困惑。在本书的第1部分，你会了解什么是惊恐发作，发生强烈的、快速生理变化的原因，以及如何区分惊恐症和器质性疾病。威尔逊博士还描述了惊恐症和其他焦虑症之间的异同。他还证明了自信的力量，解析了早期经历让人产生无助感、脆弱感、自我批判和依赖感的原因——这些感觉会逐渐发展为惊恐症。

在本书的第2部分，威尔逊博士为读者揭开恐慌如何摧毁一个人的自信。因为你根本不知道下一次惊恐发作的时间，你会不断地防御着周围的环境。但是，你会了解恐慌并不是自发产生的，而是被你的思想催生出来的。如果你太关注身体和心情的变化，小题大做（"哦，不要！太可怕了！我失控了怎么办"，诸如此类的反应），你就会精神过度紧张。如果你把注意力集中于焦虑不安的身体反应，情况会越来越严重直至发展成惊恐症。随着时间的推移，你会害怕置身于曾经的惊恐情境。想象着遇到这种可怕的情境及其可能的消极后果，然后怀疑自己的应对能力，你会变得焦躁不安。于是，你决定躲避所有可能引起惊恐发作的情境，或进入该场景但是尽一切努力消除情绪唤醒。你不知道即使你感觉到恐慌，那些你惧怕的所谓的灾难可能根本不会发生。所以，当你开始感到惊慌失措时，你的身体和心理都进入紧急戒备状态。威尔逊博士将教你如何通过改变对身体反应的看法以及改正行为克服这种"应激反应"。

在本书的第3部分，告诉读者如何应对惊恐。你需要做的是：不要害怕，不要抗拒，不要回避，不要担心，否则这只会让惊恐症久治不愈，你要学会：

（1）寻找机会直面曾惧怕的情形；

（2）想象应付让你害怕的后果；

（3）不要总是关注不真实的后果；

（4）允许自己经历惊恐，而不是对抗；

（5）减少对惊恐症的警惕；

（6）忍受不确定性；

（7）接受恐慌和焦虑的感受。

经过反复练习，你就会发现不适感和不确定感是有价值的，惊恐虽然令人极度痛苦，但是并不危险，且你能够自己应对发生的一切。你将收获自信、提升自我效能感，这些都是独立的基石。

如果你还没有做好面对惊恐的准备，本书的第4部分将指导你逐步地掌握技巧，获得支持，建立自信心。你将学习到释放紧张感的"平静的反应"，通过呼吸练习、放松练习和药物让身体和心理都放松下来。你需要设置一个短期目标，在一段时间内处理一些难度小一点的挑战，将注意力集中于眼下的目标上，而不是盯着之后的其他可能的挑战。你要学会观察你的内心，与消极的思想保持距离，这样做将促使你平静下来，平复恐惧的心理。接着，你的内心要建立起有力又有益的信念来清除那些烦心的、无望的、自我批判的内部声音，帮助自己对抗恐慌。最后一章阐述了关于相关药物治疗的重要信息，包括用药指南、副作用，以及判断药物是否适合当事人使用的标准。

我们相信本书会有助于读者找到有价值的信息和能量。你将理解什么是惊恐，为什么发生，怎么做才能不再惊恐和恢复正常的生活。

朱迪思·S. 贝克，哲学博士

宾夕法尼亚大学精神病学、临床心理学副教授

贝克认知疗法与研究院主任

阿伦·T. 贝克，医学博士

宾夕法尼亚大学精神病学教授

贝克认知疗法与研究院院长

目录
CONTENTS

第 1 部分
明确问题

第 1 章
引言：惊恐发作

　　这些症状突如其来，没有任何征兆。你突然心跳加速，额头冒汗，嘴巴干燥，喉咙生烟，双手不停地发颤，让你恨不得把它们藏起来。

　　此刻，你的大脑告诉自己要装出镇静的样子。你无声地命令自己"放松，保持冷静"。但你自己恐怕也不相信这些话了。有什么理由相信呢？这些话何时将你从混乱中拯救出来过？

　　你越努力地控制自己，就发现自己越失控。惊恐！一秒钟像一分钟那么长，两种思绪在脑海中作战。先是回想过去："我上个月就是这样的，那次我都快晕过去了。"接着，你的身体好像也有了思想："我喘不过气来了，我使劲了，可是不行啊。"对未来的担忧此刻也冒出来了："如果我一直这样，那可怎么办呀？我肯定会晕过去的。要是心跳得再这么快，我肯定要犯心脏病了。"

　　你的羞耻心在脑海中蔓延开来。"大家都会看见我晕倒的，我得离开这儿。"你会马上逃离会议室、电影院、医院或者杂货店，就像你突然感到惊恐和慌张一样，跑得越远你就会越觉得安全。

　　这个场景就是我所说的"惊恐时刻"，这是一种内心的体验，并且伴随着一些生理上的感受。当事人会突然对自己周围的环境失去控制。这种心理、生理上发生的变化迅速而且不受意识控制，给人的感觉就像惊恐发动了一次突然

"袭击"。

所有人都感受过焦虑引起的身体反应，比如在演讲之前觉得紧张，或者在暴风雨中开车一个小时后肌肉酸痛等。但是这种普通的焦虑与我们所说的由惊恐症引起的难以控制的身体感受是大相径庭的。

例如，你可曾在毫无思想准备的情况下面临一种紧急状况。想象一下。水溅到混凝土地板的声音让你打开地窖的门。你跑下楼，一半靠脚的直觉，一半靠手，还一边向后拉楼梯的扶手。打开地窖门一看，才发现水管爆了。此时，你要用多长时间来看清当前的状况？30秒内你能想出多少办法呢？"我先用手把水堵上？不，还是用个破布条什么的比较好。可这里哪有布条啊？不行，不行！这水管从哪里来的？总阀到底在哪儿呢？"你的眼睛飞快地转动，想尽一切办法降低损失。"奶奶那箱子衣服肯定被淹了。我先把它挪开？还是先把水止住再说？总阀门到底在哪儿啊？那里还有个垃圾桶。没办法了，水溅得太远了。我该向谁求助呢？"

如果将时间定格，你会发现实际上你已经出现了很多我们称之为惊恐症或者焦虑症的症状：肌肉僵硬，身体对大脑发出的指令反应极快，比如说"下楼去——马上"。全身血液都涌到大脑刺激着思维，心脏及呼吸系统快速工作，全身血液循环加速，都在为身体可能出现的更加激烈的行为提供能量。

每个人都该感谢自己的大脑。它能在类似的紧急状况下迅速、及时地做出反应。每年，我们有多少人在高速公路上捡回一条命，仅仅是因为当时自己下意识地猛打方向盘，踩刹车。估计在这些动作之后，我们才会意识到"得小心刚刚那辆车"。

这种内置机制虽然很好，但有时也会出错。惊恐发作时人体出现的症状和在某些紧急状况下的身体反应非常相似。但惊恐引发的症状会更加严重、更令人难以承受，而且人无法像在紧急状况时那样利用身体内部聚集的力量来应对。注意力越集中在身体变化上，就越恐惧，越无法控制自己。

惊恐发作往往会引起人体内部最快且最复杂的反应。它会迅速地改变人眼、脑、心、肺、胃、肠、胰、肾、膀胱、全身肌肉群和其他许多主要腺体的功能。而在心血管系统内部，心脏收缩加快，每次收缩，血液进入动脉而产生的血压都会随之升高；将血液输送至人体各主要器官、肌肉和骨骼，血管开始膨胀，血流速度升高。同时，输往四肢以及其他稍次要部位的血管则开始收缩，流入这些部位的血液也随之减少。

此时，呼吸加快，瞳孔放大，远视能力加强。在胃肠等消化系统中，所有的消化活动都停止了，而新陈代谢过程，也即食物向能量的转化，却逐渐加快，由此产生的糖分和脂肪酸开始悄然潜入你的血液。

每个人在惊恐症发作时的主观感受都不同。某些感受，比如注意到自己心跳加速，都与生理变化直接相关。而其他一些感受，比如害怕自己突然死去等，则是因为生理变化而产生的一种精神上或情绪上的变化。总体而言，惊恐发作时，身体上出现的症状越多，反应越明显，患者感受到的痛苦也就越强烈。下面列出的是惊恐发作时人身体不同部位的反应。

- **头部**。因过度换气所引发的大脑缺血会导致眩晕，就像你的脑袋在"游泳"一样，此时你甚至可能会晕倒。
- **身体**。流汗，忽冷忽热，身体发麻，肢体偶有刺痛感。有明显的眩晕感，似乎身体在不停地旋转。全身疲惫虚脱。
- **意识**。分不清方向，迷惑，失去判断力，注意力无法集中，感觉与周围的环境相隔离，你感到恍如隔世，宛若在梦中（人格解体），你变得焦躁易怒，感觉自己会突然晕厥，抓狂，心脏病发作，甚至死亡。害怕自己会当众吵闹，或者陷入绝境。
- **眼睛**。目光游离闪烁，难以聚焦，视线变得模糊。数字，比如说书的页码等会突然"乱跳"或者"颠倒"过来。
- **嘴巴和咽喉部**。嘴巴发干，吞咽困难，咽喉部有异物感或好像要咳嗽，咽喉部的肌肉发紧，说话时声音发颤。

- **心脏**。心脏收缩加速，心跳剧烈，好像要从胸部跳出来。有时甚至停跳一两下。胸部有明显的不适或疼痛感。

- **呼吸**。呼吸加快且短促，极有可能导致"过度换气"，似乎无法深呼吸，经常上气不接下气，迫切需要新鲜空气，有几近窒息的感觉。

- **胃**。胃里翻江倒海，或者像打了结一样，有想呕吐的感觉。

- **肌肉**。全身上下肌肉紧绷，尤其是脖子和肩部，如果此时你正在开车，你会紧握方向盘到手指节发白，胳膊变得僵硬无比。双手会无意识地紧握成拳。另外一种情况就是四肢无力，腿脚发软，站立不稳；四肢冰凉、出汗；有时还会颤抖发麻。

多年来自己一直信赖的身体，突然开始叛变了。此类情况发生几次之后，这种对自己身体失控的感觉会慢慢削弱你的自信心和自尊心。为了避免惊恐症的突然发生，你开始限制自己的交际。以前熟悉的情境也变得有威胁性。

- 如果在演讲前或者演讲过程中惊恐发作，今后你极有可能会拒绝此类演讲邀约。

- 如果在旅途中惊恐发作，你可能会找借口推掉可能需要出差的工作，或者以"太忙"为借口而拒绝参加家庭旅行。

- 如果你曾在人群中惊恐发作，你可能会因此慢慢地拒绝一些聚会，情愿独自待在家里。

- 如果你曾在商店、饭店或理发店里面惊恐发作，你会开始逃避这些地方，害怕相似的场景会让你产生和上次相似的反应。

- 如果惊恐发作时你刚好独自一人，那么，今后你可能会缠着自己的丈夫或妻子、朋友，甚至是孩子，保护自己不再受到惊恐的袭击。

发作几次之后，你便会产生以下怀疑，"我到底怎么了？这到底是怎么回事呢？我该不会是要疯了吧？我的精神完全要垮掉了吗？是不是因为最近的婚姻问题/购房/生孩子，我的压力太大了？是不是甲状腺/心脏/血压出问题了？"对很多人来说，此时因身体突然变化而导致的过度兴奋或极度焦虑，是他们一生中最恐怖的经历。

我们很难找到惊恐发作的确切原因，而更加复杂的是，惊恐同时也是许多心理疾病的症状之一。而且惊恐所产生的症状与某些生理疾病的症状相似。实际上，惊恐发作的诱因有很多种，下面列举一些常见诱因。

身体疾病引起的惊恐

许多有身体疾病的人会更容易受到惊恐发作的困扰。比如，患心脏病的人总是担心某些活动会给自己的心脏带来负担。如果他们发现自己心动过速或者呼吸急促，他们对自己身体的担心，此时就很容易转化为惊恐发作。"我给心脏太大的压力了？我的胳膊是不是还和上次一样刺痛？我又觉得胸口发紧了"。这种想法很快便会导致非常强烈的身体反应。此时，患者会立刻冲往医院做一个全身检查。类似的现象还会发生在患有心绞痛、中风、二尖瓣脱垂综合征、哮喘和高血压等病的人身上。

身体患病过程中以及之后的恐惧心理可能会引起非常严重的后果。据报道，患心脏病的人中有95%同时患惊恐症，70%的冠心病患者同时也在接受惊恐症的治疗。调查结果表明，在患心脏病的人群中，有80%是由于病后的心理原因放弃了工作。另一项调查结果显示，慢性阻塞性肺疾病（如肺气肿或慢性支气管炎）患者中有96%患惊恐症，74%情绪极为低迷，78%过度关注自己的身体。出现所有这些现象的原因就是患者在身体出现某种疾病之后产生了对死亡的恐惧。

重大刺激性事件发生所引起的惊恐

想象一下，你和孩子经常去附近的游泳池游泳，而在一个星期里你两次看见救生员救起快溺死的孩子，那么下次当你再带孩子去游泳时，你肯定会非常焦虑紧张。这种反应很正常。但是，另外一些人却会产生更强烈的反应，他们头脑中总是设想自己孩子也在游泳池中溺水的可怕场景。一靠近游泳池，身体就会产生非常强烈的反应。这就是当人经历某种灾难性的或极其恐怖的事情之后产生的惊恐反应，比如，亲人去世，严重的车祸，突然被确诊患某种严重疾病，火灾或者被困电梯等。当一个人在没有受到外界伤害的情境下出现害怕或惊恐症状，并且开始躲避类似情境时，他就患上了惊恐症。

日常生活压力和对未来的恐惧所引起的惊恐

无视过去的具体情况而对未来产生一味的恐惧也会导致上述的惊恐症状。对很多人而言，当面临突然增加的压力和责任时，他们极有可能认为自己缺乏勇气、意志、技巧、智慧及良好的心态而无法应对未来可能出现的新任务和新情况。他们还会认为自己生活的世界太苛刻，或者工作压力太大，而这种想法加剧了他们对自己能力的怀疑。极度焦虑和惊恐正是这种消极思想在生理上引起的反应。

心理疾病引起的惊恐

在个别情况下，惊恐发作是某些更复杂的心理疾病的症状之一。那些患有抑郁症、广场恐惧症、创伤后应激障碍、酒精中毒症和强迫症的人也大多会表现出惊恐症状。

本书旨在帮助那些患有惊恐症的人。无论他们是因为生理或心理疾病而患病，还是因为受到了过去或将要发生的事件的刺激，或是因为日常生活压力太大而遭受惊恐症的折磨，他们都是本书的服务对象。

如果你有过上述的某些症状，你首先该做的是找医生做一个详细的全身检查（第 2 章将会介绍由生理疾病所导致的惊恐症的主要症状，通过这些症状你可以判断自己是否患上了某种疾病）。医生将会帮你找到惊恐发作的生理原因，由此帮你制订治疗方案，或建议你挂专家门诊，做进一步的检查。

当你意识到身体疾病在惊恐发作中的作用时，你可以借助本书来克服焦虑。你会了解在何种情况下大脑会暗示身体产生惊恐反应。本书将向你描述如何通过改变观念、想法及行为方式来缓解焦虑。在征服惊恐症的过程中，这些都是至关重要的。

书中还会提供一些放松练习、特殊的呼吸方式以及一些可以控制惊恐症状的行为方法，但是这都需要技巧。或许你需要从一个新的视角看待一些旧的问题。当你敞开心扉接受一些新的想法，你会发现对生活态度也会因此发生改变，而且你会更加了解自己的身体、大脑和思想机能。我的很多患者都说，当他们知道自己的惊恐发作都是有因可循时，就会马上觉得轻松许多。

世界上没有包治百病的神药。对于复杂问题的任何可行的解决方法都必须建立在广泛且稳定的基础之上。只有这样，这些方法才能产生更大的作用。

中国有句谚语是这样的，"授人以鱼不如授人以渔"。本书会教给你在惊恐发作时可以使用的方法和工具。然而，要在惊恐发作时获得掌控感，你必须了解自己的身体、大脑、观念和行为之间复杂的相互关系。此外，他人的帮助，比如专业心理医生、家人或朋友对成功战胜惊恐发作至关重要。

第 2 章
引发惊恐症状的生理原因

每个人都会时不时地体验到焦虑情绪。我们日常生活出现问题之后，焦虑是一种正常的情绪反应。然而，有时它可能是某种心理或生理疾病产生的信号。通常情况下，某些严重的生理疾病很难得到正确的诊断。

患者可能向医生抱怨自己早上突然心跳加快、呼吸急促、头晕目眩，或是嘴巴、手周围出现刺痛感；担心自己会突然死亡，会突然心脏病发作，等等。而这些症状说明，他极有可能患心律不齐、肺栓塞、过度换气等疾病，或惊恐症。

如果你出现了惊恐症状，那么大致会出现以下三种诊断结果。

（1）患者因为某种生理疾病而出现惊恐症状。此类情况下，只要对症下药，那么症状就会消失。

（2）因为对身体出现的小问题过分紧张焦虑，对身体的感受过度敏感，从而导致惊恐症状。这种过分关注和不必要的担心会加重病情。如果症状持续时间过长，那么原本的小病也会发展为严重的心理疾病。

（3）惊恐症状的出现并不是因为身体上的疾病。这种情况下，以下几个办法可能会有所帮助：充分认识了解问题，仔细观察打消疑虑，借助心理辅导或药物治疗解决问题。

本章将对可以引发惊恐症状的一些主要身体疾病进行详细的分析说明。当然，你不可能根据这些说明进行自我诊断，因为只有医生才有足够的能力或经验来判断你的不适是否由这些疾病引起，也只有医生才能帮你制订特殊的治疗方案。大多数情况下，通过对疾病的治疗或者药物上的适当调整就可以解决惊恐问题。在个别情况下，惊恐仅仅是一个小小的困扰，你必须调整心态来适应它。

对被惊恐症困扰的人来说，最大的障碍是：他们总是担心这些症状可能预示着自己身体出现了很大的问题——虽然这种担心很少成真。但如果患者不停地担心自己有病，这种担心就有可能导致惊恐症状的出现甚至加剧。换句话说，只要你的忧愁少一点，你的身体就更健康一点。因此，我强烈建议大家在出现惊恐症状时采用以下办法：

（1）找一位你信任的医生；

（2）向他（她）详细描述你的担心和出现的症状；

（3）接受一切必要的身体检查，帮助医生寻找病因；

（4）如果医生建议你找别的医生或专家，接受这个建议，并在就诊后将诊疗报告带一份给你原来的医生；

（5）如果你被确诊患上了某种疾病，请配合医生的治疗方案，积极接受治疗；

（6）如果医生也无法解释你的惊恐症状，那么你可以通过本书中教授的办法来控制症状。如果症状并未减轻，请考虑自己是否患上了某种心理疾病（见第3章）。请医生帮你介绍一位注册心理咨询师，以寻求进一步的帮助。

在出现惊恐症状时，最可怕和不利的想法就是坚信自己是因为患有某种严重的疾病才出现症状的。即便经过很多医生的诊断，你也不肯相信自己根本没有生病。这就是为什么要找一位你非常信任的医生：无论你需要经过多少次检查、多少专家会诊，你都必须有位信任的主治医生，而且他（她）应该有你所有的检查报告。不要频繁地更换主治医生。如果经多位专家检查并且确认你的身体并无疾病，但是你却依然认为自己患病的话，那么，此时可以断定：这种担心是惊恐发作的唯一原因。在本书的第 3 部分和第 4 部分，你将会学到如何控制这种担心，并学会应对惊恐发作。

　　许多生理疾病都会产生类惊恐症状。让我们看一下惊恐的症状及其可能的病因（见表 2-1）。

表 2-1　产生类惊恐症状的生理疾病

心血管系统疾病	
心绞痛	心肌梗死（康复）
心律不齐	直立性低血压
冠心病	肺水肿
心脏病发作	肺栓塞
心力衰竭	中风
高血压	心动过速
二尖瓣脱垂	短暂性脑缺血发作
二尖瓣狭窄	
呼吸系统疾病	
哮喘	肺气肿
支气管炎	组织缺氧
胶原病	肺纤维化

续表

内分泌系统疾病	
类癌肿瘤	嗜铬细胞瘤
甲状腺功能亢进	经前期综合征
低血糖	妊娠

神经/肌肉组织疾病	
压缩性神经病	重症肌无力
格林-巴利综合征	颞叶癫痫

耳部疾病	
良性体位性眩晕	梅尼埃病
迷路炎	中耳炎
乳突炎	

血液/肾部疾病	
贫血病	缺铁性贫血病
B_{12}贫血症	镰状细胞性贫血病
叶酸贫血症	

药物相关疾病或现象	
酒精使用或戒断	药物副作用
使用违禁药物	兴奋剂使用
戒除某种药物依赖	

其他类型疾病	
咖啡因中毒	头部受伤

心动过速或心律不齐

心跳变化引起的不适感是惊恐发作最常见的症状之一。80%以上的惊恐症患者都曾出现过心动过速或心律不齐（见图2-1）。

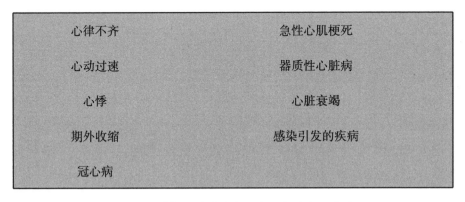

心律不齐	急性心肌梗死
心动过速	器质性心脏病
心悸	心脏衰竭
期外收缩	感染引发的疾病
冠心病	

图 2-1　引起心动过速或心律不齐的生理原因

到医院寻求帮助的患者总是抱怨，"我的心脏跳得咚咚的""我的心跳又加快了"，或者"我的心跳快一阵慢一阵，时有时无"。心跳出现的所有异常状况都可以称为"心律不齐"。如果心跳比平常快，那么就是"心动过速"。在这种情况下，心脏明显感觉不适。无论心跳速度怎样，规律与否，只要出现异常状况就可以称为"心悸"。它是指当心跳速度、力度大幅增加之后，患者身体上出现的一种典型的不适感。在高强度运动之后，我们很容易发觉心脏会在胸膛内"咚咚"地跳动，力度和频率都有所增加；即便我们停止运动，这种感觉还是会持续一段时间，直到我们的体力逐渐恢复过来。

惊恐症易感人群总是会在心情不好的情况下发生心悸。事实上，大多数患者心跳异常都是因为心理而非生理原因引发的。焦躁的患者总是将注意力集中在身体出现的症状上，而不是学着处理和应对。当上述的心脏不适发生几次之后，他们担心自己可能患上心脏病或者其他严重的疾病。

有时，心脏出现的小小不适是极易察觉的。例如，有的人会觉得心脏猛地扑通了一下；有人会觉得心脏突然停了一两下；还有人觉得心脏就像在翻筋斗。诸如此类的现象都是心脏在突然猛烈的跳动后出现较长时间异常停顿，我们将其称为"期前收缩"。这种现象实际上并不严重。事实上，几项研究结果都表明，类似的心律不齐现象在健康人群中也是很常见的。在《新英格兰医学期刊》上刊出的一项研究中，哈诺德·肯尼迪博士发现，即便是心脏经常不规则地跳动的人也并不会比常人更容易生病。大部分健康人的心脏也会不规则地跳动，包括心跳力度和速度的突然加剧、心悸，或者是心跳时有时无等。

心动过速或者"心跳过快"是患者最常反映的问题，也是促使他们寻求医生帮助的原因之一。对许多正常的健康人来说，这种现象是剧烈运动或者强烈的情绪波动之后出现的一种正常反应。各种类型的刺激、创伤甚至疲劳都有可能加速心脏的跳动，对那些极度恐慌的人来说尤为如此。抽烟、饮酒过量或者是摄入过量的咖啡因也会导致心动过速；而某些因感染产生的疾病，比如肺炎和一些急性炎症性疾病，或风湿病等都会导致心动过速。

尽管大部分的心悸现象可能仅仅反映了患者心脏上出现的小问题，或者仅仅是患者焦虑引起的症状之一，但它极有可能与某种冠状动脉病变有关。这种病变大多是由通往心脏的血管变窄引起的（参看"胸痛"一节）。

心脏病发作之后心理上的恢复对患者来说是一项巨大的挑战。许多患者都担心太过剧烈的运动或强烈的情绪波动会引发心脏病的再次发作。因此，心肌梗死患者对心脏的过分关注也就可以理解了。他们中的许多人往往因为心悸又重新回到医院或急诊室。14%的心脏病患者病愈后会得惊恐症。这完全是因为他们总是在担心自己的心脏病或惊恐症的再次发作（第3章将对此详细论述）。第6章将会讨论惊恐症在心肌梗死患者康复过程中的复杂影响。

心动过速可能预示着某种器质性心脏病或心脏衰竭。但是，这两类疾病更为常见的症状则是呼吸困难（参见"呼吸困难"一节）；其他一些因感染引发的疾病，比如肺炎和风湿病等也会导致心动过速。

胸痛

40％的惊恐症患者都伴有胸痛的症状（见图 2-2）。由于患者大多认为胸痛可能与某种严重的心脏病有关，因此，他们大多有因胸痛而被送进急诊室的经历。因胸痛而被送往急诊室的患者中有 25％ 患惊恐症，而不是其他生理疾病。不幸的是这些被送到急诊室的有胸痛症状的惊恐症患者，急诊科大夫98％ 都不会将其诊断为惊恐症，只有 15％ 的惊恐症患者在因胸痛去拜见家庭医生时会得到准确的诊断。

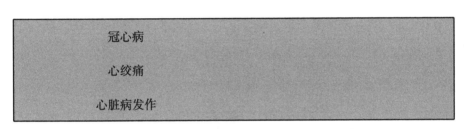

图 2-2　引起胸痛的常见疾病

而冠心病的主要症状就是心口有压迫感和疼痛感。而患者胸部、脖子、下巴、左臂等位置可能会有不适感。此外，他们偶尔还会出现心动过速。

心绞痛是因心脏供氧出现障碍而引发的胸部剧烈的疼痛感。这种疼痛感通常集中于左胸，有时也会扩展至脖子或左臂。患者胸部会有紧缩感或重物压迫感，有时还会有窒息感。心绞痛并不是一种疾病，而是由心脏供氧不足引起的心脏异常症状。冠心病和高血压是心绞痛最常见的病因；而主动脉瓣狭窄、贫血、甲状腺功能亢进也有可能导致心绞痛。

心脏病（心肌梗死、冠状动脉血栓等）通常是在心脏供血受阻的情况下发生的。主要症状是前胸中部出现强烈的疼痛感；这种疼痛感通常会延续至颈部、下巴、手臂直至胃部。患者在运动后或者压力很大的情况下也会出现胸痛的现象。与心绞痛不同，心脏病发作引起的疼痛并不会因为停止运动或压力减轻而消失。心脏病发作时的危急时刻，需要及时的医疗救治和帮助。

呼吸困难

呼吸困难是患者的呼吸出现障碍或不适的症状。它一般预示着患者可能处于某种危险的紧急状况，此外，它还可能找不到合适的医学解释。如果之前对呼吸困难的病因没有确诊过，请立刻寻求专家的帮助。很多人都曾有过这样的经历，即便有时他们的呼吸看上去和正常人一样，他们自己还是会觉得"喘不过气来"或者"缺氧"。呼吸困难确实是一个危险的信号，因此，许多人会立刻陷入焦虑、恐惧和惊恐中（见图2-3）。

气管炎	气胸
肺气肿	血胸
哮喘	肺水肿
尘肺病	上尖瓣狭窄
胶原病	左心衰竭
肺纤维化	主动脉关闭不全
重症肌无力	心包积液
格林-巴利综合征	心律不齐
胸腔积液	

图 2-3　引起呼吸困难的常见疾病

正常情况下，呼吸困难大多是剧烈运动引起的。但是，若呼吸困难的严重程度与所做运动的剧烈程度不符，就需要特别关注了。呼吸困难通常还会在妇女孕期发生，因为子宫增大会引起氧气吸入不足。除此之外，严重的肥胖也有可能影响肺部功能而导致呼吸障碍。

有呼吸困难症状的生理原因大多与呼吸系统和心血管系统的疾病有关。急慢性肺疾病是最常见的诱因。在呼吸系统中，呼吸困难大多因为气流受到了阻碍（慢性阻塞性肺疾病）或是胸腔/肺部无法正常扩张（限制性疾病）。这两类疾病都会导致患者呼吸困难，每次吸入的氧气量减少。慢性阻塞性肺疾病主要有以下三种：支气管炎、肺气肿和哮喘。这类疾病的另一显著特征就是患者胸部出现紧缩感，大多发作于患者睡觉醒来后突然坐起来或是进行体育锻炼之后。

支气管炎的主要症状是剧烈咳嗽，咳后多见黄灰色浓痰；而肺气肿患者则会气短，这种症状会在几年的时间内加剧。这两类明显的症状可以帮助医生避免将支气管炎或肺气肿误诊为严重的焦虑或惊恐症。

哮喘患者通常情况下也会呼吸困难，胸部感觉紧缩但并不疼痛，还会有间歇发作的气喘症状。严重时患者可能会流汗、心动过速，也极有可能感到焦虑。哮喘发作一般是因为患者对某种物质过敏，比如花粉、灰尘、宠物的毛屑等。此外，还可能是因为感染、运动或者心理压力过大。当然，哮喘的发作并不总是有因可循的。因为哮喘大多在毫无征兆的情况下发生，而且症状还会持续一段时间，给患者带来极大的痛苦，因此有些患者总是焦虑不安地等待着下次发作。事实上，患者越害怕越担心，疾病发作的可能性就越大，延续的时间就越长。哮喘是生理疾病加剧焦虑和惊恐的典型案例。在第 6 章中，我们会详细描述惊恐是如何加重慢性阻塞性肺疾病患者的病情的，其中会特别介绍慢性支气管炎、肺气肿和哮喘。

呼吸系统的许多限制性疾病也会导致呼吸困难。尘肺病、胶原病和肺纤维化会导致肺叶硬化，重症肌无力、格林-巴利综合征则会影响人体肌肉和神经之间的相互作用，胸腔积液、气胸、血胸则会导致肺不张。此外，还有可能是肺水肿引发的，患者在心力衰竭或是吸入有毒气体的情况下也会引发肺水肿。

心脏和肺部的多种疾病都有可能引起呼吸困难，但大多常见于肺部充血的相关疾病中，如二尖瓣狭窄。它是由左心房和左心室之间的瓣膜变窄引起的。

当心脏收缩时，血压升高回到肺部引起肺部充血，从而导致呼吸障碍。

其他可能导致呼吸困难的心血管疾病包括左心室衰竭、主动脉瓣闭锁不全、心包积液、心律不齐。

眩晕

眩晕是大多数人都会出现的症状。头晕是一个泛称，它包括头晕眼花、眩晕、晕厥、虚弱、头部有漂浮感、眼睛出现重影、感觉周围的事物在旋转。而眩晕则是指一些特定的症状，患者会觉得天旋地转。引起这两种症状的原因有很多，有可能是中耳或内耳的问题，也有可能是由于牙病、感染、头部受伤、药物作用等，还有可能是心血管、神经或中枢神经系统出现问题引起的（见图 2-4）。

梅尼埃病	高血压
迷路炎	直立性低血压
眼球震颤	体位性中风
良性体位性眩晕	脑血栓
耳部感染	脑栓塞
牙齿疾病	脑出血
头部受伤	轻微中风

图 2-4　引起眩晕或晕厥的常见疾病

耳朵除了控制了听力之外，还是保持身体平衡的重要器官。内耳迷路起着调控大脑的作用（见图 2-5）。当伤病影响到迷路组织的正常功能时，就会引起眩晕感。

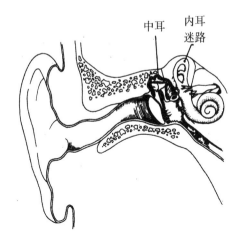

图 2-5　耳朵剖面图

梅尼埃病多发于成人迷路结构当中。患者耳内多余的液体使耳内压力增大，从而导致眩晕或者耳鸣。迷路炎则是耳部感染（如病毒感染）侵入内耳骨迷路或膜迷路所致，并伴有上呼吸道感染。迷路炎也会导致剧烈的眩晕感，初发时还伴有恶心或呕吐。患者的眼球还会突然跳跃，发生眼球震颤。迷路组织内的钙质晶体的流动则会导致良性体位性眩晕——随着姿势、位置的变化，患者会感到眩晕，并伴有眼球震颤。这种情况通常持续时间不会超过 3 秒。许多耳部的感染发炎，比如中耳炎、乳突炎等，也会使患者产生眩晕感。还有其他一些突出症状，比如耳部有液体渗出、发烧及耳鼓发红等。由于牙齿和下颌的位置非常接近耳部，这些部位的某些疾病，如牙龈脓肿、咬合不良或颞下颌关节异常等，也会使患者感到眩晕。

此外，脑外伤有可能引起脑震荡或迷路组织震荡，使患者觉得头晕目眩，许多心血管和神经方面的疾病也会影响人的平衡感。高血压，虽说是一种极少有临床症状的疾病，但在发病之初，患者大多会感到头晕恶心。高血压患者大多都是因为这个症状而到医院接受检查。

很多人在早上起床时或者突然站起来的时候会感到头晕，多数是由直立性低血压引起的。低血压引起全身血流不畅，当人体调整或变换姿势时，血管会通过反射性收缩来维持正常的血压。在低血压的情况下，血管的这种功能和机制无法正常工作，人体的正常血压没有得到保证，输送至大脑的血液也因此而减少，从而引发了头晕甚至晕厥。糖尿病、妊娠期并发症和动脉硬化等都会导致直立性低血压。服用某些抗抑郁药和镇静剂，甚至是服用治疗高血压的药物也会出现这样的副作用。

最严重的血管疾病就是中风了。中风患者需要紧急及时的医疗救治。当中风发作时，患者的脑部血液供给发生了剧烈的变化，严重损伤了人脑的机能。以下三类血管类疾病可能会引发中风：脑血栓、脑栓塞和脑出血。脑血栓是指患者体内向大脑输送血液的某段动脉变窄。此段动脉中的大量脂肪组织沉积物导致血液凝结成块，堵塞了输往大脑的大部分甚至是全部的血液。脑栓塞是指从心脏或是主动脉壁上脱落的血块或是动脉硬化物质跟随血液进入大脑动脉，从而引发中风。而脑出血则是指动脉破裂导致血液渗入周围脑部组织，同样也会引发中风。

轻微中风是因为血液内出现了小的凝结块或脂肪组织。当它们随着血液流经大脑的时候，极有可能会卡在某一血管内，导致流入该部位的血量减少。它与中风症状相似，但时间较短，危害也不太严重。这些血块或栓塞物迟早都会消失的。虽然该病不需要非常紧急的医疗救治，但却需要详细的检查，以防止再次发作。

如果仅仅出现头痛症状，一般不用担心是中风。但如果还有下列症状，就需要及时联系医生进行检查：身体某部位出现麻木或者刺痛感，视物模糊，思维混乱，出现言语障碍，肢体麻痹且无法移动等。而如果这些症状多次发作却没有找到病因的话，那么，它们可能是由心理疾病引起的。

多重症状

许多疾病都会使原本情绪正常的人突然紧张。有些身体疾病还会导致患者产生许多与惊恐类似的症状。本节将会详细地讨论这些疾病及其症状（见图 2-6）。

高血压是一种可以引起多重症状的心血管疾病。它是由动脉变窄引起的。当心脏收缩将血液送往全身时，动脉血管壁会受到压迫。而如果动脉因为某种原因变窄，那么心脏需要更加用力地收缩来保证正常的血液流动。这样，整个血液循环系统就处于紧张状态，高血压就产生了。早先，我们曾经提到，高血压并不是一种有明显症状的疾病，但患者还是会出现汗多、紧张、眩晕和疲劳的现象。

高血压	组织缺氧
二尖瓣脱垂	类癌综合征
绝经	压力性神经症
经前期综合征	颞叶癫痫
甲状腺功能亢进	咖啡因中毒
低血糖	安非他明类药物
嗜铬细胞瘤	可卡因
贫血	苯环己哌啶
缺铁性贫血	迷幻剂
叶酸缺乏所致贫血	大麻
维生素 B_{12} 缺乏所致贫血（巨幼细胞性贫血）	戒酒
镰刀形红细胞贫血症	肺气肿
心脏病发作	戒除以下药物：抗抑郁药、麻醉药、镇静剂、巴比妥酸盐药物、苯二氮卓类药物或者 β-受体阻滞药等

图 2-6　引发多重症状的生理疾病或现象

二尖瓣脱垂是一种非常常见的疾病。5%～15% 的成年人都患有该病。发病时，位于左心房、左心室之间的瓣膜会逐渐膨胀，进入左心房。大约一半的二尖瓣脱垂患者会有心悸；另外一半患者会感到心动过速、呼吸急促、头晕目眩等。患病后，患者会逐渐对自己的心脏活动密切关注。其实，这只不过是一个轻微的心血管疾病，人们总是不懈地将其视作惊恐发作的唯一原因。事实上，正是患者对自己心脏的过分关注和敏感导致了惊恐发作（第 6 章将详细讨论该病）。

大量研究结果表明，人体内激素的变化会导致性格变化和情绪波动。50% 的更年期妇女会出现生理、心理上的变化。另有 25% 会出现身体不适和情绪低落，还会有心悸、出汗、热潮红和焦虑等症状。经前期综合征是指发生在女性经前几天的一系列复杂症状，包括惊恐。第 5 章将详细讨论该病。

甲状腺功能亢进，俗称甲亢，也是激素分泌异常引起的疾病。甲状腺位于颈部下端。它的活动受脑垂体产生的某种激素的控制。当甲亢发作时，这种控制机制受到影响，甲状腺不停地分泌甲状腺素。而过量分泌的甲状腺素加速了身体内部的化学反应。患者会觉得全身颤抖、焦虑，同时伴有心悸、呼吸障碍、大量出汗等症状。此外，甲亢还有其他一些易于辨认的症状：患者食量大增而体重反降，毛发稀少，持续的精神紧张，身体疲劳而情绪亢奋等。和焦虑症患者不同，甲亢患者并不会觉得冷，相反会觉得燥热，皮肤表层的温度也会升高。如果出现了以上几种症状的话，医生可能会要求做一个甲状腺功能筛查。甲亢的治疗有以下三种办法：服用减少甲状腺素分泌的药物，手术摘除一边或整个甲状腺，使用一种放射性的含碘液体来抑制甲状腺亢奋。第三种办法是最常见的治疗手段。

低血糖是指患者血液中葡萄糖含量低于正常水平。它可能引发一系列的反应。一般情况下，血糖偏低会使患者感到不适，皮肤冰冷湿黏，大量出汗；患者还可能伴随有头晕目眩、肢体颤抖、身体虚弱疲乏、唇部和手部刺痛、心悸等症状。糖尿病患者由于注射胰岛素常常会有血压偏低的症状。而许多非糖尿病患者都错误地认为他们的惊恐症状是低血糖引起的。因此，他们不会继续探究自己出现惊恐症状的真正原因。关于低血糖和惊恐症之间的关系，本书第 5 章将会继续讨论。

肾上腺位于两侧肾脏的上方。肾上腺髓质会分泌两种不同的激素：肾上腺素和去甲肾上腺素。这两类激素控制着心跳速度和血压。当肾上腺内部或附近长了肿瘤，可能会刺激这两类激素大量分泌。这种情况下，患者只要稍微运动，着凉感冒，或情绪低落，就会出现心动过速、出汗、焦虑、晕厥、恶心反胃及脸色苍白等。这些症状与惊恐症发作时的症状极其相似。当血压极高时，患者就会产生一种濒死感。这种罕见的疾病叫作嗜铬细胞瘤。只有通过外科手术除去这个肿瘤，患者才能康复。

贫血是指人血液内的血红蛋白或红细胞的含量偏低。红细胞负责将氧气从肺部运送至其他器官和部位。每个红细胞中都有血红蛋白，这些血红蛋白在肺部时与氧气结合。当血液在体内循环，它又将氧气释放至各个组织器官。贫血症的典型症状就是头晕目眩、心动过速、呼吸困难甚至晕厥等。有些贫血症患者还会心悸，这是因为贫血症患者需要通过心脏加速跳动来产生足够多的血液，以补充人体所缺的氧气。缺铁性贫血是指由于人体内铁含量低于正常水平导致了血红蛋白数量的减少。叶酸缺乏所致贫血和维生素 B_{12} 缺乏所致贫血是指人体由于缺乏这两种重要的维生素而导致健康的红细胞数量减少。镰刀形红细胞贫血症是一种遗传性疾病，几乎只有有非洲血统的人才会得这种病。它是指红细胞中带有一种异常的血红蛋白，医学上将其命名为血红蛋白 S 病。它与一种畸形的 S 型细胞结合，使血液无法正常流入更细小的血管之中，而使红细胞提前损坏，从而导致贫血。对于以上不同的贫血病，医生大多可以给出正确的诊断和合理的治疗。

肺栓塞是指各种栓子（血栓、脂肪栓等）脱落阻塞肺动脉引起肺循环障碍。这样回到左心室的血量会减少，从而导致突然出现胸痛、心动过速、呼吸短促甚至咳血。

心脏病发作的主要症状上文曾经提到过。患者会剧烈胸痛，头晕、呼吸障碍、出虚汗、恶心，甚至晕厥，等等。

组织缺氧是指身体组织内氧气供给低于正常水平。肺部疾病或高空病有可能会导致组织缺氧，患者可能会出现呼吸困难、心动过速、晕厥及胸痛（心绞痛）等症状。

类癌瘤是指长在小肠、阑尾、胃及结肠上的黄色小肿瘤。当肿瘤分泌出过量的血清素（一种会使血管收缩的物质）时，患者就会出现类癌综合征。运动过度、精神紧张甚至摄入过量刺激性食物（包括酒精）时，患者都会出现以下症状：脸部、颈部泛红，短暂腹痛，腹泻，心动过速，低血压，面颊肿胀以及支气管狭窄引发的呼吸障碍等。类癌瘤是非常少见的。

周围神经卡压性疾病，比如说腕管综合征，是指身体某部分神经因为长期受到压迫而产生的不适症状。患者可能会觉得这部分肢体有刺痛感，像针刺一样，这一症状跟过度换气引起的症状相似。

颞叶癫痫的症状是非常多变的。有些患者只有在极度惊恐或恐惧的情况下才会发病。60%的病例最初是由恐惧引起的。患者可能还会有一种脱离现实的感觉，似乎周围的人或事都与其相距很远（现实感丧失）；还有可能会觉得自己的身体很陌生，不真实（人格解体）。因为这种疾病常与人的情绪状况有很大的关系，因此常被误诊为某种心理方面的疾病。幻嗅是颞叶癫痫的最显著症状，常以患者在惊恐时刻嗅到某种气味为发作先兆。

咖啡因中毒是指人体由于过量摄入咖啡、茶、可乐、巧克力等食物或是服用非处方药埃克塞德林或安诺星而产生的副作用，症状有焦虑易怒、失眠、头痛、胃受刺激、烦躁、呼吸/心动过速、心动异常等。日常摄入250～500毫克咖啡因都会产生这种症状。而20%～30%的美国人咖啡因的日摄入量超过了500毫克（4～5杯咖啡的量）。易于惊恐的人对咖啡因更加敏感，即便是摄入量比正常人少很多都会使他们产生上述症状。如果你也有这样的症状，那么你该检查一下自己每天咖啡因的摄入量。表2-2可以为你提供一些帮助。

表 2-2 咖啡因含量对照表

药物（每片/胶囊）			
吾醒灵	200 毫克	fiorinal	40 毫克
糊精	200 毫克	medigesic	40 毫克
麦咖	100 毫克	empirin	32 毫克
NO DOZ	100 毫克	Esgic	40 毫克
对乙酰氨基酚	65 毫克	Midol	32 毫克
Fiorecet	40 毫克	Anacin	32 毫克
咖啡、茶和可可中（5~6 盎司中的含量，除了标明重量了的）			
星巴克（16 盎司）	372 毫克	绿茶	35 毫克
星巴克（12 盎司）	279 毫克	红茶	70 毫克
挂耳咖啡	115~175 毫克	速溶茶	33 毫克
滴滤咖啡（自动）	37 毫克	脱因茶	1 毫克
速溶咖啡	60 毫克	热可可	5~13 毫克
脱因咖啡	3 毫克		
可乐型饮料（每 12 盎司听装）			
可口可乐	64 毫克	Diet Mountain Dew	55 毫克
健怡可乐	45 毫克	Mr. Pibb	40 毫克
胡椒博士（常规和去脂）	41 毫克	百事可乐/去脂百事	38 毫克
Mellow Yellow	51 毫克	七喜/雪碧/Fresca/HireRootBeer	0 毫克
能量饮料			
红外 RTD	250 毫克	XS	83 毫克
怪物	160 毫克	红牛	80 毫克
全油门	144 毫克	AMP	83 毫克
巧克力			
烘焙巧克力（1 盎司）	25 毫克	奶油巧克力（1 盎司）	1~15 毫克
黑巧克力（1 盎司）	5~35 毫克	巧克力牛奶（8 盎司）	5 毫克

苯丙胺可以用来治疗抑郁症，也可以用来控制体重，有时还会被当作迷幻药服用，摄入苯丙胺会使人极度焦虑，甚至惊恐发作。此外，一些非法毒品的摄入，如可卡因、苯环己哌啶及其他一些致幻剂，包括 LSD（一种迷幻药）、仙人球毒碱等也会使人出现类似的症状。大麻则会使人心动过速，产生严重的焦虑反应。

正如戒酒会使患者情绪紧张、心动过速、思维混乱、血压升高，甚至惊恐发作一样，长期摄入抗抑郁药物、致幻剂、镇静剂、巴比妥酸盐药物、苯二氮卓类药物或 β-受体阻滞药等的患者，一旦突然停药，会出现和戒酒类似的症状。

药物的副作用

有时，药物除了产生我们需要的效果之外，还可能会产生一些副作用。这时，必须寻求医生的帮助。下列几种药物都会引发患者类似惊恐的症状（下列各种药物均为通用名）。

- 氨茶碱常用于缓解急性支气管哮喘患者呼吸急促症状；它多用于治疗慢性支气管炎和肺气肿。其副作用主要是使患者情绪紧张、心跳加快和头晕目眩。

- 抗抑郁药常用于治疗抑郁症和惊恐发作。最近，这类药物也被用于治疗惊恐症（第20章将会详细讨论）。这类药物的副作用主要是焦虑、烦躁、头晕、心律不齐、心动过速。

- 抗运动障碍药多用于治疗帕金森综合征，但患者服用后会出现头晕、心律不齐和焦虑等症状。

- 阿托品是扩张瞳孔的药物，它常会导致患者心动过速。很多药物都有类似的作用，它们被统称为抗胆碱药物。

- β-肾上腺素受体刺激剂（包括异丙肾上腺素和间羟异丙肾上腺素）是

一种吸入型药物，用于治疗急性支气管哮喘、由慢性支气管炎和肺气肿引起的支气管痉挛。副作用主要有焦虑、头晕、手抖和心动过速且剧烈等。

- 环丝氨酸是一种抗生素，副作用主要是会使患者焦躁易怒、思维混乱、头晕目眩、坐立不安等。

- 洋地黄多用于提高患者心跳的强度和效率，或者用于控制患者心跳速度。它会使患者心动过速或心律不齐。

- 麻黄素常用于治疗肺部疾病。其副作用是使患者情绪焦躁、坐立不安、头晕目眩、呼吸障碍、心动过速及心悸等。

- 肾上腺素药物多用于治疗眼部、肺部疾病及过敏。它可能会使患者晕厥、颤抖、心悸、心动过速、情绪紧张、呼吸困难等。

- 胰岛素用来治疗糖尿病。但偶尔会引发患者出现低血糖：出虚汗、双手湿黏、头晕目眩、肢体颤抖、心悸等。

- 异烟肼是一种抗感染药物。它可能会使患者心动过速，感到头重脚轻。

- 单胺氧化酶抑制剂属于抗抑郁药，多用于治疗抑郁症、惊恐症（见第 20 章）。服用此类药物会使患者在突然起立时有眩晕或头重脚轻的感觉。此外，患者心跳的力度和速度都会加大。

- 硝酸盐类药物用于增加心脏内血液的流入量，缓解心绞痛。其副作用有头晕目眩、感觉头重脚轻、心动过速。

- 泼尼松是最常用的一种肾上腺皮质激素，它多用于减轻炎症。副作用主要是引起患者心律不齐、肌无力、情绪紧张、情绪波动。而其他皮质类固醇药物也会导致类似的副作用。

- 利血平多用于治疗高血压和某些心理疾病。副作用主要是头晕、焦躁、心悸。还有些患者在服用利血平之后会产生某种恐惧反应。

- 合成甲状腺素用于治疗甲亢。这类激素如果摄入过多，可能会导致心动过速、呼吸急促、情绪紧张、心悸、出虚汗及焦虑等。

第 3 章

心理疾病引起的惊恐症

当惊恐症多次发作之后，患者开始变得高度警惕。尽管有时患者可能已经找到自己惊恐或焦虑的原因，但心里还是会有许多挥之不去的念头和想法，比如，"为什么是我患上这种病""为什么会现在发作""这意味着什么""到底有多严重""怎么摆脱它呢"等。

由生理疾病引起的惊恐症很少会持续很长时间。可问题在于即便惊恐症是由生理疾病引起的，患者依然会困扰于过去的患病经历而不能自拔，从而使惊恐不断发作，如梦魇般挥之不去。研究结果显示，在心脏器官受到过严重创伤的心血管病患者中，有多达 14% 的人同时患惊恐症。这种严重的焦虑虽然大多数是在心脏病发作之后出现的，却不是因此而起的。因为我们知道，如果焦虑症是由心脏病引起的，那么应该有更多的患者出现这种症状，而不仅仅是 14%。事实上，惊恐症起源于患者对待自身疾病的态度。他们越担心自己会犯病，陷入焦虑和恐慌的可能性就越大。

并不是每个焦虑的人都有心理疾病。一些人只是处于人生低谷——工作变动、家庭冲突——才产生焦虑，之后继续正常地生活。然而，如果这些症状持续很长一段时间，他们就有可能已经患上下面七类心理疾病的一种。它们是：惊恐症、广场恐惧症、广泛性焦虑症、恐惧症、社交焦虑症、强迫症和创伤后应激障碍。

惊恐症

惊恐症是上述七类中唯一一个以惊恐（焦虑）的反复发作为主要症状的疾病。尽管第一次发作可能是在某种特定情况之下，但之后可能是随时随地无法预料的。惊恐发作多次之后，患者会害怕自己成为一个无助的受害者。他们变得不愿意独处，不愿意出远门，甚至不愿意在公共场合出现。即便有时惊恐并没有发作，他们也会非常紧张和敏感。由于害怕疾病再次发作，他们总是在生理、心理上保持警惕和紧张的状态。

惊恐症引起的生理上的症状和第 1 章描述的并无二致。这些症状可轻可重。一般是口干，吞咽困难，出虚汗，胃部、后颈、肩膀僵硬，心动过速，头晕目眩，手脚发抖，声音发颤，身体四肢无力，肢端发冷，手脚发麻，气短气喘，咽喉有异物感，视物模糊，焦躁易怒，注意力不集中，思维混乱等。

惊恐症第一次发作看似毫无征兆，但其最典型的发病原因就是患者发病前长期处于压力之下。这种压力不是一天两天的紧张，而是持续好几个月甚至更长的时间。生活中突然出现的变动，比如说搬家、换工作、结婚或者生育等，都可能会给人带来巨大的压力。

对一些人来说，学习如何应对这些压力并且成功减压可以大大降低惊恐发作的频率。但是对另外一些人来说，这种生活突然出现变动或困难的时刻所带来的压力似乎暴露了他们心理上的弱点。惊恐症易感人群不善于应对生活中突然出现的新压力，比如职位提升、初为人母等。他们怀疑自己的能力，害怕辜负别人的期望，担心没有更多的精力胜任新的角色和任务。他们关注的不是问题本身，而是担心失败。这种对失败的恐惧渐渐削弱他们的自信心。正如本书第 2 部分描述的那样，他们一步一步地将这种害怕变成了惊恐。

有些患者在睡眠期间也会惊恐发作。这可能是因为患者患有惊恐症，也可能是因为夜惊。这种夜间惊恐症和夜惊有很大的区别（儿童被称作夜惊，而成人则被称为梦魇）。大部分的夜间惊恐都发作于快速眼动睡眠时期，也就是说，惊恐并不是因为做噩梦。它多发于入睡后半个小时到三个半小时，其症状也比白天发作时轻得多。它们之间的相似之处在于患者会突然惊醒或自动觉醒，但并没有做噩梦。然而，夜惊的人会很快忘记这段经历，很快入睡。他们还会有些肢体上的动作——翻身、转动、踢打等，有时甚至大喊大叫着跑出卧室。夜间惊恐症则会导致失眠。患者会清楚、生动地记得惊恐发作时的情形。通常，他们不会有肢体动作，但会一直清醒，难以再次入睡。

广场恐惧症

广场恐惧症从字面上理解就是"对广场的害怕"。患有广场恐惧症的患者会有多种多样的症状，但最常见的是患者非常害怕处于广场或某种公共场合中。这种疾病会大大限制患者日常生活和社交范围。虽然诊断是广场恐惧症，但现在我却将常见的事物也视为广场。

区别惊恐症和广场恐惧症的关键在于患者逃避正常生活的程度。惊恐症患者可能会规避一些会引起不适的场合，但还是相对比较活跃和积极的。但如果惊恐症患者由于害怕惊恐发作而大大限制自己的日常活动，那么他可能已经发展为广场恐惧症了。

对某些人来说，广场恐惧症是由惊恐症发展而来的。反复的惊恐发作会导致患者产生一种预期焦虑，也就是说，患者由于害怕惊恐的再次发作而产生心理和生理上的紧张感。为了防止惊恐的再次发作，患者开始逃避与上次惊恐发作类似的场合和情境。久而久之，他的社交范围会大大缩小。

广场恐惧症患者害怕自己对周围的环境失去控制。这种恐惧感常常是广场恐惧症发作的原因。患者一是害怕自己身体上出现的不适症状（如头晕、心动过速等）会再次发作；二是担心这些症状会加重，害怕会在众人面前晕倒或心脏病发作；三是害怕被限制在某个地方或场合无法逃离等。前面两种恐惧是患者害怕对自己的身体失去控制，而后一种情况则是他们害怕对周围的环境失去控制。因此，他们可能会通过逃避来获得安全感。有时，他们甚至会辞去工作，不再开车或者不再乘坐公共交通工具，不再上街购物或者不再在餐馆就餐，严重时，他们可能好几年都不迈出家门一步。

表 3-1 列出的是可能引发上述三种恐惧的场景。图 3-1 则是一些可能引发惊恐症状的想法和观念。这些想法大多是不理智的、无益的，且会使患者感到深深的焦虑，通常，持续时间从几秒到几个小时，但它们却是导致患者出现广场恐惧症症状的首要原因。它们使广场恐惧症患者坚定地认为："只要我不出现在那些场合，就会很安全。"

表 3-1　可能引发恐惧的场合

类型	场合
公共或封闭场所	街道
	商店
	餐馆
	剧院
	教堂
旅行中	在乘坐火车、公交车、飞机、地铁、汽车时
	在桥上、隧道中时
	离家太远时
	交通堵塞时
产生矛盾的场合	与人争论时
	与人交往产生摩擦时
	生气愤怒时

续表

类型	场合
限制行动或自由的场合	在理发店、美容店、牙科诊所就医时
	在商店排队时
	等待约会时
	与人面谈或在电话上交谈过长时间时
	在人群中时
	独自在家
开放空间	公园
	田野
	空旷的街道

害怕在公共场合晕倒

害怕身体出现严重的症状

害怕对场面失去控制

害怕思维混乱

害怕无法配合或者正确应对别人的举动

害怕死亡

害怕惹麻烦，引起混乱

害怕突发心脏病或其他疾病

害怕患上精神类疾病

在无法回家或到达其他任何"安全"地点时

在被关在某个地方或是被限制自由时

在呼吸困难时

图 3-1　可能引发恐惧的想法和情景

即便图 3-1 中的那些恐惧想法会一直控制患者的思想和日常活动，有的广场恐惧症患者并不会出现惊恐症状，不过，他们仍然会限制自己的日常交往，避免一些日常活动，从而让自己不再出现不适感。

当广场恐惧症患者开始通过这样的方式保护自己的时候，他们不得不牺牲自己的友谊，放弃某些家庭或事业上的责任。这样反而会使问题变得更加复杂。患者会丧失自信心、孤立无援、孤独消沉，甚至还会在应对失败后开始酗酒或者吸毒等（本书第 4 章将会讨论这种复杂的情况；第 5 章会讨论酗酒的问题；而本书第 3 部分和第 4 部分则是关于广场恐惧症患者应该如何控制上述恐惧的想法，并成功应对焦虑的袭击）。

广泛性焦虑症

在广泛性焦虑症患者中，虽然惊恐并不是主要的症状，但也会出现，不过要轻很多。广泛性焦虑症患者的焦虑并不是短时间的、突发的，而是在一天的大部分时间里，患者都会感到焦虑。尽管每个患者的表现各不相同，但这种持续的紧张状态会影响人体六大系统的功能和运作。

- **心血管系统**：持续的焦虑会使血压升高，从而导致心动过速（心跳加速），四肢血管收缩而骨骼周围血管膨胀，心悸（心律不齐引发的不适感）、头痛和手指冰凉。

- **胃肠消化系统**：焦虑会导致唾液分泌减少，食道痉挛（食道是一根由口鼻通往胃部的管状器官），导致胃、肠、肛门括约肌等一些器官功能的变化。导致患者口干、吞咽困难、焦躁不安、肚子发出咕咕的声音，甚至患上溃疡性结肠炎（结肠发炎）。此外，还可能引发痉挛、腹泻或便秘，以及胃痉挛。

- **呼吸系统**：焦虑可能会引发过度换气，导致血液中二氧化碳含量降低。症状为"空气饥渴"，四肢会出现针扎般的刺痛感。（在第 16 章中，我们会详细讨论过度换气。)

- **泌尿生殖系统：**焦虑会使患者感到尿频。男性会在性交过程中出现勃起障碍；女性可能会性欲低下或无法达到高潮。
- **肌肉与骨骼系统：**广泛性焦虑症患者会肌肉紧张、肢体不自觉地颤抖、头痛加剧，可能还会出现肢体其他部位的疼痛。
- **中枢神经系统：**广泛性焦虑症患者一般都会比较敏感，容易激动，警惕性高，缺乏耐心，焦躁易怒，等等。还可能有注意力不集中、失眠、疲乏无力等症状。

由此看来，惊恐症和广场恐惧症的症状与广泛性焦虑症的症状有明显的差异。通过以下三点可以成功地将它们区分开。

第一，症状。如果患者持续焦虑（与广泛性焦虑症患者一样）的同时还伴随有惊恐症状，那么他可能患有惊恐症或广场恐惧症。

第二，与这两类疾病相关的患者的一些想法。大部分广泛性焦虑症患者会担心自己与他人的日常交往，他们脑中会充斥着"这样的工作环境我能适应吗""他们会接受我吗""他会离开我吧""要是他们发现我知道的特别少，怎么办""我永远没办法达到他们的要求"等诸如此类的想法。而对惊恐症或广场恐惧症患者来说，他人的看法是第二位的，他们最担心的是自身可能发生的一些变化和对周围环境失去控制。以下的内心疑问会证明这一点："要是我晕倒/抓狂/心脏病发作/引起混乱，而周围人都在，那该怎么办？"惊恐症患者总是将注意力集中于自己是否对自身生理和精神做到百分之百控制。而广泛性焦虑症患者总是将注意力集中于自己是否可以满足别人的要求和周围人的反应上。

第三，不同在于患者对恐惧的反应。焦虑症患者总是逃避使自己紧张焦虑的场合，拖延工作；而惊恐症和广场恐惧症患者则会用逃避来消除不适。一段时间之后他们会总结经验，以逃避那些可能引发症状的情境，并且认为逃避是解决问题的唯一办法。

社交恐惧症

社交恐惧症是指患者害怕在公共场合中人们注意到自己的某个特定行为，或害怕他人对此行为有否定的评价。这种恐惧是没有依据的，是不合理的。患有此类疾病的人哪怕只是想想这个特定行为都会极度焦虑，害怕因此而觉得尴尬或受到羞辱。逃避可能是最主要的防范措施，尽管他有时并不想这么做。

社交恐惧症患者可以分为以下两类：一类患者会过分夸大一些正常人都会有的恐惧，而另一类患者在常人眼里会变得不正常。最常见的就是害怕在公共场合发言或者表演。许多人都理解并且经历过这种正常的恐惧感：四肢颤抖、出虚汗、紧张不安、担心失败等，但是患有社交恐惧症的人不但会在这种场合下变得高度紧张，还会想尽办法避免此类场合。

在任何其他人可以观察到自己行为的场合，患者都会恐惧：在公共卫生间里上厕所；有人看着自己签名或吃饭等。曾经有位患者对我说她害怕出现在任何公共场合，因为她害怕别人看自己的眼睛。这种经历非常真实，给她很大的压力。当她在家以外的任何地方时，都会处于一种持续且严重的焦虑状态。

焦虑通常会导致惊恐，而逃避行为又将社交恐惧症和惊恐症、广场恐惧症联系起来。它们的区别在于患者到底在害怕什么。社交恐惧症患者害怕周围人对自己某些行为的反应，比如有人看自己吃饭或在有人的房间里走过；而广场恐惧症患者主要担心的则是自己的身体能否正常运作。

广泛性焦虑症患者中，可能有些人处于个人生活或事业的转折点，他们的自信心会因此受到一些影响。而社交恐惧症患者则是连一些最基本的社交活动都无法参与，很多患者在患病前的儿童期或青春期就有害羞、孤僻的毛病。许多案例都可以证明，他们一直很在意别人的看法和观点。

特定对象恐惧症

如果一个人长期没有任何原因地对某种特殊的物体或现象感到恐惧，想方设法避免接触此类物体或现象，那么他就患有一种"简单恐惧症"——对某特定刺激物产生的一种不合理的紧张反应。很多人都见过对某个特殊物体或现象感到恐惧的人，如有人害怕幽闭的空间（幽闭空间恐惧症），有人畏高（恐高症），有人怕水（恐水症），有人怕蛇（恐蛇症），还有人怕闪电（闪电恐惧症），等等。最常见的恐惧症就是这种害怕某种特殊的动物、昆虫，或是某种自然现象，比如说暴风雪、水、高处或者幽闭的空间等。

特定对象恐惧症患者一旦想到要面对使他恐惧的现象或物体，他就极有可能产生焦虑，有时甚至会产生惊恐症的症状。但是，与惊恐症和广场恐惧症不同，他害怕的不是这些症状，而是那个特定的现象本身，因为他认为这个现象是危险的。也有人可能会担心自己因此失去理智而做出一些傻事。例如，恐高症患者站在高处峭壁上时可能因害怕而忘记自己在做什么，害怕自己不慎跌落。其他恐惧症患者也是如此，他们害怕周围的环境会发生不好的变化。飞行恐惧症患者会在头脑中产生非常形象的画面：不是飞机的尾翼掉了，就是飞行员昏迷却没有人接替，或者飞行期间氧气泄漏等。这种恐惧感会让他们失去理智。很多患者也清楚地知道这些想法是不理智的，但这根本没用。尽管他们会理性地思考，但这些恐惧的想法还是会纷至沓来、挥之不去，由此，患者开始认为只有躲开这些物体或现象才能消除恐惧感。

患者有时是突然患上这种疾病的，比如在某次灾难性的事件过后突然对某一物体或现象产生恐惧；也可能日积月累而来，比如因为童年的经历和从父母与他人那里习得对某种物体、现象的恐惧。许多恐惧症都是由于患者在童年时期没有足够的知识、经验，无法像成年人那样合理地解释某些令人恐惧的生活经历而产生的。这些经历可以是真实的，也可以是虚构的。他们无法从这些经历中汲取新的知识或观点，只是被动地成为这种恐惧的受害者。他们唯一的解决办法就是退缩和逃避。

明确恐惧源，也就是患者到底害怕什么，是至关重要的。因为飞行恐惧症患者可能也会畏高，也会害怕被限制自由，害怕离家太远，害怕惊恐发作，甚至可能是这几种症状的集合。

当一位患者患有几种特定对象恐惧症的时候，这几种病症之间的关系起初并不明朗。曾经有一个广场恐惧症患者在治疗期间对刀具和孩子产生恐惧感。她回忆说几个月前的某天，她发现自己 7 岁的儿子正拿刀威胁自己的妹妹。惩罚了儿子之后，她脑中一直在想刀子的危害，她开始怀疑自己是不是有能力控制好这类危险物品，她脑海中总是产生这样虚幻的场景：自己拿把刀子在伤害一个孩子。几天之内，她开始逃避接触刀子类工具，而且一看到小孩子就觉得紧张。驱使她恐惧的原因是"担心在使用刀子时控制不住自己，害怕在和孩子相处时控制不住自己"。类似这样的害怕是特定对象恐惧症的典型表现。

因此，恐惧症的实际情况大多比看上去要复杂得多。这类病症不合逻辑的特性，可能是因为患者正试图解决个人生活中某个真实存在的问题。一段时间之后，这种不合逻辑的恐惧潜伏下来，就像某个习惯一样慢慢地被患者接受，而渐渐忘了它最初产生的原因。

强迫症

强迫症有两种表现：第一，强迫性思维；第二，强迫性行为。强迫性思维是指一些反复的无益的想法。几乎每一个人偶尔都会有这样的体验。我们可能开车旅行，刚出发十分钟，突然想到"我熨完衬衫拔掉插头没有呢？""我应该拔了吧……我不知道啊……走的时候太匆忙了。我到底拔了插头没有呢……记不起来了……我出门时熨斗的灯是亮的还是灭的呢？是灭的，肯定是！我不可能离家一周却不拔插头，那房子不就烧掉了！这也太不可能！"最后，我们要么调转车头回家看看让自己彻底放心，要么拼命说服自己插头确实被拔掉了。每个人都曾经有过类似的经历。但是，对于强迫症患者来说，这种想法更夸张而且挥之不去。

强迫性行为是指患者身上出现的一些反复的无益的行为。与强迫性思维一样，普通人也可能会有一些正常的强迫性行为。比如，童年时期，我们都会有一些迷信：走人行横道的时候，不要踩到斑马线；路上遇见黑猫得马上转身，等等。有些迷信在我们成人后依然存在。我们中的很多人现在还是不愿意从梯子下面经过。

强迫症要比这些无法改变的习惯严重得多。强迫症患者脑中总是不由自主地出现一些强烈的消极想法。他们内心充满自我怀疑、矛盾冲突、犹豫和冲动。强迫症患者认为这些想法可以防止自己做错事，他们相信："如果我一直保持这种状态就肯定不会做错事。"但是，他也知道这些想法是不理智的，也会与它们做斗争，但是他越斗争，这些想法就越强烈。

强迫性思维有以下四种最常见的类型：一是有暴力倾向的强迫性思维（比如毒死配偶或者刺伤孩子等）；二是进行不道德行为的强迫性思维；三是怀疑自己是否做了某件事的强迫性思维（比如是不是关了炉子等）；四是类似洁癖的强迫性思维（如与人或物体接触时怕沾到细菌等）。

强迫性行为是患者通过有规律的或习惯性的行为来释放内心的焦虑。最常见就是洗手，一天中每小时可多达十次，或是例行公事般地一直摸某件物品，还有就是一直检查某件事是否完成。曾经有个患者在每次出门前都要检查燃气灶是不是关了。只要一锁上门，她就会怀疑自己是不是关了燃气灶，然后跑回家去检查，把燃气灶上的每个按钮都摸一遍。出门之后，她又会跑回家，进厨房，把刚才的程序再来一遍。如此反复大约 12 次之后，她才能轻松、放心地踏出家门。有时，她还会因此而取消自己的计划。

当强迫症患者试图停止类似的强迫性行为的时候，就会感到极度的焦虑和惊恐。这种焦虑和惊恐让患者一次次地放弃反抗，强迫性行为由此得以继续。同酗酒者享受酗酒的过程不一样，强迫症患者或许会从强迫性行为中获得一些安慰，但并不会感到愉悦。

创伤后应激障碍

创伤后应激障碍大多发生于个体遭受重大心理创伤后，表现为情感上的低落状态。这种心理创伤非常少见，大多数情况下会导致个体出现恐惧或焦虑的症状。比如被强奸或被攻击，自然灾害，经历或目睹了重大事故、大手术以及战斗任务等，都可能会给个体带来严重的心理创伤。症状可能立即出现，也可能潜伏半年、一年，甚至更长的时间。

严重的焦虑和恐慌是创伤后应激障碍可能引发的症状之一。患者会反复回忆起那灾难性的一幕，回忆过程中产生的焦虑和经历该事件时的焦虑在程度上并无二致；有时，他会突然感觉曾经经历的事件又发生了。晚上反复做噩梦，梦境栩栩如生，使他困扰不已。噩梦、焦虑及抑郁会影响睡眠。患者白天可能会变得精神紧张、焦躁不安，极容易受到惊吓。

当患者的身体感受完全陷入这次恐怖经历中的时候，他开始逃避世界、情绪低迷、疏远曾经很重要的人、对社交活动不感兴趣以及逃避任何可能勾起那段可怕回忆的场景。患者也可能表现出愧疚、失落甚至突然产生一些攻击性行为。有些患者为了控制这些行为开始吸毒、酗酒。

亲历越南战争的美国老兵是经历创伤后应激障碍的一大群体。事实上，正是因为对越南战争老兵的创伤后心理进行了细致的观察和研究，美国心理学会才于 1980 年首次将创伤后应激障碍列为心理疾病的一种。在美国，该病的患者，大部分是越南战争退伍军人、波斯湾战争退伍军人和阿富汗战争退伍军人。据专家统计，有 1/3 的伊拉克战争退伍军人患有创伤后应激障碍。

对这类患者治疗的关键在于，使患者将其经历的灾难性事件纳入对世界的感知、对生活的理解中去。当他们的病情好转以后，他们就学会了正确看待过去创伤的方法，而不是一遍遍地重温那种创伤。

第 4 章
广场恐惧症和惊恐症易感人格

广场恐惧症的本质非常复杂，这一点将它与其他恐惧症区别开来。广场恐惧症的特殊之处并不在于患者在惊恐时刻的种种表现，也不在于患者会感受到更严重的恐惧。以幽闭空间恐惧症患者为例，他们在面对电梯时所产生的生理反应和某些广场恐惧症患者的反应一样严重，他们也会因为害怕被关起来而逃避某些类似的场合。广场恐惧症和其他恐惧症的首要区别在于引发患者的恐惧是由他业已形成的一些观念产生的。这些观念大多是过去的生活经历的总结，而他们当前的人际交往状况和一些过去的记忆也支持这些观念。

如果一个人患有广场恐惧症，那么除了学习掌控惊恐发作的情境之外，还要做更多的事情。他需要抓住每个机会来了解自己，了解自己和生活中重要他人的关系，了解自己的童年经历。他的问题不仅在于如何面对和处理可能诱发惊恐的事件，而且在于如何认识自己，如何将自己和别人比较，如何对待别人，以及期待别人如何对待自己。

在面临惊恐情境时，患者学会处理自己的想法和掌控自己的身体感觉是一个非常重要的技能。无论患者经历何种惊恐，这一点都至关重要。患者还要了解自己作为一个人的自我定位和局限性，要竭尽全力克服这些局限。本章将会告诉大家，个人的自我定位、目前或过去的人际交往状况是怎样影响患者与恐惧的斗争，动摇他们抗争的立场，从而增加惊恐发作的可能性。在第 3 章，我们已经了解到广场恐惧症患者最怕的是对自己及周围的环境失去控制。因此，在阅读本章时一定要记得这个前提。我会向大家展示广场恐惧症患者习得失控感的多种途径，不仅是在可能引发惊恐的场合，还有在他们的日常生活中。

研究表明，女性占单纯惊恐症患者的 60%，90% 的惊恐症与广场恐惧症共病患者也都是女性。至今没有任何研究结果可以解释为什么大多数患者是女性。在未来一段时间内，我们很有可能会发现一些影响因素。以下是几个未加以严格论证的假设。

（1）传统文化和家庭教育极少关注女性在结婚离开娘家后的生活状况。现实的婚姻压力、为人母亲和职场压力粉碎了女性关于婚姻的美好幻想——占主导地位的、充满爱意的丈夫保护和关爱柔弱的妻子。当年轻女性认为自己的个人能力无法应对当前的压力时，她们会变得更加脆弱，易于焦虑、自我怀疑和过度依赖。

（2）那些因害怕惊恐发作而选择逃避的人更容易患上广场恐惧症。而那些迎难而上的人会让自己忽略这些不适感。作为男性的男子汉形象迫使他们必须面对某些恐惧时刻，接受可能出现的焦虑症状。这样连续不断的斗争会使他们逐渐麻木和平静，这样一来，男性就学会了一种克服焦虑的应对机制，从而有效地避免惊恐发作。然而女性可能一直以来处于弱者地位，允许她们可以被焦虑击倒，向恐惧屈服。

同等条件下，全职家庭主妇（夫）比全职工作者处于更不利的地位。以一对结婚刚有孩子的夫妻为例。丈夫是一位全职工作者而妻子则主要照顾家庭。假设丈夫在早上起床时觉察到有些惊恐，但他同时还会有别的压力：他必须克服这些症状，按时上班。他有责任每周拿回薪水养家糊口，并且无法逃避工作责任。而对妻子来说，如果她害怕去百货商店，她完全可以将计划推迟到明天。如果开车带孩子去公园让她觉得焦虑，今天完全可以在家里做游戏。因此，时间安排较为灵活的配偶更有可能用逃避来应对焦虑，而不是像另一半那样采取更有效的办法：直接面对，奋起斗争。你可能会说，她犹豫主要是一时感到迷茫。但不久之后，当越来越想逃避时，广场恐惧症就逐渐形成了。

（3）生理上的差异也是女性易患惊恐症的原因之一。内分泌系统上的变化是其中最有影响力的因素。大多数患有广场恐惧症的女性都是在生育之后出现症状的，因为生育可能会引起身体内部激素分泌的巨大变化。此外，很多女性患者会在经前期有明显的焦虑或惊恐症状，因为女性在经期，雌激素和黄体酮的分泌会减少。关于经前期综合征，第 5 章将会有详细的介绍。

尽管上述的生理因素对患上广场恐惧症很关键，但产后或经期的心理因素也有着同样重要的作用。广场恐惧症大多是由长时间的压力发展而来的。每个母亲在孕育了新生儿之后都要面临生理、心理、经济及人际关系方面的压力，需要对自己的生活做出大量的改变和调整。而压力往往与生活变化相关，无论这种变化是积极的还是消极的。成为人母的压力就有可能会对她的生活产生消极的影响。对于经前期综合征患者来说，如果她在之前的经期都会感到生理和心理的不适，那么她极有可能会产生一种消极的预期，认为自己每个月都会有一个星期左右的不适。长此以往，如果她不想办法控制这种症状，就极有可能患上惊恐症。换句话说，这种可怕、消极的预期加剧了她因为生理原因而产生的不适感。这将会产生一种条件反应：她将会不自觉地为这种不适感做准备。而这种准备只会加剧紧张感和焦虑感，使她更容易受到惊恐的袭击。

除此之外，另外一个因素是男女体内雄激素分泌的不同。男性体内这种激素含量要比女性体内高很多。雄激素的分泌解释了为什么男性更有控制欲和征服欲。因此，在某种程度上，男性比较不容易感到恐惧、害怕，而在面临某些恐惧时，也会采取比女性更激烈的方式回应。

(4) 女性广场恐惧症患者比男性广场恐惧症患者多，也极有可能是因为我们低估了男性广场恐惧症患者的数量。许多男性可能会通过酗酒掩盖自己的广场恐惧症（见第 5 章）。男性一贯以来的男子汉形象使得他们对已经出现的问题羞于承认，也不愿意去寻求合适的帮助。而女性则相反，她们更愿意承认自己心理上的疾病，也更有可能去寻求心理专家的帮助。对男性来说，酗酒是一种很方便的自救方法，因为患者会在酒中获得短暂的轻松和释放。然而，即便会寻求专业人士的帮助，他们也极有可能去找匿名戒酒协会或者戒酒中心，而不是找心理专家来治疗他们的广场恐惧症。参加匿名戒酒协会主要是为了解决物质或药物滥用，其次才是为了治疗广场恐惧症。

由于男性广场恐惧症患者的数量大大低于女性，我们极有可能低估了他们所面临的困难。男性患者在整体上都表现得比女性患者更外向，更有野心。他们最大的问题就在于无法直接地表达自己的感情，对亲密的人尤为严重。因此，婚姻内部出现问题则最有可能导致广场恐惧症。在婚姻关系中学会相信自己，并学会接纳当今社会女性角色的变化，是男性广场恐惧症患者自助自救的关键。

旧有观念的影响力

本章的每个主题都会通过五个女性广场恐惧症患者的病例来一一说明。在阅读她们的故事之前，首先应该了解以下几点。第一，这五名女性同意将其对话录音。为保密起见，我们将姓名和其他一些个人信息做了改动。第二，她们的童年经历在各类广场恐惧症患者中都非常典型。由于没有及时接受专业的心理治疗，她们长达 12～50 年的患病经历也是正常的。使用了我们专为广场恐惧症患者设计的自助方法，人们再也不用经历这么长时间的惊恐困扰了。然而，通过这些患者的经历虽然可以管窥广场恐惧症的病理和机制，但一些轻度病症患者的感受可能不像她们那样清楚和简洁。第三，本书并不打算展示广场恐惧症复杂治疗过程的每个方面，而是通过描述这五位女性在治疗初期的状态，提前总结出可以控制惊恐发作的办法，以供患者在日常生活中使用。第四，对于这五位女性的生活细节，我只选取了与本章主题相关的部分。当然，许多问题的形成都有其复杂的心理、生理基础，而每个患者在这一点上都各不相同。

在阅读这些故事时，留意自己是否也曾有过类似的经历和情绪波动。要抓住这个机会了解自己。如果你没有下面五位女患者出现的问题，这是一个积极的信号。即便有其中的一个或几个问题，也要将它们视为自己需要获得积极力量的源头。记住这条重要的原则：每当你从自己的生活中获取一点积极的力量时，你就为克服惊恐打下了坚实的基础。

卡伦

34 岁的卡伦是位有两个孩子的母亲。早在 7 岁时就出现惊恐症状。她还记得那个时候她因为害怕从朋友家跑着回家。只要进入自己的房间，她就能从这种奇怪的恐惧感中暂时解脱。她经常趴在自己的床上偷偷哭泣。她曾接受过长达 7 年的心理治疗，治疗后惊恐症状逐渐消失。但高三时父亲去世，之后她变得忧郁低沉，极少迈出房门。一年后，她搬往另外一个城市。几个月的时间内，她多次惊恐发作，刚开始是在餐厅，后来是在影院、剧场或外出旅行途中。

13 年后的今天，卡伦依然会在独自出门时出现惊恐症状。发作时心动过速，视物模糊，牙关紧闭，全身虚弱无力，四肢麻木，头、胸部突然刺痛，身体站立不稳。尽管与同伴一起旅行时会觉得比较舒服，但她还是极少和别人一起旅行，因为她害怕自己会因为不适而突然改变计划。

毫无疑问，卡伦许多童年时的经历都是她惊恐发作的原因。但与本章相关的则是，卡伦的自我定位和自我形象是如何导致惊恐发作的。在她的叙述中，你可以发现，她总是觉得自己低人一等，总是批评指责自己的行为，总是努力争取别人的认可却拒绝别人的赞美。她认为自己有社交障碍，没办法和同龄的女性朋友正常聊天；她害怕丈夫发火，总是通过退让来平息他的怒气。

如果将卡伦的症状与她目前的生活联系起来可以看出，她一直处于一种自我否定的状态：她认为自己没有能力胜任成人世界的各种活动。因此，每当生活中出现挑战和压力的时候，她自然会感到害怕。虽然惊恐发作时身体极度不适，情绪也很低落，但是这仅仅反映出她害怕承担作为一个成年人应有的义务和责任。

广场恐惧症康复之后，她要学会独自旅行。但是她更要懂得，她是社会中一个独特而又重要的成员，值得别人尊重，也值得自己尊重。她还要知道，如果婚姻幸福，丈夫根本不会因为她坚持了自己的原则而抛弃她。她也要学会，她可以接受失去，接纳自己的不完美，也不再需要通过别人的意见肯定自己了。

谢乐儿

谢乐儿是一个有22年广场恐惧症病史的45岁家庭主妇。她最大的困难在于无法安排和计划任何事情，无论事大事小。一想到去购物，去人多的地方，或者开车去海滩，她就觉得窒息，还头晕恶心、心动过速、双腿发软。与此同时，脑子里还会出现一些可怕的想法。即便决定冒险出门，那她一路上想的就是赶快回家。连续这样几个小时的惊恐发作之后，她的身心都极度疲乏，之后连着好几天都不出门。

　　谢乐儿在蜜月时就怀孕了。她的惊恐症最初发作于女儿苏珊出生之后。生育之后，她待在家里做全职家庭主妇，而丈夫则每周工作七天七夜。因此，她的生活发生了巨大变化：从之前闲适的单身生活到现在每晚不得不独自在家。三个月后，他们因为租住的房子被卖掉而无家可归。这件事使她彻底崩溃。她变得情绪低落、焦躁。后来，他们搬到一个公寓。搬家那天她胸痛难忍，以为自己心脏病发作，即将死亡。母亲很快将她送到医院，医生诊断为惊恐症，并开了一些镇静剂给她。之后，她的症状逐渐严重，严重到连每周日的教堂礼拜都无法参加，甚至还害怕去超市。整整一年她都待在家里，一步都不敢踏出大门。过去17年中，她的症状偶尔会减轻，但之后都会反弹。和许多广场恐惧症患者一样，她看过许多医生，也治疗过多次。她曾经接受过长达7年的心理治疗，试过无数种药物，在两年的时间内一直断断续续进出医院。除了广场恐惧症之外，她还患过严重的抑郁症。

但是，广场恐惧症不仅仅是对身体出现不适症状的恐惧，它还反映了患者对自己及其在社会中的角色的看法。谢乐儿说在家里她就是个"担忧者"，她时刻警惕着，总会做好最坏的打算。她最担心的是丈夫抛弃自己，尽管这种担心没有一点依据。总的来说，她的生活就是一直在紧张地为可能出现的损失做准备。她总担心在超市失控，这点就恰好反映了她内心对生活的看法：我一旦好好地享受生活，那肯定会有不好的事情发生。

　　谢乐儿谈到了她的童年，谈到了那时她经历的恐惧、迷茫和情感上的伤害，谈到她总是担心自己的酒鬼父亲会伤害母亲，因为他每周六的晚上都会打人。她还说到母亲是如何主宰她的生活，如何在她青年时期剥夺了她的独立，控制她的思想，为她做这样那样的决定。

　　这些童年经历使这位年轻的妈妈对一个成年人应该担负的责任毫无准备。

如果她克服了广场恐惧症，她会学到很多新的技能。但是最重要的是她将学会独立。童年时期，她可能没有别的选择，只能屈服于父亲的暴力和母亲出于保护的过度干涉。但是，今天的她必须学会自信自强，只有这样，她才能重新获得自由、独立和选择权。

唐娜

唐娜是一位有三个孩子的 47 岁已婚妇女。她有 21 年的广场恐惧症病史。多年以来，她的广场恐惧症症状都隐藏在严重的抑郁症之下。在最大的孩子出生三个月后，唐娜的惊恐症首次发作。过去的十年中，她每年都有两个月足不出户。最严重的时候，她甚至一离开卧室就感到焦虑、惊恐。

好几次，她因为抑郁和自杀倾向而入院接受治疗，但治疗中并未包含长期的心理辅导，而仅仅是药物治疗，包括抗抑郁药、镇静剂甚至电休克疗法——一种治疗严重抑郁的神经学方法。当然，她目前已经不接受这种治疗了。现在电休克疗法的使用较以前更加谨慎。大多数严重的抑郁症患者在经历三四次治疗以后就会有明显的效果。但是唐娜在 7 年的时间内竟然接受了 100 多次的电休克疗法。正因如此，她目前还患有长期记忆缺失。

她在每月经期前后两个星期内极易惊恐发作。发作时她头晕恶心，视物模糊，注意力不集中，腿部肌肉无力，手足冰凉湿黏，下颌肌肉紧张。除此之外，她还会人格解体——感觉自己的大脑和身体分离开来，好像是在做梦一样。她害怕自己失控，想要逃避，因为她觉得"如果继续待在这儿，我肯定会昏倒的……那该多丢人啊……我受不了了……"更让她感到害怕的是："我是不是又不能出门了？"

唐娜提到了她的童年经历，我认为这和她遭受广场恐惧症的折磨有很大关系。她是家中五个孩子中最小的一个，倒数第二个孩子比她大 8 岁。她 7 岁时，父亲死于一场交通事故，此后，母亲就变得离群索居，她不再参加任何社交活动，不约会，也没有再婚。唐娜也一样。父亲去世后五年的时间里，她除了上学、放学、帮还未下班的妈妈准备晚饭，之后就独自在自己的卧室里度过一个又一个夜晚。

青春期时，唐娜的母亲开始干涉她的私生活，而她从不反抗，也从不说"不"。在她眼里，母亲已经做出了很大的牺牲。反抗母亲，光有这种念头都让她觉得非常内疚。她生活中最重要的任务就是取悦母亲，而取悦母亲最好的办法就是放弃她自己的想法。唐娜还说明了这种方法是如何推及她与其他人的相处模式的，她是如何学着一边隐藏自己的需求而另一边学着做别人希望她做的事。

唐娜在生活中戴上这样的面具有许多原因。其中之一就是她长久以来一直害怕自己被抛弃。父亲去世之后的很多年，只有母亲和她相依为命，她的思维模式可能变成"只要我表现好，妈妈是不会离开我的"。但是怎样才算是表现"好"呢？只有放弃自己的需要努力取悦他人。直到现在唐娜都是这么做的。

忽视自己需要的最好办法就是忽视自己的情感，因为生活中的许多决定都是在情感的指引下做出的。年幼时，唐娜为赢得母亲的爱付出了高昂的代价：她不再关注自己的内心情感。久而久之，她无法对自己的情绪波动做出正确的判断，更不要说控制它们了。

唐娜与惊恐的斗争与她害怕被抛弃的感觉、消沉的情绪、取悦他人的迫切愿望和对自己情感和欲望的过分压抑紧密相关。如果不正视这些问题，她永远不会痊愈。她要学会像个成年人一样独立生活。我们每个人都有权力和责任表达自己的情感，并为自己的人生目标奋斗，不用担心被孤立或被抛弃。亲密的朋友、家人都愿意了解我们内心的想法，即便这些想法和他们的不一样。只有通过开诚布公地交流感情、表达需要，我们才能成为一个独立且特殊的人。当唐娜了解了这些，开始愿意和别人分享自己情感的时候，她就不再需要通过惊恐发作来表达自己的情感了。

安

　　安是有一个孩子的 39 岁已婚女性。在 20 岁结婚前一个月，她惊恐发作了一次。度完蜜月开始工作之后，她每天都高度紧张、焦虑，并时不时地头痛。在家人的鼓励下，她接受了心理治疗，服用了镇静药物。几个月之后，由于没有明显的疗效，安放弃了治疗。

　　儿子出生四年之后，安通过回避很多场合来避免自己惊恐发作。这种办法虽然大大降低了她惊恐发作的次数，但是同时也限制了她出行、旅游的自由。12 年后的今天，安不敢开车出城。即便是在城中，她每次出门都要设计好逃生路线，比如说怎么到朋友家等。她可以单独旅行，但常常和儿子、丈夫或母亲结伴出行。她最大的障碍是夜里无法独自在家，也不能一个人去购物，只要排队她就会觉得不舒服。

　　那么，安的生活是怎么样的呢？上述那些障碍跟她对自己的看法、处理矛盾的能力和与亲人的关系密切相关。强烈逃避惊恐发作的愿望让她无法自由享受生活，也很难对某一事件做出正确的情感上的回应。她会不惜一切代价来避免自己或他人愤怒，因为她害怕自己一旦生气，就会无法自控。她也会想办法不让周围的人生自己的气。

　　安迫切地取悦他人，害怕被拒绝，就是她对丈夫和母亲过度依赖的原因。她提到了他们是如何维护她，在她惊恐发作时是如何帮助她。在这种保护伞之下，安总是逃避矛盾。每次逃避之后，她的心里总是强调"我没有能力独自应付成人世界的问题。"

　　除了学习如何控制自己的焦虑之外，安还要学会自尊、自立。她要知道自己的价值并不是通过完美的表现或者别人的认可来体现的。通过实践，她会发现自己完全有能力控制情感和处理与别人的矛盾。其中有些是很容易做到的。

比如，当别人夸奖自己的时候，说声"谢谢"而不是说一些自我贬低的话。其他的可能会需要更多的时间，因为它们要改变的是患者内心对被抛弃的恐惧感。当安逐渐痊愈的时候，她就不会像以前那样困扰，不再担心表达自己的感情或需要会使她所珍爱的人和物离她而去。

多萝西

多萝西72岁了，已经有50年的广场恐惧症病史，但在近30年内都没有惊恐发作。因为她早就知道，只要她躲开那些可能引起恐慌和焦虑的地点或场合，惊恐症就不会发作。这么多年，她一直是这样做的。她从不出城，从不开车，从不独自在家或一个人出门。看电影时，她坐在过道附近的座位，一场电影下来要出入几次，而且每次看电影都提前退场。去餐馆吃饭时，她要坐在门边，一直望着门外。换句话说，她从不与惊恐斗争，一味逃避，并且时刻提防，与可能把自己困住的任何场合或事物保持距离。

通过对多萝西早年生活的回顾，可以发现过去的经历是怎样直接导致了她的焦虑和惊恐。父亲在第一次世界大战中阵亡，那时她还是个孩子。几年后母亲再婚。母亲也极少出门（也有可能患有广场恐惧症），购物之类的活动都由继父完成。他总是嘲笑她和妹妹，经常精神控制和生理上虐待（包括殴打）母亲。仁慈善良的母亲最终不堪重负。多萝西从小就养成了事事尽善尽美的习惯，因为她害怕给继父留下把柄攻击、取笑她。14岁的时候，家庭医生就给她开了镇静剂治疗她的焦虑。

17岁时，她为了逃避这种家庭生活而结了婚。丈夫与继父一样强硬。这一点对多萝西来说是个优点。因为从小到大她就没学会如何独立自主地表达自己的需要。对她来说，嫁给一个可以照顾她的人是非常重要的。

　　但是，不久之后这段婚姻也出现了问题。在第二个孩子降生之后，丈夫开始变本加厉地酗酒。喝醉之后他变得非常暴力。在女儿才三个月大的时候，有一天晚上丈夫酒醉归来，盛怒之下殴打了多萝西。最后，她因下巴骨折、脑震荡而在医院住了一段时间。她起诉之后，他们合法分居，最后离了婚。

　　但是问题并没有结束。此后，前夫总是不分昼夜地在她家附近出现，有时还会打破门或窗户，要求探视孩子。多萝西总是处于一种紧张、焦虑的状态之中，来应对随时可能出现的恐怖状况。

　　正是在这一时期，多萝西的焦虑症状逐渐浮出水面。有一次，她带两个孩子去海边，在乘火车回家时，一股巨大的恐惧感突然袭来，她迫切地想要逃离当时的环境。在其后的两个星期，她开始限制自己的活动，不再离家出行。

多萝西讲述了她的第二次婚姻。这次婚姻并不是因为爱情，而是为了获得安全感。为了不惹麻烦，她从不对第二任丈夫和两个孩子提出任何要求。每当生气时，她总这样想"他们会把我关起来的"。这种想法让她从不敢轻易表达愤怒。她总认为自己没有办法控制脾气，而且一旦她不加控制，她肯定每天都会生气。第 7 章还讲述了她如何因为害怕自己失控而不去开车。她说："要是交通堵塞或者我得绕道的话，我要么会爬出车子跑掉，要么会使劲踩着油门横冲直撞，闯红灯，把警察、行人统统撞倒……"

多萝西能否摆脱广场恐惧症关键在于她是否愿意面对已经逃避了五十余年的恐惧。然而，她最大的恐惧不在于害怕开车或独自在家。她最害怕的是自己的情绪。年复一年，她将自己许多合理的愤怒情绪压抑住。她想象出来的那些情绪爆发后可能出现的夸张情境让她时刻保持警惕，不断地检查和审视着自己的情绪。

她无法独自解决这些问题。她需要新朋友的帮助，需要一个支持她的专家来鼓励她循序渐进地表达自己的真实感受。渐渐地，她会明白一个人的情绪是如何表达出个人价值和自尊的。她开始审视自己的人际关系，重新评价哪些对她是最重要的。当她学会独立生活的时候，她会发现自己被强者保护的需要并不那么强烈，与此同时，想要结交一些积极的、善良的朋友的欲望逐渐增强。随着这些变化发生，她不断突破局限开始面对惊恐。

然而，她的首要任务就是停止在言语上贬低自己。她的继父是错的，她并不愚蠢，也不是没有能力或没有价值。越早改变这种消极的自我定位，她就能越早学会控制自己的惊恐发作。

"我总是觉得低人一等"

如果广场恐惧症患者是一个缺乏自信的人，那么生活中她会把别人看得比自己重要。她习惯自我贬低和自我批评。由于怀疑自己的能力，她不愿接受新的挑战。当回顾自己的生活时，她看到的是一连串的失败。

更严重的是，这些缺乏自信的人会觉得周围的人也这样看待自己。"谁会喜欢我呢"，她们脑子里总会出现这样的想法。她们坚信自己的本来面目不会得到周围人的喜爱，因此只有通过慷慨和奉献来赢得别人的好感。

这种办法最大的问题就在于，她们自己都不喜欢和接纳自己，却希望别人欣赏和接纳自己。如果真的需要说服别人喜欢自己的话，那问题也并不复杂。可关键在于，她们总是苛求自己，对自己吹毛求疵。当别人说"做得好"的时候，她们心里总在说，"不，才不是呢"。

这是一个痛苦的过程。因为，她们大部分时间和精力都花在寻求别人的认可上，所以，她们早已失控。别人的反应决定了她们的自我感受。

卡伦：我没有自信心了。这就是广场恐惧症带给我的东西。我根本不配有自信心，因为我做得并不好。因此，我需要加倍的努力来补偿。

每天，我只要醒着就渴望得到别人的肯定和注意。我总觉得低人一等，感觉周围的人做得都比我好。时刻需要别人鼓励我、支持我，可是没有人愿意这么做。这种感觉太糟糕了。

最大的问题就是无法接纳自己。我总是对自己很苛刻，对自己的表现不满意。就算有人表扬我，我也会想"这并不是我做得最好的"，这种感觉很奇怪，可能我内心深处特别讨厌自己——我真是这样的人。

下面是唐娜和我的对话。她说起了她的母亲，我发现她讲述的时候眼睛里饱含泪水，脸也变得通红。

威尔逊博士：你又伤心了吧？

唐娜：不，是怨恨。我怨恨我任由母亲掌控我生活的全部。是我让她这么做的。我从不对她说"不"，从不！光想想我都会觉得内疚，这种内疚让我很难应付。直到今天，她还是这样不停地让我觉得内疚，说什么她总是孤身一人，我该多陪陪她；说什么别的母女关系有多么亲密。我已经有些受不了她了。

威尔逊博士：从不对母亲说"不"，在与其他人相处的时候你是不是也这样呢？

唐娜：是的。我总想着取悦别人。如果你想出去吃饭，无论你决定去哪家餐馆，我都会说"好的"。就算我特别讨厌那个地方，但我还是会说"太棒了"。

卡伦提到了她需要别人的肯定和接纳。虽然这种需要对每个人来说很正常，但对卡伦来说，她整个生活都在担心自己不被肯定、不被接纳。同时，她还说"我对自己的表现从来都不满意"。然而，在别人喜欢她、接纳她之前，最重要的是她先学会接纳自己。

她说她习惯了不停地付出，不停地给予，是因为她想为自己的"不够完美"做一点补偿。"不够完美"？她的衡量标准从何而来呢？她的"完美"定义又是什么呢？卡伦定下了很多根本不可能达到的标准，而正因为她无法达到这些标准，她就觉得自己没有价值。而个人价值的认同感对抵御惊恐的袭击非常重要。

唐娜向我们展示了缺乏自信的另外一个方面。她不认为自己的需要有多重要；她总对其他人说"好"，对于自己所有的正常需要，她都给予了否定。

对习惯取悦他人、从不说"不"的人来说，以下几条是她们典型的思维模式。

- 作为一个人，我根本就不重要。
- 这个人跟我在一起这么长时间而没有抛弃我，我应该感到庆幸。
- 我根本不值得他（她）为我这么慷慨地付出。
- 我欠他（她）太多了。
- 如果我拒绝他（她）这个要求，我会内疚的。

这种错误的逻辑还会有另一套信念来支撑。

- 我必须一直记得作为一个人，我根本不重要。
- 如果他（她）最终离开了我，那也是我没有好好对他（她），我肯定会独自终老一生。
- 我不但会孤独，而且肯定没办法好好掌控自己的生活。
- 我必须忘记自己，时刻为他人着想。

"我不能容忍错误"

严于律己的人常常追求完美，但通常只对自己才这么苛刻。

威尔逊博士：你是不是觉得自己做的每件事都必须特别完美？

唐娜：哦，太对了。我认为要么不做，要做就一定做好，要达到自己的要求。我确实有完美主义倾向。但是，我不这样要求周围的人。我总对别人说："不错！你做得真好，你已经尽力了。"但是我没办法对自己也这样。我不允许自己犯错。有时做文书工作，就算没人发现我错了，或者我已经在下一行改过来了，我还是会觉得很沮丧——我就是不能接受自己犯错。

威尔逊博士：这种完美主义倾向有没有影响你生活的其他方面呢？

唐娜：有。当我想要试着做点什么事的时候，我总会犹豫。我怕出错，怕做得不完美，所以不敢冒险。我情愿不做这件事。

注意唐娜的最后一句话。她说的不是害怕去购物或者公共场合，她害怕的是所有新的、有创造力的事情，这些事情可能很有趣、很有意义，比如画画、写诗。仔细观察之后可以发现，对一些广场恐惧症患者来说，他们并不仅仅是在逃避那些可能引发恐惧的场合，他们逃避的是那些可能会使自己犯错的机会。因为犯错误也会让他们感到失控。如果无法保证自己可以完美地做好某件事，那么他们可能就根本不会去做这件事了。

安：我根本没办法说"好了，已经很好了"之类的话。可能差一般人根本就不会注意到的一点点。但是，无论做什么，只要关乎我的形象，或做一些我可能受到表扬的事的时候，我都力求完美。可能别人看到了会说："天哪，太漂亮了。你可真有天赋，太漂亮了！"可他们说的时候，我根本不会相信。我都会自嘲说："哦，太难看了，谁都会做，你也会。"我总是贬低自己。当其中有些地方让我不满意的时候，我常常会指出来，"看，这里没弄好。"

安对那些可能会获得别人赞美的工作总是竭尽全力。她的努力，最终会得到别人的肯定和表扬。可是即便在别人称赞她时，她的脑海中还是会给这些表扬的话语打个折扣。此外，她还会跟朋友们说，她不配得到表扬，因为工艺上还有瑕疵。

你能想象一个木匠花了一个周末改造自己的厨房，却在星期天晚上拿锤子将其全部砸碎了；你能想象一个秘书花了一天写了一份三十多页的报告却在五点的时候把它塞进碎纸机里。如果这个木匠、这个秘书每周或每天都重复同样的过程，那么大家看到的就是两个广场恐惧症患者典型的生活场景。对唐娜和安而言，获得自我价值感成了她们的毕生追求，但她们却对自己所做的一切不做反思。这真是一个恶性循环。

较高的自我价值感对控制惊恐发作是非常重要的。当你开始承认自己的价值时，你就开始想，这些惊恐症状面对的是一个举足轻重的人——你！你感到自己变得生机勃勃，足以应付挫折和度过艰难时刻；将更多的精力放在关注自己而非取悦他人上。

下面的这些问题需要你经常思考、反省：

- 我是不是因为别人的批评而感到沮丧、崩溃了？
- 我是不是总想向自己或别人指出自己所有的错误和毛病呢？
- 我是否接受别人的恭维？当人家因为我的成果表扬我时，我是不是真的相信？
- 我是不是需要每件事都做得那么完美？我能接受自己犯错吗？
- 如果这件事我无法做到完美，是不是就不去做了呢？
- 当我为别人付出或考虑的时候，我是不是很难为自己设定一个限度呢？
- 当我工作的时候，我是不是也很难为自己的努力设定一个限度呢？
- 我会不会因为害怕失败而不敢尝试新工作、新任务呢？
- 我是不是认为"错误"就等于"失败"？
- 我是不是时刻审视、监督自己？做事时是不是每完成一步就评价一下自己？

- 我是不是认为自己做的事情都非常重要？我是否能够很好地判断一件事是大是小，是重要还是不重要呢？
- 这周我对自己说过多少次"真棒"？今年呢？

上述这些问题的答案会帮助你明白，你是如何限制自己爱自己，又是如何费尽心思地博取周围人的爱。

如果想增强自我价值感，下面几条可以给你提供一些帮助。

- 犯错误时，不要指责自己，贬低自己；生活已经很艰辛，没有人应该受到羞辱，即便是自己也不能私下贬低自己。
- 不要停止为自己设立目标、制订标准，而且这些标准必须是可以达到的。记住：成功孕育着成功。
- 设定一个小目标，并努力实现它，成功后要表扬自己，然后再为自己设立一个新的可实现的目标。
- 当有人表扬你时，把自己当成一块海绵：听取这些表扬，接受它们，相信它们，并且感受它们。
- 当有人批评你的时候，不要把批评全盘吞下。仔细咀嚼，看自己可以从中学到什么。不要理会那些辱骂或者敌意的话语，只接受那些你认为对自己有益的意见。
- 重新审视自己的自我期待，并确信这些期待是建立在你自己目前的价值体系之上的。不要不假思索地用多年的陈旧思想支配自己的生活。只有掌握自己的自我期待，才能掌握自己的尊严。
- 每天都要找机会对自己说"真棒"；如果你都不鼓励自己，肯定自己，怎么能期望别人这么做呢？

"如果我没了他……"

自我怀疑对个人生活的方方面面都会产生重要的影响。比如参加聚会的时候，你会问自己，"我能不能一直待在那里呢？我会不会出丑呢？（症状）会不会加重呢？有没有人看到我呢"等。诸如此类的自我怀疑还会出现在生活的其他方面。在人际交往领域，自我怀疑带来的危害是最大的。

想象一下，一位妇女认为自己天生就是一个软弱的人。她会想，我真的没办法照顾自己，需要别人来照顾我。我讨厌依赖别人，也憎恶从属于某个人，可是这些感觉同孤单一人独自生活的感觉比起来根本不算什么。如果我被抛弃了，不得不独自生活，我肯定会觉得非常无助，没办法活下去了。其他任何想法都不重要，重要的是我必须得活下去。因此，我必须让人陪着我，不论付出什么代价。

上述想法对于理解惊恐发作非常关键。通常情况下，我们的信念常常会战胜其他一些想法或感情。而这些信念大多在多年前已经形成，并且大多存在于正常意识之外。这就是广场恐惧症患者一直以来的困扰。他们真的不想依靠别人，也比任何人都更愿意学习独立，然而，一直以来他们的信念告诉他们，如果身边没有比较强硬的人，他们就无法生存。这种想要独立却又无法独立的内心矛盾给这些女性患者的生活带来了如此多的痛苦。

多萝西： 当遇见第二任丈夫的时候，我知道我肯定脑子出问题了。我早该知道他根本不值得交往。我们没有一点共同爱好，平常也没什么好说的。但有种感觉告诉我——我也不知道是什么感觉——我将要生病了，再也没办法工作了，因此我告诉自己，我需要一个栖身之地。每当我需要钱来应付日常开支时，我就有了这些想法。真的，我需要安全感，但是我知道我不爱他，一点都不。

多萝西因为恐惧而做出了她人生的一次重要决定。为了获得安全感，她放弃了爱情、快乐和友谊。

卡伦： 我觉得自己根本不想长大。我真是这么觉得的，就是不愿意承认罢了。我不想变成一个有两个孩子的 34 岁妇女，不想承担那些责任。我知道自己明天就可以摆脱恐惧症，可是之后怎么办？我还没准备好进入成人世界；我不知道该怎么表现。我甚至还不会把车停在别人的私家车道上并和他们交谈。

伊丽莎白（在一次集体治疗课程中对卡伦说）：有天晚上，我们从这里出去时，你急着去见你丈夫，而我刚好想跟你说几句话。那时候，你丈夫在门口等你呢。你说："等久了他会生气的；要是他看见我哭过，肯定也会生气，而且再也不让我来了。"而我说："让他见鬼去吧！见鬼去吧！"你还有我们。随便他怎么样，咱们的互助小组就是为了这个目的才成立的呀。

卡伦：对，你说得对。我知道。我现在的状况很糟，可是我真的无法想象，如果他离我而去，我的生活会变成怎样！

伊丽莎白（依旧很生气）：所以，你情愿无论干什么都要看他的脸色？

卡伦：我早上起来的时候都会问自己，"我该将自己放低到什么程度？他这样对我有多长时间了？"转过身我又想，"不能再这样了！我要做我自己！"可是我不能对他这么说，我真的很需要他。

卡伦说自己不想长大，这种感觉可能来自她原有的一些观念：她认为自己无法肩负责任。她总是担心自己不是个好母亲，所以，将所有的注意力都集中在孩子身上。每做一件事都在审视监督自己，没有时间去享受。她现在认为，周围的世界都弃她而去，她再也不知道如何跟同龄人交流了。

卡伦觉得自己软弱，没有能力，这种想法强烈到使她毫无怨言地让丈夫控制了自己生活的全部。但是她又讨厌自己这样。我想她很多朋友可能都说过，"如果你不喜欢那样，为什么不想办法改变呢？"但是，就像卡伦所说，她觉得她"做不到"，她做不到独立。她的举动使她越来越不自信。她害怕失去丈夫的支持，她觉得没有丈夫，她就会活不下去。

卡伦：当我打算带女儿做一个全身检查，或者买几件新衣服的时候，我会对他说："星期六之后的三周，你哪天有空带我去一下商场吧?"我心里总想着，我最好别惹他生气，我会一直顺着他，不然他会说："好吧，我哪天都没空。"天哪，看我过的什么日子！我连自己的生活都没办法掌控了。

安：我妈妈现在还帮我出头呢，我都39岁了。丈夫也帮我很多，他是那种大包大揽的人。所以，每当我要做一些让我觉得焦虑、紧张的事时，他们都会帮我，把我从惊恐中拯救出来。即便是现在，如果我参加互助小组，他还会问我，"你什么时候到家?"如果我回家晚了，他会很担心。我总对他说，我是他的孩子，因为在很多方面，他对我都像对自己的孩子一样，是我让他这么做的。跟他在一起，我就像没有自我，不过我觉得自我也没那么重要。这样相处，我觉得挺好的。妈妈和丈夫总是会在我身边帮我做这做那。我不想失去他们。但是，我心里明白这样不对。但是，如果我真的开始独立了，我会很害怕，不知道会发生什么事情。

你可能已经开始意识到，当一个人认为自己没有能力应付周围的事务时，她会主动找别人帮助她做出选择。虽然她可能是个善于给予、善良体贴的人，但必要时总是无法维护自己。在这样的逻辑之下，她认为自己应该嫁给一个强壮的、有主见的、有控制欲和支配欲的丈夫。他们两人可以互补，成为一个完整的人。这个人一方面善良、温和、有同情心、乐于给予和付出，另一方面在必要的时候还会非常强硬、有主见。

不幸的是，他们毕竟是两个不同的个体，不可能变成一个人。这样的想法可能会导致一段不幸的婚姻。他们可能会因为满足了彼此的部分需要而相处下去（简单来说，他维护了自己的控制欲，并且获得满足感，而她也获得了安全感）。但是其他需要却无法满足，甚至相互冲突，因为每个人的处事方式都会有所不同。他乐于控制和支配，而她安于屈服和顺从。他们之间没有共同点，也很难建立平等的关系。因此，他们很难过得开心、协商解决问题和谋划未来。

"如果我不操心的话，肯定会有不好的事情发生"

随着时间的流逝，我们的自我定位和社会角色逐渐稳定下来。在上面的例子中，不论是在母亲还是在丈夫面前，安都把自己当作一个孩子。而谢乐儿则把自己定位为一个"操心的人"。

谢乐儿：我丈夫从不操心。孩子们还总是学他，没什么事能让他觉得紧张。什么事对他来说都非常简单。

威尔逊博士：这样的话，你在家里一般扮演什么角色呢？

谢乐儿：我什么都操心。家里总得有个人操心啊！〔笑〕

威尔逊博士：要是没有人操心会有什么后果吗？

谢乐儿：我从来没想过会有什么后果。可能什么事都没人做。我丈夫只关心他的网球。

威尔逊博士：谢乐儿，我们来做个填空练习。"我得一直操心着孩子们，不然，他们就会＿＿＿＿＿＿。"

谢乐儿：嗯。我觉得如果不一直操心的话，总会有这样那样的事情发生。如果我不再操心的话，肯定会有不好的事情发生。这样可以吗？我总想把所有的准备工作都做好。结婚都13年了，每天晚上，当丈夫走进家门的时候，我都等着他对我说，"谢乐儿，我又认识了一个女孩。"这就是我现在的生活。

威尔逊博士：你总是时刻警惕着？

谢乐儿：哦，是的。我总是时刻警惕着。

　　谢乐儿讲到，如果不操心的话，家里所有事情都会停滞。仔细推敲之后我们发现，她的话语中透露了更重要的深层次担心：她总是害怕一些不好的事情发生在自己身上，尤其害怕被丈夫抛弃。这并不是一点点害怕，她每天都会这么想。但这种恐惧和担心是建立在她旧有观念之上，根本没有事实依据。她自己也说了，她没有任何理由怀疑丈夫做出了背叛婚姻的行为。

　　但是，她确实给了我们一条重要的信息。我怀疑在倾诉的时候她自己也知道这到底意味着什么。她似乎一直在用一种神奇的办法来阻止不好的事件发生。就是"只要我一直担心，时刻处于紧张和警惕的状态，那些糟糕的事情就不会发生；而我一旦不操心了，放松下来的时候……"这正是很多惊恐症患者内心的真实感受。她们时刻紧张，因为她们总是觉得会有不好的事情发生，无论是在商店里、车上还是在人群中。她们时刻警惕，做最坏的打算。对谢乐儿和其他惊恐症易感人群来说，这种恐惧就是她们对自己生活整体印象的缩影。

　　回顾谢乐儿的治疗过程，我们可以更清楚地了解这种思维模式。上面的对话摘自我们第十次治疗中。在那之前，我教过谢乐儿一个放松的办法（第16章中会提到）。我教她听音乐放松，一听到这个方法她立即惊呆了。"我没法放松！"她说。我教她在做家务的时候，比如熨衣服时，把音乐打开，声音调低点，就像背景音乐一样，这样可以让她习惯那些声音。她很怕"放松"这个想法，一点也不愿意冒险。此时对她来说，"放松"就意味着失控。

　　在十次治疗之后，我发现她潜意识里的这种恐惧由来已久且非常顽固。她觉得如果自己不再紧张、担心，肯定就会导致很大的损失和危害。紧张感就是她的保护伞。不幸的是，这种想法给她的生活带来了极大的不适。因为她一直都处于一种紧张状态，所以在她心目中，这似乎是有用的、成功的。大家可能都还记得这个笑话：为了防老虎，一个男人总在自家房门外来回转圈。邻居对他说："你放心吧，周围没有老虎！"可他却回应说："看我这办法管用吧，老虎根本不敢来。"广场恐惧症患者采用的办法和这个原理是一样的：广场恐惧症患者用生理、心理上的紧张来杜绝错误和危害。即便是尝试稍稍地放松，他们都会觉得是冒了太大的风险。

"我总是特别害怕愤怒"

这个世界上恐怕很少有人会说他们喜欢与人发生争执。大多数人在与人发生争执之前、之中、之后都会觉得不舒服。但是对许多广场恐惧症患者来说，逃避争执就像躲避瘟疫一样。

> **安**：去年冬天，有次我被困在城里的一个停车场里了。后面有个人违章停车把我卡在里面出不来了。我气疯了。天很冷，我还带着个孩子。本来那段时间我一直不愿意踏出家门一步，能带着孩子开车进城已经是很大的进步了。我边下车边说："我怎么才能出去？这混蛋把车停在这里，我怎么出得去！"
>
> 　　愤怒开始在我脑子里膨胀。我真想狠狠臭骂他一顿！我还要把警察叫来，因为是他违章停车！可是后来，我就只想着怎么能赶紧离开那儿，把车开出来离开那个鬼地方回家去！我不想面对这些，也不再想等着那个人出现，因为要是看见他的话我肯定会发疯的。要是真那样，该怎么办！
>
> **威尔逊博士**：所以，刚开始你特别生气，脑子里甚至都有跟那个人吵架的画面了，但是同时你却又只想着"我得赶紧离开"。对吗？
>
> **安**：是的，但并不总是这样想。因为我也会生气，只是那段时间，我一直都很敏感，一直觉得焦虑恐慌。

像安这样的女性会花费极大的精力避免冲突，害怕因冲突而导致分离或失去一段关系。他们还会害怕自己的激烈情绪，比如愤怒。安不想面对违章停车的司机，"我肯定会发疯的。要是真这样，该怎么办！"她害怕什么呢？她害怕她会失控，做出疯狂的举动。听听唐娜对此是如何回应的。

> **唐娜：**我与愤怒进行过艰苦的抗争。我无法理清自己的情绪。有时候，我感觉自己的情绪好像交织在一起乱成一团麻。我根本不知道自己是生气还是怎么了。
>
> 说实话，我很少生气。即便生气了，也是闷在心里，从不发泄，即使有，也只是发泄到自己身上，然后再逃避吧。
>
> 丈夫从来不知道我是怎么想的，我也从不在他面前表现出这些消极的情绪。我是那种看上去乐观实际上却非常消极的人。我总是说别人喜欢听的话。就算我生气了，他们也不会听到我抱怨——因为我从来不表现出来。我甚至从未想过用一些非语言因素，比如说表情、动作等来暗示自己的愤怒。只有跟我特别相熟和合拍的人才有可能看出我压抑了很多情绪。我觉得，与其说我不愿意表达愤怒，还不如说是我几乎不会生气，我只会暴怒。我很怕自己失控伤害别人。因此，我在家里很少大声说话。很少对孩子们大吼大叫，所以我只要这么做，一般都有用。

> **威尔逊博士：**这样说来，你的愤怒情绪是不是要积累到一定程度你才会意识到？

> **唐娜：**是的。只有到达极限我才有感觉。而且有时候，我根本不知道自己的感觉到底是什么。当我觉得生气、狂躁的时候常常会伴随着自怜，而当我觉得害怕的时候，一般都不仅仅是害怕，而是惊恐。

> **多萝西：**我对孩子们太宽容了，对丈夫也是。当他说什么事的时候，我总是想："干吗惹麻烦？为什么要和他争呢？过了就算了。"但极少数的时候，我还是会爆发出来的。

> **威尔逊博士：**如果你经常爆发的话会怎么样呢？

> **多萝西：**那我肯定天天都会那样做了。为什么要为不可能改变的事情而伤了和气呢？我害怕生气的时候他们把我关起来。

唐娜和多萝西都提到了控制情绪。无论何时，一旦我们要控制什么的时候，都会觉得紧张。试着握紧拳头一分钟，你就能体验到要控制自己情绪所需要的精神力量。这样做在身心上都会令人精疲力竭。

为了将我们的情绪以一种有益的方式融入生活中，做到下面三点至关重要。

- 注意自己的情绪波动。

- 将情绪视为一种合理表达，视为一个人的自我价值体现。

- 关注   的内心情绪。有时，你只需承认内心有某种情绪存在。   于某一个人的，那么你可能需要直接向这个引起你反   绪；但在一些情况下，你还可以将情绪倾诉给一个   于帮助你的人，而不是直接面对那个与你产生冲突的人，这样做有时更为有益。

一个人的价值观和情绪是他区别于其他人的两个重要因素。当你剥夺了周围人了解自己情绪和价值观的权利，或者仅展现出你认为他们想看到的那一面，你不但伤害了别人，还伤害了自己。你没有给他们认识你、尊重你的机会。通过隐藏自己的真实情绪，你也剥夺了了解自己、爱惜自己的权利。你根本没有尊重自己拥有的权利和价值。

此外，如果你不关注自己轻微的情绪变化，它们会慢慢积累下来，总有一天会爆发。感觉就像你在很嘈杂的环境里叫某人的名字：如果你用普通的音量叫"约翰"，他没有听到；你可能会提高声音，再叫一遍；如果他还没回过头，你可能会使劲大声地叫"约翰"，这时终于唤起了他的注意，但他极有可能被你吓一大跳。

人的情绪也是这样的。当你忽视它的时候，它会一点点积累下来。一旦它强烈到无法忽视，反倒会被它吓到。唐娜的"害怕"就是这样变成"惊恐"的。

"他再也不会回来了"

到目前为止，我已经向大家展示了惊恐症易感人格的几点特征：缺乏自信，常常自我怀疑和自我否定，经常担忧，做事情有完美主义倾向，而且习惯于取悦他人，害怕生气和与人产生冲突。对广场恐惧症患者来说，这些特征并不是在惊恐发作之后才产生的，而是他们性格的一部分。

我们对未来生活的最初决定、看待自己和世界的方法，以及大部分的信念都是出生到青春期这段时间里形成的。因此，了解那个时间段的个人经历可以帮助我们认识自己现在的生活。

刚刚降临到这个世界上的时候，我们感到无助、脆弱，只有依靠父母满足生存的需要。从出生到青春期后期对个体来说，无论在心理、生理，还是在智力、社交能力上都是一个逐渐发展的过程。在这个过程中，最关键的是学会独立：独立思考，相信自己的直觉，确立个人目标并对个人能力充满信心，自信独立地生活。

正常情况下，两岁的幼儿就开始反抗父母按自己的意愿行事，也开始学着自己吃饭。到 6 岁的时候，他们学会清楚地表达自己的想法意愿，还学会问问题。11 岁时，他们与周围同龄人的交往已经达到一个非常复杂的程度。他们会争论，会竞争，会努力争取，会谈判协商。16 岁时，他们开始确立一个让自己觉得舒服的性取向和自我形象。他们学会肯定他人，学会发起某项活动，并会为自己的大多数行为负责。18 岁成人时，她们已经拥有了一种自我价值感，愿意为自己的喜好付出时间、承担风险，即便有时候会与别人产生冲突。

学会独立是一个循序渐进的过程，在这 18 年的成长经历中，独立与身体的发育同样重要。父母不可能十全十美，而自己也不可能成为十全十美的父母。因为过去的事情而责怪别人是毫无益处的。父母已经尽力，天下极少有故意伤害自己孩子的父母。如果年幼时某个阶段的成长任务没有完成，那么成人之后独立生活的能力可能就会受到限制。

所有人都有能力克服成长过程中出现的发展局限。我们已经是成年人了，有能力找回自己丢失的力量，来训练自己独立思考、独自生活的能力。当我们的成人生活出现问题时，不能总将童年的经历当作借口。

我和患者一起回顾过去主要是出于这样的考虑：我们需要找到培养新的思维方式所必需的东西。对患者来说，回忆过去是为了了解自己现在的观念和想法。然而，回顾过去本身并不会带来任何变化，只有当下积极的行动才能改变我们的思维方式和行为方式。

在我的女性患者中，很多人都有过惨痛的人生经历。在这里，我和大家分享她们的故事，目的是更好地描述无意识学习是如何产生的。我并不是指所有的广场恐惧症患者都有不幸的童年，这是不可能的。我只是想说，那些荒谬的想法和恐惧都是在无意识情况下形成的。人生中的许多教训可能在当时看来都不太严重，但却严重影响了我们的思维体系和行为方式。

唐娜：我 7 岁时，父亲就去世了。后来的五年是如何过来的我记不太清了。大部分时间，我都是待在卧室里。一般都是上学，回家，帮忙做家务，然后就上楼，听收音机。

我们家有五个孩子，哥哥姐姐都大我很多。我出生时他们已经上初中了。所以，家里一般就我和妈妈。妈妈从来没有什么社交活动，也不和别的男人约会或再婚。她工作努力，乐于付出，是个慈爱的母亲。

多萝西：我爸爸第一次世界大战时参军了，再也没有回来——他阵亡了。我一直记得噩耗传来的那个日子。我想那可能就是开始了，从那一刻母亲把她的全部生活重心都放在了我们身上。

这两位患者在童年时期都经历了重大的丧失。那痛苦的一幕在她们脑海中刻下了深深的烙印：父亲突然消失，再也不会回来。唐娜 7 岁的时候并没有人跟她解释死亡到底是什么，也没有人教她如何应对。为此，她一直情绪低落，很多年里，她与周围的世界相脱离，内心空虚。现在，她虽然已经忘记了那段时间的经历，但可以推测，现在她无法理解和表达自己内心的情感，有一部分是源自她的这段童年经历。

当还是孩子的时候，父母亲就是我们生活中为人处世的榜样。多萝西的母亲在丈夫死后自我封闭，不与外界接触，不再关注自己而且极少参与社交活动，这些她都看在眼里。唐娜的母亲也是这样。两个女孩都看到自己的母亲将生活的重心放在孩子身上，放弃了自己的生活。

以下四点对我们理解童年经历是非常重要的。

(1) 童年时期丧失重要亲人的经历是灾难性的。亲人突然从生活中消失会让孩子觉得迷惑不解。死亡、分居、离婚都会让孩子这样想："是因为我才这样的吗？"他们开始害怕自己的行为举动，害怕犯错误。孩子的逻辑总是这样的，如果被抛弃过一次，肯定会被抛弃第二次。这种想法会让他们感到非常害怕。他们也会做出一些决定来避免再一次地失去和分离。其一就是决定不和任何人过于亲近，以避免可能出现的伤害；其二就是好好表现，不调皮捣蛋，因为如果你不乖，亲人们会离开你、抛弃你。这些想法都是孩子们无意识间形成的，会一直保留到成年。然而，正是这种思想影响了我们成年以后做出的许多决定。它让一个人认为"我最好努力取悦和讨好周围的人，不然他们都会离开我"。

(2) 当父母中的某一位离开或去世之后，孩子会对另外一位产生强烈的依赖感。这种依赖感会变成一股巨大的无意识力量，给孩子成人之后的生活带来灾难。作为成年人，我们必须要有独立思考、感受世界和处理问题的责任，而具有强烈依赖感的成人内心通常都充满矛盾。许多患者都曾经表示过对自己父母的怨恨，他们埋怨父母在情感上与自己太过亲密，怨恨他们频繁干涉自己的生活。但同时，他们又无法为这种关系设定合理的界线，也没有足够的勇气像成年人那样彻底断绝这种联系。他们总说："我讨厌母亲那么对我，可是她是我最亲近的人。要是没有她我真不知道该怎么办。"

(3) 经历失去可能产生许多情绪反应。对一个孩子来说，这可能是平生第一次感受到如此剧烈的情绪变化。他们可能会感到伤心、害怕、吃惊甚至是愤怒，他们可能会被这种情绪迷惑，压垮。除非特殊关照，否则他们可能永远都理不清这些情绪。比如说唐娜就被这种情绪困扰多年直到三十余年后才开始治疗。

(4) 关于"模仿"。在我们年幼时，父母或监护人是我们的整个世界。他们可能是我们的榜样，我们90%的后天行为都是跟他们学来的。我们会通过观察他们来学习如何表达自己的爱和感情、如何解决问题、如何与人交流、如何尊重自己，以及如何面对世界。这些学习大多都是在无意识的状态下进行的。我们机械地、不自主地模仿周围人的行为方式。唐娜和多萝西都看到母亲是怎样渐渐变得孤僻并且脱离社会，但是她们并没有看到，母亲是多么自尊自信地面对着生活的挑战，同时给予她们无尽的爱和关心。我相信，这对她们来说是一段积极有益的经历，直到今天她们仍会记忆犹新，内心充满感激。没有人的童年是完全幸运或完全不幸的。

唐娜： 父亲去世后，母亲就开始出去工作，尽管之前她从来没有工作过。我总觉得自己是个负担，所以从来都不调皮捣蛋，不愿意让她担心，惹她生气。我总是力所能及地帮忙做些家务。我一直很庆幸我们能够保住自己的家，长大成人；可以不用搬家，去适应新环境。

威尔逊博士： 你为什么会觉得自己是她的负担呢？

唐娜： 她一直都没工作过，为了保住这个家还要出去工作……

威尔逊博士：这是不是都是你自己的感觉？她平时有给你类似的暗示吗？

唐娜：我是这样想的，但我不记得她暗示过我什么。

唐娜说出了自己的想法——她认为自己是一个负担，而且因此她还决定好好听话，不惹是生非。注意，她产生这样的想法并不是因为母亲说了或做了什么。父亲去世之后，她没有再失去别的什么，这一点让她很感恩。因为害怕母亲也离开自己，她一直小心翼翼地做个乖孩子。成人之后，她把这些童年时期做出的决定带入她所有的人际交往中。她小心地隐藏自己的需要，害怕与别人发生冲突，她孜孜以求取悦他人。即便是面对最好的朋友，她都会在悲伤难过时面带微笑。好像童年时期的恐惧至今仍在困扰着她，"如果我表达出自己的愿望和需要，我会变成一个负担，大家都会弃我而去"。

"我总是担心有不好的事情发生"

威尔逊博士：跟我讲讲你家里的事情吧。

谢乐儿：嗯。星期六晚上我醒来的时候，看到父亲在打母亲……嗯，我不知道……［声音低沉下去，眼睛盯着地板。］

威尔逊博士：你是不是不想说这件事？

谢乐儿：我觉得紧张，我还能跟你说什么呢？太糟糕了。我以前总是很生气，为什么别人的家庭都是完整的而我却要忍受这一切？我总觉得害怕，害怕父亲会对母亲不利。不要误会，父亲也只有在周末才那样。其他时候，他一般还是能忍受母亲的絮叨。母亲也是一个好强的女人。

在家里，我总觉得不安全，总觉得会有不好的事情发生。说不定在哪个星期六的晚上，就会有事发生。十几岁的时候，这种担心变得非常严重。可能只有上学、当拉拉队队员或者参加俱乐部才能让我忘记这些吧。我也不知道。

患广场恐惧症之前，谢乐儿一直生活在恐惧中。她无法控制周围的环境。父亲总是殴打母亲，因此，她有理由担心不好的事情发生。但作为一个小女孩，她没有能力阻止。她唯一的选择就是逃避，离家越远越好。

注意，这一点和广场恐惧症患者面临恐惧时的反应非常相似：总担心会有无法掌控的事情发生，尽力逃避那种场景。童年的这段经历第一次教会了谢乐儿这样的行为方式。

谢乐儿： 小时候，我总觉得很迷茫。有时，甚至还希望父亲离开这个家，而母亲可以重新振作。当然这很难。在外面时，我总是装作很轻松，好像没什么事的样子。外面的人永远都不会知道在我家里发生了什么。

谢乐儿做出一个慷慨、无私的决定：她要保守自己家的秘密。即便对周围的朋友，她都深深地隐藏自己的情绪，害怕别人知道自己家里的事。但这样做也伤害了她自己。她总表现出无忧无虑、积极主动的样子，而内心却悲伤、困惑、紧张甚至恐惧。没人知道她所经受的精神上的痛苦，自然也没人会以一种关爱的方式来安慰她的内心。谢乐儿在年幼时就决定要压抑自己的情绪，而这个决定及其引起的后果，都为她日后生活中出现的障碍打下了基础。

卡伦： 我 8 岁时就感到焦虑了。那个时候我总是得跑着回家，因为有一种奇怪的感觉压得我透不过气来。而以那时候的年龄和心智，我根本不知道这种感觉到底是什么。从那时开始，我就成了一名"情绪障碍儿童"。我还有哮喘，得想尽一切办法对付它。我在朋友家觉得不舒服，那我就会赶紧回家（这是 8 岁时候的事）。我一直都知道该怎么处理这些事。一到家，我就觉得轻松了。但是，都会跑进房间偷偷地哭上一阵，那时我已经患上严重的抑郁症了。

在上文法学校和初中时，一切还不错。但青春期后，我去看心理医生，因为母亲觉得我有抑郁症。

威尔逊博士：为什么？

卡伦：回头看看，那时候，我几乎一整年都待在家里。生活没有目标，没有成就感，也没有理想。

威尔逊博士：这是什么时候的事？

卡伦：就在我父亲去世之后，那时我上高三。父亲去世的那一年，我一直把自己关在房里，我只是想自己待一会。我想抑郁症完全是我自己引起的。事实上，抑郁的时候我并不觉得焦虑，我只是把自己封闭起来了。

记得第一次惊恐发作时，我们正要搬家。因为母亲再婚，我们得搬到另外一个州。于是我不得不离开自己成长的地方，和男友分手，而这一切来得太突然了：我失去了家，失去了安全感……

威尔逊博士：那时候你多大？

卡伦：18 岁。之后不久我就开始犯病了，在饭店、影院、剧院，甚至在滑雪的时候。

在上述简短的交流中，我们发现在卡伦身上体现了广场恐惧症患者常见的三种模式：

（1）她有长期的焦虑倾向。

（2）她还经常抑郁。事实上，她待在家里整整一年，与其说是广场恐惧症症状，还不如说是对父亲死亡的一种抑郁反应。

（3）由于母亲再婚，她们得搬家，她不得不离开许多很重要的人或事物。这一点符合目前已经发现的模式：广场恐惧症总是在人情绪低迷、生活中压力增大时发作。

此外，从卡伦、唐娜、多萝西等的叙述中我们还能发现一个重要的新的心理学问题。许多女性广场恐惧症患者都无法应对生活中可能出现的分离，并不单是童年时期，还包括整个一生。对成年人来说，离家独自生活或者结束不幸的婚姻都会产生严重的焦虑。尽管有时她们理智上也知道这种改变必不可少，但在心理上还是无法完成这个任务。卡伦对父亲死亡、搬家的极端反应就是例子。生活中出现的一件小事就有可能给她的康复带来巨大的障碍。

"所以我愿意让她控制我"

唐娜： 当我结婚时，好像我跟这场婚礼完全没关系一样。礼服不用自己挑，伴娘也不用。妈妈说她要找一个特别的女孩来当伴娘，所以这些都是她安排的。我总是想办法取悦她，她为我付出了很多。所以我愿意让她安排。

谢乐儿： 母亲一直都是个控制欲很强的人，她要控制整个世界，她要时刻都要处于控制地位。十几岁时，她什么都不让我做，都替我做好了。我从来没有独立的机会。她跟我说过，这是因为她以前是家里九个孩子中最小的，她什么都得做。她真不该把这个报复在我的身上！

从上面的讲述中可以发现，唐娜和谢乐儿在青春期时没有培养起独立自主的思维习惯和行为模式。无论原因是什么，她们在成长阶段这项重要的技能没有得到发展，从而使两人之后的生活困难重重。

为了克服惊恐，她们要开始学习早就该掌握的技能。如果不锻炼独立思考问题、感知世界和为人处事的能力，她们将永远陷在恐惧、自我怀疑和迟疑等情绪中无法自拔。

多萝西： 无论我们做什么，继父总是指手画脚。我们根本没办法自己单独做一件事。我们做这个是"蠢"，做那个是"错"。而我的母亲那个时候可能得了恐惧症，因为继父掌控一切。他负责采购食物，而妈妈待在家里。他掌控着我妈妈，也掌控着我。我知道他是好意，因为我们的物质生活非常富足。但当我长大一些，常听见母亲在卧室里偷偷地哭。

继父总是对的。母亲也曾经试着跟他抗争，我小时候他们总是争来争去。但如果事情没有按继父的想法进行，他就会打母亲。妈妈以前是位坚强、可爱的女人，可是后来，她精神完全崩溃。现在她什么都没有，每天都在吃药。

可是，妈妈允许他掌控我们的生活。她对我说："就按他说的做吧。让他高兴点。"换句话说，我们从来不能有自己的想法，也永远不会说："这件事是我自己想这么做的"。之后这些想法又渐渐深入我的大脑中。我自小就是个完美主义者，什么事都得做到尽善尽美。而且我什么都担心，他们都说我整天忧心忡忡的。我更多的是属于多愁善感型的。14岁时，医生就给我开了镇静剂。

为了逃离那个家，我17岁就结婚了。丈夫和继父一样强悍有力，有很强的控制欲。我感觉好像一直没机会找到自己的生活一样。

多萝西上面的这段话透露了很多信息。首先，她以母亲为榜样，学习了她的行为方式。她母亲可能是个广场恐惧症患者，家就是她的整个世界。前面提到，许多人成年以后的思维观念和行为方式都形成于童年时期对重要的人或事的观察和模仿。多萝西看到母亲试图反抗继父但最终失败。因此，对她来说，反抗她认为的权威不仅会让她觉得痛苦，还会让她觉得羞辱。如此往复，她会觉得独立思考问题和独立处理事情意味着痛苦。在这种处境之下，选择被动和依赖的行为是自然且明智的。

为了应对这种家庭状况，她做出了两个决定：把自己变成一个完美主义者；时时刻刻处于担心之中。她总在想："如果我做得足够好，他是不是就不再批评我了？"总因为不知道未来会发生什么而时时紧张焦虑；总想着"要是我这么做，他会不会生气呢"。而无论她做什么，继父都不会让她自己有控制感。在这种情况下，最明智的举动就是通过好好表现来逃避继父的批评。

问题在于，多萝西将童年时期的应对策略（被动接受、依赖别人、紧张忧虑和完美主义等）无意识地带到她成人之后的生活中，至今仍在使用，尽管情境已经发生了很大的变化。为了改变自己，她必须重新相信社会活动可能带来的益处，认识到独立自尊的重要性，接纳自己的不完美。

我们的信念除了来源于这些重大的、灾难性的事件之外，还可能会受到日常生活中很多小细节的影响。这一点可以从海伦的案例上反映出来。下面是海伦的讲述："我是独生女，总觉得自己在取悦父亲。如果我做错了什么事，他从不责备和打骂，但他会看我一眼。母亲是一个非常被动的人，她会不惜一切代价维护家庭和平，我也一样。"无论家里发生了什么事，孩子当时的反应和做法决定了她现在的某些行为方式。我们并不是受困于过去，而是受困于过去形成的观念。海伦看到母亲通过不争不吵"不惜一切代价维护家庭和平"，而她同时还看到一个表面和睦的家庭和幸福的婚姻。因此，海伦认为，只要努力维护家庭的和平，她就能得到美满的婚姻，这个观念主宰了她成人之后的生活。

应对现在

尽管有些人的惊恐症可能病因不明，但也有许多病因是非常明显的。当然，很多人都曾经有过某段痛苦的经历，或许是幼年丧亲，或许是身体受到伤害，等等。生活中还有更多的人在经历压力之后出现短暂的焦虑或者惊恐。我们所有人都曾自我怀疑、自我责备，也都曾取悦他人、逃避冲突。

既然如此，到底是什么导致了广场恐惧症呢？和其他心理疾病一样，我们至今无法确定病因，也很有可能永远都无法了解。了解患者的性格特征并不是绝对有效的办法。但是，本章中谈及的几种模式反映了大多数广场恐惧症患者所共有的一些过去或现在的经历，正是这些经历形成了广场恐惧症患者易于惊恐的个性特征。

我们无法回到过去、改变过去，童年失去的东西现在再也无法挽回，但幸运的是，了解发病原因和知道治疗办法是两回事。惊恐的发作受我们目前思维观念、情绪变化和行为方式三方面的影响。无论过去怎样，这三方面都是可以改变的。

本书的第 2 部分（第 10—18 章）将广场恐惧症患者面临的许多问题纳入讨论范围。最重要的是，它反映了我一贯的主张：只要坚持关注目前的思想、情感和行为，患者是可以克服前进道路上的障碍并最终康复的。

有惊恐症状的广场恐惧症患者和其他惊恐症患者之间的区别在于，广场恐惧症患者更会感觉自己"受阻"，还总觉得自己"不会改变"。因此，治疗过程中可能出现许多变量。对广场恐惧症患者来说，他们表现出来的惊恐症状仅仅是冰山一角。

如果你有广场恐惧症，并在寻求本书所介绍的一些技巧，你最好向接受过相关培训的精神健康专家寻求帮助。

第 5 章
四个复杂的问题

在诊断和治疗惊恐症的过程中，四类特殊的疾病可能会使问题复杂化。惊恐症的症状与经前期综合征和低血糖的症状非常相似。这给诊断带来困难，而不正确的诊断会延误对某些患者的治疗。抑郁和酗酒则会大大影响患者接受治疗的积极性，打断治疗进程，使问题更加复杂。

经前期综合征

经前期综合征和经前期焦虑症是指女性在月经来临前的一个星期内出现的生理和心理症状的统称。研究表明，有 35%～90% 的健康女性会经历经前期综合征，除了身体不适以外，她们还情绪低落、焦躁易怒，即使她们达不到经前期综合征或经前期焦虑症的诊断标准。

患有经前期综合征的女性都会有或轻或重的生理/心理症状，有的可能在经前两个星期就出现了，但通常在 5～7 天前才出现。这些症状每月反复，通常只会在经前期出现，在经期之后这些症状会慢慢消失。

月经是人体内最为复杂的机能之一。历经五十余年的研究之后，依然无法完全了解其过程。而大量的研究也没有揭示出经前期综合征的病因，因此，迄今使用的治疗方法都没有坚实的理论基础。但是可以肯定，经前期综合征是生理而非心理疾病。

由于此类疾病症状复杂多样且在不同患者身上表现各异，因此在此仅仅列出其中最常见的症状。如果你的症状已经非常严重且干扰到正常的生活，或者出现了下述四种以上的症状，请及时寻求医生的帮助。

- 焦躁易怒，充满敌意，脾气暴躁。
- 精神紧张，忧虑不安，伤心难过，无法放松。
- 工作效率低下，身体疲乏劳累。
- 情绪压抑波动，极易哭泣。
- 协调能力变差，笨手笨脚，容易出状况。
- 迷茫，健忘，注意力无法集中，容易走神。
- 饮食习惯发生改变，容易暴饮暴食。
- 性欲亢奋或性欲衰退。

尽管经前期综合征患者可能会经历一系列生理、心理上的变化，但心理上的症状后果更为严重。经前期综合征是本书中提到的几种很难确诊的疾病之一。因为症状大多是心理上的，女性患者、她们的家人甚至医生都会将其视为心理上的疾病而忽视它。一旦没有得到正确的诊断和合理的治疗，问题会更加复杂。

压力对月经有直接的影响，它可能会导致月经推迟甚至不来。当经前期综合征患者的生活中问题、压力增加时，她的症状会变得更加严重，比如，她们的情绪会变得更加压抑、焦躁易怒。

惊恐也是经前期综合征的症状之一，患者生活中出现的压力，包括她们身体出现不明症状带来的压力，都会增加惊恐发作的可能性。因此，很多医生都会将经前期综合征误诊为惊恐症。最好的区分办法就是患者对自己的症状做一个为期两个月及以上的详细记录，将症状与月经周期联系着分析一下，就能明确地判断自己是否患上了经前期综合征。

医药科学至今仍在探索具体的病因，因此经前期综合征的治疗办法必须因人而异。以下几种常用办法是非常有效的。最常见的就是对患者饮食、维生素摄入、身体锻炼和情绪变化进行监控。饮食方面要注意减少摄入一些经过高度加工、含有化学添加剂的食品和含糖、盐、脂肪过高的食品。减少暴饮暴食，控制体重也有帮助。摄入高蛋白食品和粗粮，还有坚果、蔬菜、水果和其他含有不饱和植物油的食品都可以减轻症状。少食多餐、低碳水化合物的饮食，尤其是避免摄入糖分是有利的。补充钙 1 200 ~ 1 500 毫克/天，会有所帮助。增加身体锻炼则可以加速新陈代谢。最后，患者还要学着处理压力，这也是非常重要的。

经前期综合征的处方药包括抗抑郁药选择性 5-羟色胺再摄取抑制剂、苯二氮卓类药物、温和的镇静剂、丁螺环酮，以及那些抑制排卵的药如促性腺激素释放素、醋酸亮丙瑞林和乙基酰胺口服避孕药。

尽管有时无法确诊是否患上了经前期综合征，各种症状还是会在月经来潮之前加重。很多患者都反映她们在经前期更容易出现惊恐症状。这一现象使我更加确信，患者体内激素分泌的变化对其焦虑症的发作有明显的影响，尤其是女性体内黄体酮的分泌会大大增加身体内部的敏感度。而女性经前期这一段时间里，黄体酮的分泌非常旺盛。因此，这个时期女性体内的警戒系统会变得非常敏感，大脑极易对某些信号做出错误的反应。这也解释了为什么女性更易患上惊恐症和为什么患者会在经前期变得更加焦虑和易怒。

患者的惊恐症状会逐渐积累下来，带来许多并发症。本书的第 2 部分和第 4 部分将会教大家如何使身体内的警戒系统变得迟钝，从而有利于我们控制各种症状。本章会教给大家治疗经前期综合征其他症状的最好办法，从而控制惊恐，最终将它清除出你的生活。尽管有时还是会焦虑，但我们将不会再被突发的、无法控制的惊恐发作所带来的恐惧感完全吞噬。

低血糖

第 2 章中已经提到，低血糖是指血液内葡萄糖含量低于正常水平。这种情况是非常少见的。除了糖尿病之外，高烧、肝病、怀孕、胃部手术、个别癌症等会导致患者功能性的血糖偏低，而某些食品或药物过敏、神经性食欲缺乏等会导致反应型血糖偏低。

在患有糖尿病的情况下，胰腺分泌的胰岛素不足，导致患者体内糖分的分解和储存出现障碍，因此患者血液内血糖含量逐渐增加。这种疾病可以通过控制饮食或每日注射胰岛素来治疗。但是，如果患者摄入太多胰岛素，或者未遵循医嘱控制饮食，或是一天内耗费体力太多，那么体内的血糖含量会急剧下降，从而出现低血糖症状。

严重的低血糖症状和惊恐症症状是无法区分的。患者都会全身颤抖、头重脚轻、大量出汗、焦躁易怒、心动过速、站立不稳、虚弱无力等。这种相似并非偶然。血糖突然降低使得肾上腺髓质加速分泌肾上腺素，将肝脏中的糖分迅速输送到血液中去。而且肾上腺素还会刺激人体内的自主神经系统。当面临恐惧、愤怒和威胁等紧急状况时，它会使人体发生一系列的变化，比如心动过速、血压升高、呼吸加快、肌肉紧张等，使人体为可能出现的紧急状况做好准备（本书第 8 章将对这一过程进行详细描述）。在惊恐发作的时候，患者很有可能认为自己受到了某种威胁。这足以使大脑做出类似的决定：增加肾上腺素的分泌。

正因如此，医生极易混淆这两类病症。诊断低血糖时，医生通常会要求患者连续三天多食用高碳水化合物的食品，之后再到医院接受长达 5 小时的糖耐量测试。可是，即便是如此严格的程序也会出现误诊，因为 25% ~ 48% 的正常人偶尔也会血清球蛋白数量偏低。精确的诊断要求，患者必须在血糖降低的时候出现上述一系列症状，而当血糖升高时症状会明显减轻。

通过仔细观察惊恐发作的模式，你可以获得许多重要的信息。问自己以下问题：

（1）惊恐会不会发生在早上刚醒来时？由于人体经过一夜的睡眠而没有

进食，此时血糖含量是一天当中最低的时刻。如果每天早上都会出现惊恐症状而不是间或发生，那么低血糖的可能性更大。

（2）惊恐发作是否有一定的规律可循？饭前以及饭后 2 ~ 3 小时内人体血液中葡萄糖含量最低。如果惊恐经常发生在这个时间段，那么低血糖可能就是出现这些症状的原因。

（3）摄取某种糖分是否会减轻症状呢？如果你在上述极易惊恐发作的时间段，试试通过进食补充一定的糖分（吃个小甜面包，喝点果汁，吃点糖果或者白糖）。如果症状在 10 ~ 30 分钟内消失，那么医生就可以考虑将其确诊为低血糖。

许多畅销的医药书籍都认为，低血糖是人体心理、生理问题的未确诊的罪魁祸首。但是，事实正好相反。医生落后的诊断方法和患者错误的自我诊断导致了大量的病例都被认为是低血糖。最近的一项研究正好可以说明这个问题。例如，在 135 名被诊断患或疑患低血糖的患者当中，只有 4 人可以确诊，而 80% 的其他患者大多都有某种心理疾病的症状，比如抑郁或躯体化障碍（指患者对身体多种症状的持续关注）。

对低血糖的误诊是一件非常严重的事，会影响医生做出正确的诊断和治疗。误诊为低血糖的患者可能患有非常严重的身体疾病，比如高血压、甲亢等，也有可能患有一些心理疾病。

这些心理疾病可能是抑郁症、惊恐症或广场恐惧症。将它们误诊为低血糖的原因有以下几个。首先，低血糖会出现类似惊恐的症状。其次，与出现症状的时间也大有关系。如果一个人常常在超市排队的时候或是在饭店等餐的时候出现惊恐症症状，那么她是患有惊恐症还是低血糖呢？而如果一个人几个小时没有进食，就变得紧张不安、焦躁不已，这一点和所有人在血糖偏低时候的反应一模一样。

惊恐症患者在超市或饭店时不仅注意到自己的症状，还会表现得非常恐惧。对于低血糖患者来说，摄取一些糖分就可以减轻身体上的症状，心理也随之放松；而对于惊恐症患者来说，身体症状的减轻根本无法带来心理上的放松，只有通过逃离当时的场景才能真正放松下来。

许多惊恐症患者都错误地认为他们患有低血糖。这种想法给患者带来了许多好处，他们可以通过逃避来解决所有问题。目前在我们的文化中，患心理疾病依然是一件让大多数人觉得羞耻的事。因此，惊恐症患者将自身疾病定义为低血糖之类的身体疾病，以此来掩盖自己心理上出现问题的事实。将身体上复杂不明的症状解释为低血糖可以让惊恐症患者在心理上放松一些，而惊恐症的治疗确实需要患者自身长期不懈地努力。将疾病定义为低血糖是个简单易行的办法，患者的注意力会集中于控制自己的饮食。而这些"假低血糖患者"有时不但控制饮食，还开始限制自己的社交范围。患者坚定地认为自己患有低血糖，希望通过这种方式来逃避其他可能导致惊恐发作的场所。

对反应性低血糖的确诊需要医生确认患者的症状随着体内血糖含量的降低而加重，升高而减轻。仅仅对患者进行一个糖耐量测试是远远不够的，因为很多正常人偶尔也会血糖偏低。

即便低血糖已经确诊，某些同时患低血糖和惊恐症的患者仍然需要学会处理自己情绪上的波动。下面是一些建议。随时带些糖果在身上，感到不适的时候立即吃一颗。告诉自己的朋友在发病时如何帮助自己，如让他们帮你买果汁或糖果。医生会指导你如何合理安排膳食，并提醒你相关的注意事项。本书的第 2 部分和第 4 部分会教你如何控制低血糖发作时的生理反应并保持情绪上的平静，使各种症状的反应降到最低。

抑郁症

经常焦虑的人情绪低落、压抑并不奇怪。他们会发现周围的世界渐渐关闭，而之前一切正常的场合也使其紧张不已，身体上也开始出现不明原因的不适，此时，失望泄气、伤心痛苦和自我怀疑都是不可避免的。

许多惊恐症患者都同时伴有抑郁。他们缺乏活力、没有自信、无助彷徨、易哭易怒，还会出现注意力不集中、对日常活动缺乏兴趣、性欲衰退、睡眠障碍等问题，而且体重也会忽升忽降。

研究表明，抑郁症和惊恐症之间有密切的关系。这项研究还指出抑郁症、惊恐症、广场恐惧症是可能在同一个患者身上出现的三种完全不同的疾病。大多数惊恐症和广场恐惧症患者都曾经患严重的抑郁症。在接受治疗的惊恐症或广场恐惧症患者中，有 50% 在其未发病时或者发病前都有一次以上的抑郁经历。换句话说，尽管抑郁症会使惊恐症状加重，但它却不是由患者与惊恐的长期斗争而引起的；患者在患上惊恐症之前，极有可能已经患上抑郁症。

对惊恐症患者来说，最严峻的问题在于抑郁症会明显使病情更加复杂，减缓患者的康复进程。我们可以猜想一下一个惊恐症患者在发病时的想法。当她面对一个具体事件的时候，她可能会想"我能处理好这件事吗"。她会设想所有可能出现的障碍和最终的失败结局，然后在心里说"这事我可能做不好"。她想采取行动可是却在心里说"我害怕"。她们总是迫切地想融入周围的生活，但又怀疑自己没有能力处理好具体的事件。当惊恐在她们的生活中徘徊的时候，她们的世界观和自我评价会呈现出消极、压抑的特征。未来在她们眼里充满了未知和不确定感。她们不知道未来会遇到怎样的困难，不知道自己能否成功应对，也不知道能否控制局面。她们总是忧心忡忡地面对未来。

如果抑郁症症状更加严重，那么她对未来不确定性的担忧会转化成一种听天由命的想法。当她面临具体事件的时候，她会说："我肯定做不好。"想到可能会失败，她就会说："我肯定要失败的。"她既想采取行动，又害怕失败。在这种内心的挣扎中，她的焦虑重心开始转移。对未来的担心逐渐消除，因为她心里对即将发生的事情已经非常确定："我肯定不会成功了。"此时，她脑海中还会出现一个更具破坏性的想法："我根本就不在乎。"

患者出现上述的消极观念和做事缺乏动力，是因为她逐渐忽视个人价值。

而个人价值正是使一个人完整的不可或缺的重要特征。她脑海中的想法不再是"我没做好准备"或"我进不了那个楼"，而变成了"我没那个本事；我没能力做好；我根本不适合"。通过回顾过去她为自己的观念辩护，她会想："我还和以前一样；没有人可以改变那么多的；我的缺点是永远改变不了了。"

帮助一个生活态度非常悲观的人面对惊恐症是非常困难的。如果他认为："自己本身没有能力胜任任何工作，而且相信这一点根本无法改变，生活中每天都是一样的，那么他何苦费尽心思改变现状呢？那样做是费力不讨好！"

如果你也产生了类似的抑郁症症状，那么你必须直面和改变陈旧思想去迎接惊恐带来的挑战。通过一些方法，改变那种确信无疑的想法（"什么也改变不了"）。即便是变成之前那种焦虑的想法也是一大进步，比如"我不知道自己能不能应付这个"。事实上，这种不确定的想法正是我期望患者在治疗初期应该具有的态度。教患者学习不顾一切地肯定自己和相信自己是完全不必要的，因为这种不确定性正是成年人生活的一部分。通过说"我不确定"，患者开始敞开心胸，走上了改变之路（"也许我应付不了这些挑战，也许可以"）。

要改变消极低落的生活态度有两个办法。一是直接跟消极想法做斗争：仔细倾听内心的这些想法，看它们如何影响你的行为，之后再通过别的积极的想法来鼓励自己实现目标。二是要在改变态度之前先改变自己的行为。试着参加一些小活动，但不要期望这些活动能有什么效果。改变自己日常的行为模式，做一些别人认为"对你有好处"的事。既然你对参加这些活动能带来什么变化不抱期望，那么自然对这些活动也没有要求或期望。开始时要单纯地做某件事，不要猜测自己在做事之前或过程中会有怎样的感觉。这样做极有可能会让你更加确信"什么都不会改变"。稍稍改变一下原有的行为模式，将帮助自己获得一些新的体验。只有这样才有可能稍稍改变之前的观念和想法。

我打算用另外一个问题来说明这一过程可能达到的目的。作为一名临床心理医生，我主治焦虑症和慢性疼痛综合征。几年前，我在波士顿疼痛研究中心当心理治疗师，那是一个为慢性疼痛疾病患者以及那些身体伤病之后经多方治疗仍未痊愈的患者提供治疗的专门医疗机构。

慢性疼痛患者和惊恐症患者都极易患上严重的抑郁症。以一个因腰痛进入治疗中心的患者为例。他说自己连着五天每时每刻都坐在电视前。他觉得自己很没用，因为妻子外出工作养家糊口而他整整五年都待在家里。现在因为腰痛，他连修剪草坪、扔垃圾之类的活儿都干不了，更别提出去工作了。所有医生都束手无策，那么他的未来除了继续糟糕下去，还会和过去的五年有什么不一样吗？

住院治疗改变了他平时的生活模式，还提供了很多活动项目来改变他原有的生活态度。他和其他 20 名有同样疼痛问题的患者一起度过了 4 ~ 6 周。每天早上起床，自己叠被，在集体餐厅吃饭，每星期参加四次小组治疗，还要参加一些社团集会和特殊的远足活动。为了治疗腰疼，他还参加了一些个人或小组的物理治疗，接受按摩、冷敷、热敷和水疗法。他还学习了一些生物反馈技巧和放松技巧。由于他掌握了其他一些控制腰痛的办法，所以渐渐停止了药物治疗。

这是此类机构最典型的治疗办法，通过患者和医护人员的通力合作，为每位患者找到最佳的治疗方案。我们并不期望每个方案都有用。但我们尽量提供多种选择，找出最为有效的方法。

但是，首先要改变的是患者的态度，抑郁会阻碍所有的学习。那如何改变态度呢？改变最常发生在患者开始做出与他的消极期待不相符的积极行为时。

以上述的腰痛患者为例。他如果反映保持站立或坐的姿势超过 20 ~ 30 分钟，腰部绝对会疼痛难忍，必须马上躺下来。而治疗中心会通过改变生活模式和提供新的生活体验来改变这一原有的观念。在接受治疗五天后，他就发现自己可以坐着参加完一个半小时的小组治疗而不用中途站起来或躺下。后来，他还发现两天内他可以三次坐着超过一个小时了。正是这种发现让他感觉到"事情是可以改变的；我或许可以自己帮助自己"。

这种想法对该治疗中心的患者来说，是一个非常重要的转折点。一旦患者发现改变是有可能的，那么就会带着一线希望去寻求新的治疗方法。他们不再坚信自己一定会失败，并且发现原来还有别的选择。新的技巧或办法让他们感到非常好奇："如果我学了生物反馈技巧的话，会有什么帮助呢？如果我每天都接受物理治疗，连续坚持几个月，会有什么效果呢？"

如果你此时正在经受抑郁症的折磨，那么你最该努力尝试的就是这份好奇心。在本书的第 3 部分和第 4 部分中，我提供了很多新的技巧和活动，大家可以尝试一下。此外，你还可以学到正视自己消极低迷的生活态度，从而重新认识自己、认识未来。在你实践这些办法和技巧的时候，一定要记住，你必须正视自己的被动、消极观念。你尝试这些方法而不是空想"有什么用呢"。总而言之，我们必须采取行动。无论你的感觉有多低落，都要相信自己可以走出困境。只要还有一丝希望，都不要放弃，让那点希望点燃自己的好奇心，这一点对治疗将大有裨益。

酗酒

酒精会使人体产生剧烈的反应。同各种镇静剂、巴比妥酸盐、麻醉剂和非巴比妥酸盐类安眠药一样，它会抑制人体中枢神经系统的反应。酗酒和吸食毒品一样，患者长时间服用成瘾之后需要经历一个特殊的身体和心理上的过程才能成功戒除。

作为一种中枢神经系统镇静剂，酒精可以使人脑反应变慢，使脊髓神经元变麻木。最先受到影响的是抑制型神经元，因此饮酒之后会消除紧张感和拘谨感。时常焦虑、恐惧或惊恐的人喜欢饮酒也是这个原因。通过饮酒，他们会感到温暖、放松，还会有一种幸福快乐的感觉。

但是，大量饮酒之后，整个人的神经系统会变得迟钝，从而丧失判断力和身体协调能力，还会导致语言能力、视力及平衡感受到严重损伤。因此，当患者因过度饮酒而失去判断力的时候，他自然无法判断自己身体所出现的一些不良变化和反应。

　　大量饮酒还会在酒后 12～16 小时内引发低血糖。因为肝部吸收酒精之后，会停止生产肝糖（葡萄糖的前身）。只有通过使用以前积累下来的葡萄糖来维持血液中的葡萄糖含量。当这些葡萄糖都用完的时候，葡萄糖含量降低，人体出现低血糖症状。例如，一个惊恐症患者晚上出去喝酒，期望减轻自己的焦虑，但在饮酒 12 小时之后，也就是第二天早上，他们极有可能出现更为严重的惊恐症状。这种经历可能会加剧他们的失控感，促使他们再喝一杯来减轻焦虑。

　　目前，有几项研究已经揭示了酗酒和惊恐症的关系。据估计，有 5%～10% 的惊恐症患者对某种化学药品有依赖，包括酒精。而针对酗酒者的研究也表明，他们对酒精的依赖程度和患惊恐症的概率显著相关。

　　另一研究成果表明，在参加某项戒酒计划的 102 名酗酒者中，大约有三分之一同时患有广场恐惧症或社交惊恐症，还有三分之一有轻微的惊恐症状。同一批研究者在另外一项研究中发现，44 名患有惊恐症的酗酒者中，大部分人的惊恐症状都出现在他们对酒精产生依赖之前。

　　这样看来，惊恐症患者为了暂时减轻焦虑症状而饮酒，但饮酒过度又给他们带来更严重的问题。这逐渐形成了一种自主的饮酒模式：患者的惊恐并没有消除，他也依然逃避着可能引起不适的场合，只是现在完全被酒精控制。

　　我认为在未来的几年中，研究将能更进一步证明这两者之间的关系。对个别酗酒者来说，他们渴望用酒精来处理自己在个别场合出现的焦虑。酒精可以暂时帮助他们克服恐惧感，然而随着时间的流逝，酒精在他们生活中占据越来越重要的地位。随着酒精摄入量的增加，他们原先出现的心理问题会逐渐加重，包括情绪上的不稳定和对朋友、亲人感情上的疏离。

　　正是因为许多症状都是由酗酒引起的，患者的一些惊恐症症状就很难被注意到。因为戒酒出现的症状和焦虑类似，因此，无论是患者还是医护人员似乎都不会考虑别的疾病，如惊恐症。虽然当焦虑、恐惧再次发作时，患者会再次寻求他们知道的唯一的解脱方法——酒精。医护人员在确诊此类疾病时的经验越丰富，越早确定病因，患者就能够越早直接地与疾病斗争，越少陷入恶性循环中。

患者对酒精的依赖更加强化了他们脑海中那些消极的思想观念。他们将酒精视为一种自救的药物治疗方法。但是同时，对酒精的依赖反而使他们更加相信自己无法控制局面。只有在喝几杯酒之后，他们才会觉得安全。任何让他们感到不适的情况都会促使他们去喝酒。最后，这种自我麻痹手段渐渐取代了原本应该有的自信、骄傲和自我肯定。

此外，你可能还会想到，酗酒还加重了惊恐症患者的抑郁症状。这一点可以从很多方面得到证实。我们举一个假设的例子：

> 某天，我在参加一个重要的会议并发言之前，突然感到非常焦虑。之后，连着几个星期我都担心自己会像那次一样失控。而最近工作压力的增大和同事之间的竞争让我觉得非常紧张。在发言前，我又喝了很多威士忌，只是想减轻自己的焦虑。这个办法很管用，我在发言前和发言过程中一点也不觉得紧张，但是之后我却并未因此放松下来。

> 之后，第二个星期我去参加一个晚宴前，惊恐再次发作。我又喝了很多威士忌，希望借此顺利愉快地度过那个夜晚。自从有了这个小帮手之后，我发现自己可以解决紧张和焦虑，尽管第二天早上起来，我总会发现自己的焦虑较以前严重了不少。

> 时间过得很快，四个月就这样过去了。在这四个月里，我时而焦虑，时而放松，一直怀疑自己应对工作压力的能力，改变了原有的对工作、生活和能力的常规看法。我的焦虑开始发生变化。现在我不再想"噢，不，我该怎么应付这些呢"，我开始对自己说"其实我一点都不在乎这些"。我想借酒精来控制一切的想法给我的焦虑披上了一

层低落、冷漠的外衣。我的想法变成了"工作也没那么重要",但内心却越来越觉得自己不是以前的自己了,我无法掌控自己的生活,并且被焦虑严密控制,只有缴械投降。这个问题根本无法解决,我只有不断地适应。

酗酒和抑郁的强强联手使得惊恐症患者出现了更复杂和更严重的症状,他们变得自我否定和缺乏自信,还会出现一些弄巧成拙的做法,变得更加逃避现实、低自尊,以及身体状况的逐渐恶化。

如果酒精真的成了你的帮手和支柱,请一定提高警惕。没有它,你或许会觉得痛苦,但只有不借助它,你才能真正走上改变和康复的道路。如果你认为自己有酗酒的问题,或者周围的朋友认为你有,那么请及时寻求专家的帮助或者参加一些戒酒互助小组。而有酒精依赖的惊恐症患者需要首先解决酗酒的问题,然后再着手处理自己的恐惧、焦虑。

第 6 章
心肺疾病引起的惊恐症

人往往不重视自己的身体。人体各器官的功能非常复杂，其繁复的运作过程难以想象。通过日常的营养补充和保养，我们的身体每天正常运作，几十年内基本不会出现大的问题。各个系统、器官都为同一个目标而工作，即维持身体内的平衡，以及同周围环境的平衡。

心血管系统和呼吸系统共同合作，为身体各个器官的正常运行提供基本动力。呼吸系统通过通畅的、有节奏的运作来保证身体在任何情况下对氧气的需求，维持人体血液内微妙的酸碱平衡。而心肺系统的任务在于保证人体每个细胞都吸收了养分和氧气，同时清除产生的废物和垃圾。心脏每分钟产生 5 夸脱①的血液以供全身循环，帮助人体一直保持在舒适、均衡的温度下。

正是因为这两个系统对我们每时每刻都很重要，所以当它们的运作受到威胁时，人的身体和大脑做出反应的速度甚至超过了光速。这个经过了上万年进化而来的自主警戒系统教会了人类两个最基本的办法来维持生命：一是维持呼吸，二是保证心跳。

11 年前的一次惊险经历仍然会使我想到这个强大的警戒系统。那一年，我去了父亲在北卡罗来纳州山区的农场。我站在门廊那里，父亲抱着我一岁大的女儿，我们有一搭没一搭地说着话。我瞟了乔安娜一眼，突然发现她眼球外

---

① 1 夸脱 = 0.946 升。——译者注

凸而且没有呼吸了。我赶紧跳过去，猛拍她的背，与此同时，我心里想到了三种其他方法来清除她食道中的异物。从开始到结束不过 5 秒，卡在她喉咙里的冰化了，顺着食道滑了下去，她没事了。

作为一个婴儿，乔安娜根本不会知道发生了什么事。而我则体验了自己快速敏捷的救人技巧，感受到这种迅速的、下意识的本能反应。这种心理、生理上做出的迅速反应对我的身体和大脑都产生了影响。当乔安娜恢复呼吸以后，我立刻发现自己血往头上涌，全身血液似乎都涌向头部，应该是"冲向"！我的血液循环系统将前两次心跳所产生的充足血液运送到我脑部的血管中。

这当然只是一个小小的事故，因为最终也没造成什么伤害。但是人的身体并不会等着某个专家小组来评判事故的级别。一旦大脑发出"危险"的信号，身体就会立即做出回应。正是这种本能挽救了我们的生命。

因此，慢性心肺疾病患者面临很大的挑战。其中之一就是如何正确判断大脑发出的信号，而不会将某些小症状误认为是威胁生命的大问题。如果心脏病患者对每次胸部的不适感都异常恐惧，那么他就给自己正在康复中的心脏施加了过多的压力。如果肺气肿患者每参加新的活动都会觉得紧张焦虑，就会直接影响正常健康的呼吸模式。但是大脑在经过成百个世纪的训练之后，会在心、肺受到威胁的情况下及时启动体内预警机制。因此，对慢性心肺疾病患者来说，适应身体出现的一些慢性症状是非常具有挑战性的。

在患慢性心肺疾病的情况下，若出现轻微不适，而大脑和身体却对其做出了过于严重的反应，将其判断为可能会威胁生命的大问题，此时患者会出现焦虑、惊恐的症状。本章将分别讨论以下五种常见慢性心肺疾病引起惊恐发作的情形。它们分别是二尖瓣脱垂、心肌梗死康复过程、慢性阻塞性肺疾病。

二尖瓣脱垂

心脏二尖瓣是心脏内部控制左心房和左心室之间开合的组织。在脱垂的情况下，它会在心脏收缩时轻微膨胀进入左心房（图 6-1 显示了二尖瓣膨胀之后的位置和形态变化）。

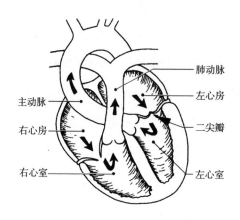

主动脉

右心房

右心室

肺动脉

左心房

二尖瓣

左心室

图 6-1　二尖瓣膨胀之后的位置和形态变化

　　大约 2% 的成人会患上这种心脏疾病，年轻女性中则更常见。大多数患者根本就意识不到自己患有这种疾病，其中大约 50% 的患者根本不会出现任何症状。通常，即便是患上了这种疾病，也不需要接受任何治疗。在剩余 50% 的患者中，最主要的症状就是心悸，患者会明显觉得心脏跳动异常不适，有时还会感觉到心室提前收缩，也就是期外收缩或者心跳加快，也就是心动过速。其他症状还包括呼吸困难、眩晕、胸痛、疲劳、晕厥，甚至惊恐，等等。10% ~ 20% 的二尖瓣脱垂患者有惊恐症状。

　　说了这么多症状，二尖瓣脱垂和惊恐症到底有什么关系呢？统计结果显示两者是有关系的。总人口的 1.5% 同时患有惊恐症和二尖瓣脱垂。且大多都是女性，症状最早出现在成年之初。还有研究表明许多患者的二尖瓣脱垂是遗传性的，而在个别患者身上也发现了惊恐症和二尖瓣脱垂之间存在某种基因遗传联系。

　　然而，越来越多的研究结果表明，二尖瓣脱垂并不会导致惊恐症。相反，惊恐症易感人群对自己身体的感觉过分关注，从而导致了焦虑的出现。患者越紧张越焦虑，其症状就会越明显，最后导致惊恐发作。想想看，大约有一半的二尖瓣脱垂患者根本就没有症状，还有一部分只是感到了轻微的不适。他们依然正常生活，从不过分关心自己的身体。

这两者之间关系的关键在于，患者对身体出现的症状做出了怎样的反应。出现惊恐症状，患者不仅会感受到心脏不适，还会对其背后的原因感到恐惧和害怕。人体的自主神经系统会对这种恐惧迅速做出反应，而不只对心悸等心脏异常做出反应。这一过程将会带来更加严重的症状，比如心动过速、头晕、气短、甚至惊恐发作等。第 7 章和第 8 章将详细描述这一过程。

正是因为二尖瓣脱垂患者偶尔会引发心悸，因此，它也强化了惊恐症患者一些原有的观念：他们必须时刻保持警惕来应对这些神秘且突然的惊恐发作。确诊患有该病可使惊恐症患者了解这些症状并不是危险的信号。通过减轻焦虑和担忧，症状自然就渐渐消失了。

二尖瓣脱垂可以通过听心脏收缩时的声音或采用超声波心动图（通过胸腔内超声波回音来确定二尖瓣的移动情况和位置）两种方法得到诊断。如果你突然出现了某些症状，如真性眩晕、晕厥、胸痛或心悸，我建议去找医生做一个详细的检查。

如果你被诊断患有二尖瓣脱垂，你需要了解以下几点：第一，心律不齐是大多数人都有的经历，几乎不会带来什么负面影响。只有学会接纳、忍受甚至忽视它，你的焦虑才会渐渐消失；第二，不要因为这些症状而逃避正常的人际交往活动，通过逃避，你将强化那些约束你的消极行为模式；第三，当你学会接受该病的正常发病过程，你身体上的症状将会大大减轻，仅会出现轻微的不适，但不至于发展为紧张焦虑，从而防止惊恐发作。

心肌梗死康复过程

心脏病发作之后通常都会引起患者的反思和回顾。它对自我是一个严重的预警，把我们从平凡的生活中拉出来，充分感受生命的脆弱。对那些并不复杂的疾病，身体要经历一个缓慢且稳定的康复过程，而心理的康复往往包含着患者与抑郁症和焦虑症的斗争。抑郁症患者常常要同一种"屈服顺从"思想做斗争，"我的生命根本不值得为之奋斗！"而焦虑症患者则被这样的想法威胁"我可能快死了"。

他的首要问题就是"我该怎样小心呢"。心脏病发作之后，这个问题变得更加复杂，因为这个问题的答案可能会影响患者在未来几年内的日常生活。难怪很多患者在发病几个月甚至几年之后依然小心翼翼地改变原有的生活方式，限制自己的日常活动。"我会不会和父亲在同样的年龄死去呢？""我是不是不能再有性生活了？""我不会在今晚睡觉的时候死掉吧？""我不该这么兴奋的！""我刚才吸气的时候胸痛了吗？"诸如此类的想法在他们脑中蔓延。

心肌梗死愈后患者可以有以下三种人生选择：

(1) 健康的姿态："了解自己的局限和选择，然后扩展它们。"俗话说得好，"自由取决于你如何对待你所拥有的东西"。为了体验自由，患者需要和医生及其他专家通力合作，了解自己目前的身体状况和能力，还需要了解在不同的康复阶段哪些活动是安全的。他必须要有在这些限制条件下充分扩展自己生活的强烈欲望，同时还要制订治疗计划来扩大这些局限。这是控制惊恐的唯一可能成功的办法。

(2) 惊恐的姿态："我必须一直保持警惕，因为轻微的刺激都可能要了我的命。"患者惊恐发作，完全是因为不知道自己的生活有怎样的选择和局限。她对已经出现或者潜伏着的症状完全无计可施，根本没有详细的计划来监控或者控制。这种缺乏准备的状态会折磨自己。由于没有从大脑接收到正确的信息，身体就会一直处于警戒状态，从而出现更多症状。这种选择只会给心脏带来压力，导致慢性焦虑和惊恐。

(3) 抑郁的姿态："继续努力一点意义也没有，我的命运早就注定了。"患者自己放弃了康复的努力。她情愿依赖他人，变得无助和限制自己的活动范围，这种患者被称为"心脏病患者"，大多数情况下她逃避朋友交际，不去工作。这种选择瓦解了患者生活的勇气。她变得不愿意参加运动，从而导致心血管系统和呼吸系统功能逐渐衰弱，促使她的身体恶化。因为有规律的运动锻炼可以使身体各部分器官和系统保持正常。

惊恐的姿态会渐渐发展为抑郁的姿态。"如果一直面对那些增加我心脏压力的场景，而我又没有办法控制它，那最后我不得不改变我的生活方式。我唯一的选择就是逃避!"很快，逃避就成了第一选择。此外，由于防止心脏病发作远比获得快乐重要得多，她们渐渐地放弃了自己喜欢的一些活动。通过这种办法，她们的焦虑症状轻了很多，但同时也失去了快乐。抑郁正好挤进来填补这个空白。

如果你的心脏病刚发作了，医生会告诉你有哪些禁忌并帮助你设计康复计划，使身体各部分机能得到最充分地发挥。他还会帮助你学会正确理解、合理应对身体可能出现的一些症状。

本书第 3 部分和第 4 部分会提供一些重要的信息和技巧，以供你在接受正规治疗的同时了解和实践。主要涉及以下几个方面：在出现紧急状况时如何清醒地思考，个人对健康的态度如何影响身体对症状的反应，以及在惊恐和焦虑时如何冷静下来。大量的研究和临床报告表明，掌握一些基本的镇静技巧对心血管疾病患者的康复是大有裨益的，包括高血压和冠心病等。更重要的是你需要学会怎样安全地进行身体训练和社会交际，从而重新获得快乐和生活的意义。因此在阅读第 3 部分和第 4 部分之前，咨询一下医生，确定应该采取怎样的措施来应对。

慢性阻塞性肺疾病

脑子里发出这样的尖叫："我呼吸不了了!"在那一刻，身体和脑袋都觉得窒息。"我一点活下去的希望都没有了。没有空气，我肯定活不下去，没办法呼吸，肺里就没有氧气。我就要死了。永别了……"

这件事发生在去年夏天一场足球比赛下半场的时候。作为后卫，我挡在对方进攻球员的前面，此时他正好大力抽射，球正中我的前胸。力量很大，将我肺中的空气全部挤出来，完全无法呼吸。比赛继续进行，而我站在那里一动不动，身体前倾，无法呼吸也无法说话。这就是我的惊恐时刻。过往经验告诉我，我根本没有办法自救。

惊恐大约持续了20秒。30秒后比赛暂停，两个队友扶我躺在地上，此时，我才呼吸到了空气。这曾经就要永远失去的空气，此时显得弥足珍贵。

现在回想起来我还会会心一笑，笑自己竟然为了那样一个小事故反应如此剧烈。而这是我三个月内第二次在足球场上发生类似的状况了。每次我都觉得自己"我呼吸不了了"。伴随着心肺疾病出现的惊恐情况比较特殊。惊恐发作的那个时刻好像就是生命的最后一刻。

对慢性阻塞性肺疾病患者来说，惊恐有着巨大的破坏力。疾病本身已经干扰了患者正常的呼吸功能，消磨患者的活力和耐心。对某些患者来说，随着时间的流逝，症状日趋严重。疾病的不断发展导致无法工作，无法参加社会交往和娱乐活动，因为任何运动或情感波动都会导致患者出现呼吸障碍。因此，焦虑的慢性阻塞性肺疾病患者总是警惕着身体发出的各种不适信号，通过逃避社交活动来获得安全感。这是一个很危险的姿态，会让患者更易受到惊恐的侵袭。

呼吸系统疾病的最基本特点就是支气管变窄。慢性支气管炎是因为肺部支气管上的黏膜发炎而引起的。患者会呼吸困难，咳嗽并带有痰液，极易感染。慢性哮喘则是因为支气管壁肌肉收缩导致支气管或细支气管受到堵塞，患者会哮喘并呼吸困难。慢性哮喘大多是由过敏物质、体力劳动或者锻炼及心理压力引起的。慢性肺气肿则是指细支气管末梢的肺泡受到了破坏。由于氧气和二氧化碳在肺泡中进行转换，因此，肺气肿会导致患者肺部功能逐渐减弱。它的主要症状是呼吸困难，而且每况愈下。图 6-2 展示的是上述疾病可能影响到的呼吸器官。

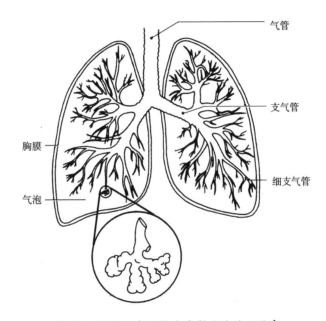

图 6-2　慢性阻塞性肺疾病影响的呼吸器官

呼吸是维持人生命的两大生理过程之一（另一个是心跳），慢性阻塞性肺疾病患者因为这一重要功能出现障碍，极易发展出焦虑、惊恐及抑郁。他们最担心的是呼吸出现问题。一旦呼吸出现问题，他们极有可能惊恐发作，担心自己会窒息而亡。这种短暂的惊恐经历会刻在他们脑海中，产生很多后遗症。他们会不断回忆当时生动的场景，担心疾病会不分场合地再次发作；他们时刻担心无法呼吸，总被这样的梦魇缠绕。研究表明，这种反复的经历会带来如下后果：96% 的慢性阻塞性肺疾病患者都患有致残性焦虑症。

于是，他们开始逃避一切可能会让自己呼吸困难的场合，逃避社交活动，渴望通过这样的办法来保护自己，焦虑也因此而得到缓解。但这样做又使他们易于抑郁、情绪低迷。如果一个人没有任何人际交往，也拒绝参加所有让他感到愉悦的活动，不愿意与人产生冲突或进入引起强烈情绪波动的场合，更拒绝所有新的经历和体验，那么他已经将自己关进了抑郁的牢笼。

华盛顿大学的唐纳德·达德利教授指出，许多严重的慢性阻塞性肺疾病患者都穿着情感的"紧身衣"。这也难怪任何的情绪波动，无论是变得焦虑抑郁还是兴奋愉悦都会导致患者剧烈的生理反应。他们总是预感到死亡不断迫近，这种感觉还会产生强迫性思维或行为、恐惧症和仪式化行为等许多后果。他们中的很多人甚至害怕看医生。自信的缺失和无助感助长了抑郁情绪，大大降低了他们接受治疗的动力。

我还想强调一下情绪因素对呼吸系统功能产生的影响。慢性阻塞性肺疾病患者由于肺部功能障碍，将氧气送往全身的能力和将二氧化碳带出体外的能力都受到了影响。而每种情绪都有对应的呼吸方式，大多数人都能适应这种变化，但对慢性阻塞性肺疾病患者来说，呼吸的细微变化可能都会让他们无法适应。

例如，当我们生气、害怕或焦虑时，这些比较激烈的情绪变化会促进新陈代谢。新陈代谢的加剧要求我们加快呼吸，增加氧气供给，同时释放体内多余的二氧化碳。慢性阻塞性肺疾病患者的身体状况使其无法加速呼吸。别说吸入更多的空气，连人体正常运作所需空气恐怕也无法保证。因此，体内氧气减少而二氧化碳增加。如果这种状况不能很快得到缓解，患者必然会惊恐、焦虑，导致更多的症状，而症状又会加剧焦虑，渐渐进入一种恶性循环。

同样的过程也会发生在患者觉得悲伤、抑郁或情感淡漠的时候。这些情感状态会降低呼吸频率，导致人体内氧气含量降低，二氧化碳含量升高。

即便能够充分呼吸，某种情感状态所导致的肺部压力的逐渐增大也会让他们感到紧张焦虑。正常情况下，人的情感状态和呼吸方式是一致的。比如，激烈的体育运动之后，新陈代谢过程充分使用了肺部提供的氧气。而焦虑时，身体无法快速地将氧气注入血液，同时又呼出了过量的二氧化碳，这就导致了过度换气，从而产生许多令人不适的症状。第 16 章将会详细讲述人呼吸的全过程和过度换气的发作原理。

对慢性阻塞性肺疾病患者来说，如何安排、控制自己每天的生活是个巨大的挑战。但只要采取积极的态度，学会一些自救技巧，你就可以大胆迎接这个挑战。本书提供的一些建议和小窍门都可以让慢性阻塞性肺疾病患者觉得更安全，更加乐意投入日常生活和社会交往中去。在阅读本书第 3 部分和第 4 部分之前，希望下面几个建议，对你的康复有所帮助。

- 在不伤害身体的前提下，尽量保持对生活的兴趣，多参加体育运动。制订比较实际的目标，一步一步地靠近，这样可以提升精力，加强呼吸系统功能，减少那些不切实际的恐惧感。

- 在参加社交活动的时候，要想方设法让自己感到舒适。有些人极易在晚上参加活动时感到身体疲劳，不得不提前退场。慢性支气管炎患者可能需要忍住剧烈的咳嗽并且小心处理痰液。要参加社交活动，你必须想办法处理类似的情况，避免尴尬地退场。

- 在接受药物治疗时，要清楚哪些药物会加剧焦虑感，哪些药物会使自己焦躁易怒。比如，某些可以扩张气管的药物就有可能刺激交感神经系统，让你变得有点神经质。这可以帮助你应对这些药物随时可能产生的副作用。有三类治疗慢性阻塞性肺疾病的药物可能引起副作用。某些治疗支气管痉挛的药物，如氨茶碱、β-Z 类肾上腺素药物会导致患者焦虑、心动过速。还有很多含有 β-Z 类肾上腺素药物气雾剂，如异丙肾上腺素、间羟异丙肾上腺素等会导致患者出现焦虑和手抖的症状。

- 生活中的问题并不会因为逃避而消失。因此，最好的办法就是学会面对和处理。如果你无法经受生活的考验，那么，最终你将失去对自己生活的控制权。

- 如果患有严重的肺部疾病，你会觉得避免某些会引起焦虑或情绪波动的场合非常必要，即便如此，你还是要积极参加一些社交活动。既要做一个积极的参与者投入生活，又要防止自己在某些场合突然发病，学会把握这中间的平衡。

- 当紧张、忧郁和抑郁来临时，学会使用书中第 3 部分和第 4 部分介绍的办法和技巧。因为你越紧张，呼吸系统就越容易出现问题，你也就越容易被送往急诊室。

最重要的是学会在出现严重呼吸障碍时最好的思维、感受和行为方式。要学习一些可以帮助自己减轻症状、尽快恢复正常呼吸的小技巧。慢性阻塞性肺疾病患者的呼吸问题极为特殊。出现呼吸障碍情况时，身体和大脑并不会本能地做出反应以减轻症状。相反，他们的某些反应似乎还会加重症状。因此，了解自己的呼吸模式，并学会适应它，可以减轻焦虑，让你觉得更加轻松。你必须掌握冷静观察自己身体症状的能力，而不是过于紧张地马上对其做出反应。在学习一些应对技巧之后，通过制订一个何时何地使用它们的详细计划，以及反复地练习，你肯定能对自己的疾病重获掌控权。任何人在呼吸障碍的情况下都会焦虑，而你的任务就是在出现焦虑时努力克服各种不适，逐步改善自己的呼吸模式。

第 2 部分

了解惊恐发作

第 7 章
剖析惊恐

惊恐的战场并不只是几秒钟或者几分钟的焦虑袭击。惊恐发作时，你越不及时应对加以控制，它便会越入侵你的领土。想象一下，惊恐实际上就是一个计划与你作战的敌人，它要抢夺你生命的控制权。最聪明的入侵者会通过动摇对方根基、阻断给养、摧毁自信心的方式来获取胜利。而一旦你给它机会，惊恐就会变成一个聪明的入侵者。

惊恐第一次袭击通常都很突然，我们会将其错误地理解为"意外"；第二次我们可能还会认为是巧合，会理性分析说"可能是最近压力太大的缘故吧"。你告诫自己要放慢生活的节奏，不要过度紧张。但是，如果惊恐的袭击并没有因此而停止，那么它已经打开了第一个缺口，成功潜入你的生命。你内心质疑自己，怀疑自己的力量，怀疑自己是否有能力应付这一切。这就是惊恐最为强大的武器，它自此会慢慢瓦解你的意志力。通过成功使你产生自我怀疑，它在与你的斗争中首战告捷。之后，惊恐正式进入这场战斗，带着神奇的魔力，惊恐进入你的生活。又像柔道大师，利用你的精神力量，让它与你自己为敌。你在毫无意识的情况下就已经放弃阵地，节节败退了。像某种武术一样，你越痛苦地作战，就越容易失控。

这些言过其实了吗？我不这么认为。到我诊所寻求帮助的患者大多都经历了短到几个月、长则十几年的惊恐发作。经过一段时间以后，惊恐就通过以下方式将你的思想、感受和观念作为武器，反过来攻击你。

- 总有声音在提醒着你，让你无法回到与惊恐斗争的竞技场上去。

- 参加任何活动之前，每次你最先想到的都是怎么样避免自己"被困住"。

- 你总是焦急地想惊恐到底何时会再次发作。"会是现在吗?"光这样想都有可能让你出现一些惊恐症状。

- 你总是紧张地回顾着上次惊恐发作的经历，渐渐发现自己对身体已经失去了控制。

- 你担心自己可能得了某种疾病，或者是精神上出了问题，才导致了惊恐发作。

- 如果你真是得了某种疾病，你害怕任何的压力或刺激。

- 你开始将逃避某些人或某个场景的方式作为你与惊恐斗争的主要方法。

- 你逐渐变得孤僻，不愿意参加社交活动，觉得自己会"被约会困住"，"被自己的角色和别人的期望困住"。

- 你焦虑、担忧，不断批评自己，对生活失去信心。

- 你不再相信自己，酗酒、吸毒或者找医生帮你渡过难关。

可能你已发现，我们使用更多的笔墨才能画清惊恐的真实面目。每个人都是不同的，惊恐对每个人产生的影响也是不同的。因此，惊恐的影响不是绝对的，不是黑白分明，肯定会有很多灰色地带和令人恐惧的阴影。对每个人来说，问题的严重性、持续时间的长短都各不相同。因此，要自助，首先要清楚地了解自己的特殊情况，只有这样，你才能下决心做出改变，重新夺回生命的掌控权。本章将描述我的患者曾经遇到的一些严重问题，当然并不是所有患者都会有相同或者类似的经历。请带着好奇心阅读本章，看自己的经历中是否出现过其中一些情境。例如，患者对发病原因的不理解可能会加剧惊恐发作。本书用几个章节讨论了这一问题及其处理办法。而对慢性支气管炎、肺气肿或哮喘患者来说，由于他们已经了解到自己惊恐发作的原因（由于他们过分害怕自己产生窒息感，无法呼吸），因此这个问题对他们来说，并不太重要。

首先，你要做到进一步了解惊恐是如何影响你的生活的。但是了解这些还远远不够。你必须评价自己的个人定位，认识周围的世界，了解自己的个人角色、情感变化，尤其是那些引起恐惧的感觉和想法；你还要重新衡量自己的行为，了解自己要做的和不做的事情。惊恐的袭击无处不在，因此你必须抓住自己的每一寸土地，从而掌控自己的生活。要获得长久的改变，你必须勇敢地挑战现在的生活态度，探寻自己思想观念的本源，从情感反应中学习，并努力实践新的行为模式。

与惊恐作战，你最强大的武器就是知识。惊恐将自我怀疑、不确定感和对未知的恐惧作为自己强大的同盟。此时，你要判断自己的症状是否已经严重到要看医生或者心理专家的地步。如果经诊断你确实患上了某种生理或心理疾病，争取多了解它：病因是什么？与它相似的疾病还有哪些？你需要怎样的专业帮助？你该如何帮助自己？对自己病情状况的了解会给日后的胜利打下坚实的基础。

本书的写作目的就是讨论一切与惊恐相关的问题。我们先要将惊恐分解成几个部分，看它是如何瓦解我们的自信心，如何使我们成为受害者的。

惊恐的核心部分，当然就是它的症状。这一点我在第 1 章已经描述过了。毋庸置疑，如果本书对你有帮助，那就是帮助你应对这些症状。在第 8 章，你会了解惊恐发作的生理机能，而在后面的几章你将会学到一些可以帮助你控制自己身体的工具。但是，我现在想让大家思考的是，惊恐症是如何通过一次次短暂的惊恐发作来摧毁我们的信念，给我们的生活带来灾难的。

以威胁取胜

惊恐症控制你的唯一途径就是心理威胁。惊恐症本身持续的时间极其有限，即便每天惊恐都会发作一次，每次持续 5 分钟，那么你一生所经历的惊恐时间不过是你生命的 0.3%，但是却有很多人被它牢牢控制。

想一下"失控"这个概念。它对你来说意味着什么？对许多人来说，它意味着失去安全感，失去保障。一旦发现自己对周围环境失去控制，不管是家里水管爆了，还是在开车时路滑暂时失控，要不就是在商场里孩子跑丢了，我们会立刻本能地寻找别的办法来重新获得平衡。

一旦你发现自己对周围环境失去控制，你会怎么做呢？可能会把地下室的所有水管都检查一遍，防止再次出现事故，而且每隔几个小时你就会下楼看看是不是一切安好。在高速路上车子打滑几次之后，你可能抓方向盘都会抓得更紧，甚至还会责怪自己过分自信一只手开车。在商场找到孩子之后，你可能就会一直看着她，不让她跑东跑西。一旦大脑开始害怕对周围失去控制，它就会更加严肃地思考如何在未来掌控周围的一切。

惊恐发作，尤其是自发性的，都会产生一种失控感。似乎突然之间，你无法控制自己的身体；心、肺、头、喉咙和四肢好像都有了自己的思维一样。这种感觉让人非常害怕。光想想都会让人焦虑不已。

惊恐症就这样开始袭击你。你对身体出现不适感的恐惧可能还会再次袭来。会不会很严重呢？比上次严重？你不知道。正是这种"不知道"变成了最具杀伤力的武器。你开始担心"我上次都没法应付，这次恐怕也是一样"。

以突然袭击取胜

让人更加迷惑的是惊恐发作无任何规律可循。你极有可能某天晚上出去吃饭时就出现症状，之后三次外出吃饭却没有任何异常，第五次出去吃饭时可能你又会有上次那种"被困住"的感觉。这种偶然性给人的感觉就好像是在玩俄罗斯轮盘赌。精神上，甚至是身体上，你都会产生一种恐惧的预期，并且时刻处于警戒状态。对某些人来说，这种恐惧感会演变成一种想要逃离"被困住"感的迫切愿望，因为"被困住"意味着对周围环境失去了控制。而它们的首要目标就是拥有控制权。

　　凯瑟琳是一位 29 岁的单身女性。她在一家电脑软件公司做编辑。来就诊时她已经忍受了长达九个月焦虑的折磨。她第一次发病非常突然，是早晨坐地铁去公司的途中发作的。和其他患者的情况一样，在发病之前，她有好几个月都承受着巨大的压力：男友和她分手了，上司也调走了，最好的朋友患上了绝症，而且她还在考虑从老家费城搬往加利福尼亚州。在第一次发病之后的九个月中，她的恐惧感和自我强加的一些限制渐渐缩小了她的生活范围。

　　第一次和她谈话时，她这样描述她的担忧："我在城里上班，但上班的时候我根本不敢出去走动，我怕自己会晕过去。要是出去吃午饭，我特别怕回不来。我也没法开车，我怕一上路或者离出口比较远的话，我会被困在那里动不了。我不愿意去餐馆，也是害怕自己被困在里面：因为我一旦点了餐，就不能走了。"

　　凯瑟琳和其他许多人一样被惊恐所困扰。他们会偶尔感到焦虑，因为害怕"被困住"而努力地找一个避难所。在离开他们认为比较安全的地方之前，他们会在脑中仔细衡量新的环境。如果有任何"被困住"的可能，他们都不会出现在这个新的环境里。当这种逃避的方式主宰他们生活的时候，他们很有可能已经患上了广场恐惧症。

　　这种恐惧感并不仅仅是害怕"被困住"，还害怕对周围的一切失去控制。在第 4 章中大家都知道了安的故事，她 39 岁，却有 12 年广场恐惧症的经历。我们可以从下面的这个小故事中看出她的担忧。

　　安：有次我要接受一个活体组织检查。他们先要给我全身麻醉，让我睡着。可是，对我来说最痛苦的就是这个了。我让医生给我局部麻醉，医生说："你很勇敢！其他人都会说让我睡过去吧！"而我对自己说："他们根本不知道，我就是害怕这样睡过去，变得毫无防备，对周围的一切失去控制。"

为什么安会害怕全身麻醉呢？因为她认为，要让生活在自己的掌控之中，最好的办法就是时刻保持警惕，时刻留意自己的每一个行为，留意任何潜在的危险和威胁。而正是这种观念造成她心理、生理上的不适。人的大脑和身体根本没办法适应频繁的压力侵袭。这也解释了她为什么总会觉得紧张、焦虑，身体和心理都极度疲乏。

惊恐总是利用人的想象力。它最大的力量在于让你脑中产生许多生动的画面和形象。害怕电梯的人不止站在电梯口时才会觉得恐惧。当他想去看医生的时候，突然想起诊所在 15 楼，他马上想起了自己的恐惧症。而在约定时间前几个星期他就已经开始害怕了。他还很有可能合理化自己的行为，而不是单纯将原因归结为害怕（比如说，或许我还不需要看医生，再等一段时间吧。）

第 4 章还讲述了多萝西的故事。在下面的讲述中，留意她怎样下意识地期望自己失控。她总是想象着最坏的场景，而这种场景吓得她渐渐放弃了驾驶。

多萝西： 我可不想失去驾照，所以我就不开车了。如果我在开车的时候突然惊恐发作了，比如说在交通堵塞或者得绕道行使的时候，我要么会爬出车子跑掉，要么会使劲踩着油门横冲直撞，闯红灯，并把警察、行人统统撞倒……我必须得马上离开那里，我根本没办法对自己说"现在我得平静下来。我行的。就这一小会儿的时间而已"。我根本没法儿那么理智，我根本就不能思考。

多萝西是对的，她对自己的开车技术并没有正确的认识。事实上，她从未出过什么交通事故，也从没有在开车时出现像她描述的那样歇斯底里的状况。这些都是她想象出来的，而她的想象已经形象到让她远离驾驶员的座位，放弃了开车。

以控制思想取胜

惊恐对患者的控制并不仅仅依靠它所带来的短暂焦虑感觉，更多的是控制患者的思想。它将身体上的感受直接与思想相联，因此，有时候哪怕仅仅是你的一个想法就有可能刺激身体产生反应。

比如，一想到要咬柠檬，你可能会马上噘起嘴唇；一想到某起严重的犯罪案件，你可能会因愤怒而浑身肌肉紧张；而此刻，如果你想象自己闲适地泡在浴缸里，洗一个温暖又舒适的泡泡浴，可能你刚刚紧张起来的肌肉会马上放松下来。

在患惊恐症的情况下，人体会以类似的方式来回应大脑出现的思想。我询问凯瑟琳在她点完餐有了"被困住"的感觉之后发生了什么事。她说"我觉得非常焦虑、恐慌。我一直坐在那里吃着，也没人注意到我。但是，那时候我的身体已经很不舒服了，我甚至觉得头晕。我在银行排队的时候也是这样的。当我站到窗口前开始办理业务时，就特别紧张。因为，我得一直等到出纳给我回执单才能走。我觉得被困住了，要晕倒。"排队时，她总是这样安慰自己"我马上就能走了"。而只有这么想，她才能完全控制自己。但是一旦她开始办理业务，就总想自己会出事，不能顺利地离开柜台。

另外一个患者米歇尔是国内一家大公司的区域经理，她已经有 6 年的惊恐症患病史了。

> 第一次惊恐发作时她正在开车，头晕目眩，感觉自己要晕倒。四个月之后惊恐第二次发作，她去看了家庭医生，医生诊断为精神上的问题。在发病前的几个月里，米歇尔有了外遇，一个月之内她和丈夫分了居。虽然确诊，但她依然很冷静，根本没发现患病和她的婚姻生活有什么关系。在接下来的六年中，她完全没有依靠专业医生的帮助，自己控制着病情，并且与丈夫离了婚。两年之后，她与之前认识

的那个男人结了婚。

我们第一次会面前，她已经完全放弃开车。她从来不出门散步，也不独自待在家里或者出去购物。工作上，她也总是找借口避免出差外地。此外，我还怀疑她自己悄悄破坏了很多升职的机会。

在某次治疗过程中，米歇尔向我描述了她所发现的惊恐症影响人的大脑和思维的过程。在上次治疗之后，我让她回家仔细聆听惊恐发作前自己内心的想法。这次，她来的时候脸上带着满足的微笑，她对我说："现在，我明白你的意思了。我的焦虑完全是自己引起的。今天早上开员工会议的时候，我在无意识的情况下按你教我的办法做了。我问自己：'如果现在你觉得非常恐慌，已经受不了了，那你该怎么办呢？'我立刻有了这种感觉。我开始心动过速，紧张不已。"

米歇尔之前总说不知道自己的焦虑从何而来。而事实上，这可能是她患病经历中最糟糕的部分：她根本无法了解什么时候、在什么地方会惊恐发作。一旦她了解到某种特殊的思维方式会引发生理上的症状，她就开始关注自己的思维了。这样，她就发现了一种典型的模式：自身的某些想法会增加症状发作的概率。过去，她并没有意识到她脑海中的这些想法，她注意到的仅仅是身体上出现的症状。一旦她发现自己的思维方式可能会引起身体上的消极反应，她就会迅速康复。她意识到，如果自己的想法会导致惊恐发作，那么只要控制自己的思想，就可以战胜惊恐。

以预见未来取胜

第 4 章提到的谢乐儿在 22 年前生育第一个孩子之后就患上了广场恐惧症。刚开始时，在去教堂和食品杂货店时，她会觉得不舒服。之后没多久，她就出现了惊恐症状。她说："发作时，我心动过速、过度换气、头晕目眩、双腿无力，而且在压力大时越容易这样。一想到要去海滩，或者其他人多的地方，我就觉得窒息，喘不过气来。之后，其他症状就会一起出现。"她的经历和凯瑟琳、米歇尔相似。一旦脑海中出现对未来生活的某种消极想法，她们就绝对会掉入惊恐的陷阱。

这种感觉就好像是惊恐在你脑中安装了一个小嘴巴。假设你在高速公路上长时间开车会产生焦虑，今天你打算开车去 15 英里①外的姐姐家，刚一出发，它就会说："今天，我们可以完全不焦虑地、顺利地到达吗？"说完这些也就足够了，因为它已经在你脑海中埋下了自我怀疑的种子。"你能百分之百肯定自己能够顺利到达吗？要是你惊恐发作了怎么办？"这类想法暗示着你在路上一定会惊恐发作，而且你完全没有办法控制它。

那么，惊恐是如何通过大脑让身体产生反应的呢？首先，你考虑去某个曾经引发惊恐的场合或地点。（"我想今天去食品杂货店。"）其次，你会提醒自己，那个场合或地点极有可能引起身体上的不适。（"哦，不，上个星期，我带孩子们去的时候，头晕得都要昏过去了。"）最后，你开始怀疑自己是否有处理这些症状的能力。（"如果我一个人去的话，谁知道会发生什么事呢？如果我忍不住跑出去的话，该有多难堪啊？一想到这点我就想吐。"）

其实，你的担心是毫无根据的。有时候，你甚至还会想："我知道肯定会没事的。我从来都没晕倒过。即便晕了，我也能活过来。"然而，这些理智的想法并没有消除你内心的恐惧和怀疑。你渐渐被"失控"的想法完全掌控，逐渐蔓延的恐惧击败了你的理智和逻辑。

一旦惊恐将这种"失控"的恐惧感顺利植入你的脑中，它就拥有了一个强大无比的同盟。患者对症状发作时间和持续时间的不确定感，使他们身心疲惫。他们必须 24 小时提高警惕，防范惊恐的突然发作。

---

① 1 英里 = 1 609.344 米。——译者注

有计划地撤退

至此，只有一个办法可以让他们获得短暂的放松，那就是逃避。"只要我避免去演讲/乘飞机/和老板争执/坐电梯，就不会有事的。"你要撤退到比较安全的地方，获得安全感成了首要任务。

对某些恐惧，逃避是个行之有效的办法。害怕蛇的城市人不一定非要学会在遇到蛇时应付自如、沉着冷静；也不是每个人都要勇敢地过吊桥。但对大多数人来说，逃避严重影响了他们的生活质量。我的患者中有很多人放弃了开车，很多人不去商店，不乘公交车，还有很多人拒绝升迁甚至放弃工作，还有的几年都没有外出吃饭，也不参加任何聚会。有时，我甚至要到某些广场恐惧症患者的家里上门治疗，因为他们不愿出门。

当人患上某种严重疾病的时候，他们可能会彻底改变自己原有的生活方式。举个例子：

> 辛西亚，24 岁，12 岁就患上了哮喘。哮喘发作时，她会大口喘气，胸闷胸紧，呼吸困难。尽管她有一年没有发作了，但她还是很害怕，担心哪天会突然发作。她很少离家旅行。即便要开车出城，她也会在地图上标明沿途所有医院的位置。她从来不走别的路，除非她确信那条路上有医院，可以让自己在犯病后五分钟之内到达。此外，她还担心自己"太过兴奋"，因为那样也会导致哮喘发作。

多萝西在 40 年中从来没有去过离家方圆两英里之外的地方，而且她从来没有独处超过一个小时过。

> 其实，我从来没因为去什么地方而惊恐，因为我总是告诉自己不能去那种地方。我从来没有离开过教堂山，就是在城里逛，我也要让别人陪我一起。要是去餐馆吃饭，我也要先找好出口，要不干脆坐在

门边。我很少去看电影，就算去我也得坐在过道边上。看一场电影，要进出好几次，而且每次都提前退场。虽然我不愿意承认，但就是因为我从来都不强迫自己，所以我好几年都没有出现焦虑的症状。那些可能会把我"困住"的场合我从来都不去。

很少有人会像多萝西这样采取如此极端的措施来保护自己，但是大部分患者都会或多或少开始逃避自己的日常生活。他们不愿意接纳自己真实的欲望和需求。事实上，他们通常都不说自己想要什么，而是说自己不要什么。比如说，"我今天晚上不想穿得那么正式。我们能不能不去参加派对了？""谁乐意被提升啊？那么大的压力……""下个星期我们可以碰个面。不过咱们还是别确定时间，因为我不知道那时候会有什么事"。

有些心血管患者为了避免过度兴奋或过度劳累，渐渐逃避社交活动，也不参加任何体育锻炼。他们害怕自己心脏病发作，而这种恐惧又被戴上差异和抑郁的面具。他们会说"我年龄太大了，不适合出去散步了"，而实际上他们的意思是"万一散步引发心脏病怎么办？我可不想死"。这种恐惧当然可以理解，但如果它开始控制你的大部分日常生活，那你的生活已经完全由惊恐掌握。

萨姆是个63岁的水管工人，是他的家庭医生把他介绍到我这里来的。他出现了很多广场恐惧症的症状：不敢乘地铁，不敢坐公交车，不敢开车。他大部分时间都待在家里。而且，还很害怕看到自己修管道用的工具，因此他放弃了工作。

第一次谈话之后我已经完全了解了他患病的原因。四次治疗之后，我的预测得到了证实。经过我的鼓励，他开始试着乘地铁、开车。但他对工具的恐惧感却始终无法消除。他对我说，他的恐惧感太强烈了，他根本不敢摸那些工具。甚至想都不能想，否则他就会觉得非常焦虑和紧张。他还说，事实上他的恐惧太严重了，他甚至放弃了

治疗。六个月之后，我从他家庭医生那里听说他仍然没有回去工作。

萨姆的"工具恐惧症"到底是什么原因导致的呢？在他找我治疗的三个月前，他的心脏病第二次发作了。这次经历导致他害怕出门旅行和参加任何活动，但他更害怕自己会因为第三次心脏病发作而丧命。他开始下意识地想办法延长自己的生命。因为患上了恐惧症，他可以不用摸自己的工具，也不用整天在别人家房子下面爬来爬去，也不用举着22磅重的扳手去费力地拧螺丝，而这些行为都让他脆弱的心脏处于重压之下。

在这个年龄发作过两次心脏病，他早就应该考虑退休了。但是，惊恐症让他没有做出这样的选择。他也没有意识到这件事情是可以选择的。即便我告诉了他我的意见，也没有起什么作用。惊恐症完全战胜了他。后来我听说，萨姆因为自己的恐惧症申请了完全伤残保障金。

这个案例让我们了解了惊恐症是如何扰乱患者正常的生理疾病康复进程的。无论是什么导致了患者最初的焦虑或担心，无论是心理上的还是生理上的因素，惊恐症都渐渐在患者身上生根发芽，继续破坏着他们的生活。

为什么是我？

如果你屡遭惊恐症的袭击却没有办法自救，你会拼命地想找出自己患上这种病的原因。一般情况下，你会得出下面两类结论：身体毛病，或心理问题。

如果你坚信问题是身体上的，即便医生诊断证实你并无大碍，你仍会踏上漫漫求医之路。而如果你认为是心理上的，你也可能会四处求医问药；也可能因为害怕被贴上"精神病患者"的标签，而把自己隐藏伪装起来。很多患者从来没有跟任何人说过自己所承受的长时间心理上的焦虑。他们除了要忍受自己社交障碍所带来的痛苦，自我怀疑和自我批评的毁灭性力量也让他们苦不堪言。他开始因为自己的软弱批评自己："我到底怕什么呢？我直接做不就行了？"

惊恐症的频繁发作会把你推入一个自我毁灭的漩涡。因为你觉得自己无法掌握自己的生活，所以你逐渐被那些可以帮你控制生活的人或物所吸引。你会去医生那里开镇静剂、肌肉缓和剂，或者抗抑郁药物；或者开始自救，用酒精麻痹自己，减轻症状。很多成人会下意识地和父母保持亲密联系，尽管主观上他们并不是有意识这样做。还有一些人会依赖那些强势的、有控制欲的朋友，或者下意识地选择这样一个配偶来获得安全感。这些选择都基于他们一贯的思维观念："因为我对自己没有信心，所以我需要一个人和我在一起看着我。"

惊恐症的发作让你确信自己无法掌控生活，它通过这样的方式来侵蚀你的自信心。几个月之后，你可能会面临一系列新的问题：生活失去目标、动力，心里觉得无助彷徨，觉得自己没有价值。你不但对自己的身体无法控制，周围的人也开始干涉你的生活。换句话说，惊恐症会让你逃避治疗，从而进一步侵入你的心灵和生活。

下面几段是从我和其中四个患者的对话中节选出来的。我们曾经在第4章中讨论过她们的病例。这样的摘选可能会丢掉很多重要的信息，但是我们从字里行间还是能看出无助感到底是怎样侵蚀着她们的自信心和希望的。

安：蜜月之后我就回去上班了。那时候，每天都觉得特别紧张，经常头疼和焦虑。最后，我去看心理医生，他给我开了安定（一种镇静剂）。我每个星期都去医生那里，但他从来也不说我到底怎么了。后来我问他："我到底怎么了？你就告诉我到底什么病？"结果他说："嗯，你患的是典型的精神紧张。"这就是他的答案。

唐娜：医生让我住院四个星期。第一个星期，我接受了各种各样的身体检查。之后，我又去精神病科接受了三个星期的观察治疗。这大概花了15 000美元。所有检查都做完之后，他们说："我们也不知道你怎么了。"精神科医生说："你和我一样健康。"而其他内外科医生也说："我们没发现你身体有什么异常。"我吃过安定、三氟拉嗪、丙米嗪和盐酸阿米替林等好多药，但都没什么用。医生对我说："我们可能要停止治疗，因为我们也无计可施了。"

卡伦：当我生下第二个孩子的时候，医生诊断我得了幽居病。我自己试着理解，试着理智地分析这件事。"我有两个孩子，他们都还不到 4 岁，而且我还得了幽居病。但现在是二月份，在这段时间，谁都不好过。"我这样安慰着自己，但是我心里明白，问题肯定比我想的严重多了。

谢乐儿：大女儿苏珊出生之后，我开始出现症状。我得了产后抑郁症，同时还伴有焦虑症。有天下午，我在打电话找房子。突然之间，我开始胸痛，还同时出现了别的症状。我大声呼救，母亲马上赶来，把我送进医院。他们都以为我犯心脏病了。从这以后我的惊恐症就开始了。我发现自己没办法去教堂，没过多久我开始不愿意去超市。我看了很多医生，他们都说是我神经上出了问题。

大家可以发现，围绕着惊恐症而产生的一切疑惑又反过来加剧了惊恐的症状。将焦虑视为"神经"上的问题并且只通过药物治疗来康复的想法极少成功。事实上，当药物不起作用的时候，患者反倒会变得更加低落。很多人都惯于掩饰自己的情感。凯瑟琳这样描述她的感情：

我总是很害羞，当我精神崩溃、紧张焦虑的时候，很少去找自己的朋友，对她们说："嗨，我现在觉得很焦虑。"我不知道怎么跟别人说这件事。我觉得她们肯定会笑话我，而且我还不愿意因为自己的问题去麻烦别人。大家都有自己的事情要做，她们根本不会费神考虑我的问题，也不会把我当回事。他们只会说"别担心"。

实际上她根本没有给朋友表达关心和支持的机会，她开始变得孤僻，转而渴望从酒精中获得安慰。

凯瑟琳： 我不知道自己怎么了。我总是喝很多酒。我晚上回家后，总是得喝几杯才能使自己平静下来。我有好几个星期都是晚上回家后喝上半品脱的威士忌。我不知道自己到底怎么了。好像酒精就是唯一能够让我平静下来的东西。但实际上，酒精并不管用。因为第二天我会觉得更加糟糕，症状会更加严重。

到底是什么导致了如此严重的心理疾病，连普通治疗都无法奏效？为什么惊恐的力量如此强大，却又如此神秘呢？其实，一部分原因在于我们对自己身体下意识的控制能力失去信心，这点会在第 8 章中讨论。而另外一部分原因则在于我们危急时刻的思维方式，这属于第 9 章的讨论范围。

第 8 章
谁在掌控一切?

对我来说,没有什么能比在静谧的黎明漫步于海滩更让人感到平静和安宁了。似乎世间只剩下我和宇宙,清静、不受干扰。思绪自由蔓延,家里的那些问题也似乎渐渐远去。太阳从大西洋的海岸线上升起,巨大而鲜艳。所有一切都那么美妙:沙蟹越钻越深,只留下一个个小小的洞口,等待下一个浪花的抚平;近处那一群群的海豚在它们的游乐场上跃起又落下;海鸥看似漫不经心地在空中滑过。海岸上的一切改变了我看待事情的视角,让我紧张的思维慢了下来。生活变得简单起来。环绕着我的大自然邀请我融入它的节奏。

世间万物千变万化,维持平衡。潮起潮落。没有什么是静止不动的。万物皆有变迁,但绝不是随意地变迁。就像钟摆不停地摆动,整个世界的节奏都在它的两极之间达到平衡。宇宙中所有的分子都在舒张和收缩。

当岁月在酷暑与严寒之间更迭,日子在正午的明媚与夜晚的漆黑之间转换,生命的节奏在休憩与活动之间跳动。我们大多数人都在一天 24 小时中,活动 16 小时,休息 8 小时。人们工作五天,休息两天。每一年,人们都要工作数月,休息几周。

这种节奏在人类身体上同样意义深远。比如说心脏,它在胸腔内以一种单一的模式跳动:收缩、舒张、收缩、舒张……血液并不是一下子涌向全身各处,而是强烈而有规律地冲击着:冲压、放松、冲压、放松……每一处血管都根据需要有节奏地舒张和收缩着。

在你量血压时，会得到两个数字。较高的那个数字是心脏收缩压，表明你的心脏跳动产生的最大力度和血液输送时动脉壁施加的最大压力。较低的那个数字是心脏舒张压，表示动脉内的最低压力，这个时候心脏最为舒张。脉搏数是指一分钟内这种一张一弛循环的频率。只有当这种最基本的生命韵律出现不协调情况的时候，医生才会表示关注。对医生来说，有力的心跳和有规律的脉搏是健康的表现，而不应成为担忧的理由。

想一想你的呼吸。吸气的时候，肺部充满空气。肺部在舒张的时候伸展横膈膜，它是位于腹部上方的一块薄片状肌肉。横膈膜被伸展之后，按照自然趋势它会再次放松下来。当它放松后，空气逐渐挤出肺部。此时，肺部收缩，吐气。

收缩、舒张，一张一弛，活动、休憩，一动一静，这是维持自然界所有系统内部平衡的基本规律，无论是大海、四季，日常生活，还是身体的各个器官。这种维持生命的力量是自发的，不需要监督管理，是一种自然回归到时间起始的力量。

相信潜意识

我谈到人体内维持生命的韵律，指的是被潜意识控制的生命韵律。我对"潜意识"的有效定义是"大脑中人们没有意识到的任何一部分"。

我无须有意识地提醒自己呼吸或者心跳。因为身体和大脑的所有重要功能都被潜意识控制着。当然，我可以刻意地控制自己的呼吸节奏，但是如果尝试不呼吸，我肯定做不到。即使我努力屏住呼吸，到最后我也必须吐气，要不然就会晕倒，从而让我的潜意识又重新掌握控制权。

晚上休息的时候，意识会放弃对身体的绝对控制，潜意识则接过控制权。如果我受伤或者感到剧痛，就很有可能会昏倒（或者说"失去意识"）。这个时候，潜意识会调控身体的基本运转。

　　问题的关键是惊恐破坏了你对自己身体的基本信任。它让你质疑自己身体本来的潜意识监控系统。如果你总是保持警惕，你可能晚上入睡都非常困难，因为你担心失去对心跳和呼吸的监控。那该怎么办?

　　我敢保证，如果你信任自己的潜意识，你就会重新获得控制权。你不会再让惊恐症控制你，也不会强迫你的意识去做所有工作。相反，你会充分利用这种通过"团队协作"而获得的控制权。在这种"团队协作"中，意识完成一半工作，而潜意识则会完成剩下的工作。

　　你可能已经知道，过去"潜意识"被看作灵魂深处的某一黑暗角落，充斥着幼年时代开始的精神上的痛苦创伤和被压抑的情感。过去，精神分析被视为一个需要十年时间，通过患者的梦境和联想来挖掘他们深层记忆的过程。它的目标是对消极的潜意识冲动进行有意识的观察和控制。

　　我认为，这不是处理惊恐的正确方法。潜意识在 99% 的情况下会不断指导身体朝着健康发展，只有 1% 的时间潜意识表现得不合时宜。为了战胜惊恐袭击，潜意识不需要被意识修正，不需要被意识监督。它本身已很完美。它所需要的仅仅是不受干扰地做自己的工作。意识的干涉正是问题所在。它会小声地说:"如果这些感觉越来越糟糕怎么办? 会有不好的事情发生的。小心!"

应激反应

　　当人的身体和思维处于高度紧张状态时，瞳孔会放大以便提高视力。听觉也自动调整，开始对任何相关的声音异常敏感起来。原本流向手和脚的血液减少，多余的转而流向身体表层下的骨骼肌处。血液也在躯干内汇集起来，确保在紧急状况下为某个重要的器官供应它所需要的能量。心动过速，随时准备为这一重要器官供血。血压也随即升高。呼吸加速，以便为快速循环的血液提供足够的氧气。经过氧合作用的新血液冲向大脑，而充足的氧气供应会使人的思维敏捷，反应迅速。人的双臂、双腿、双手和双脚都紧张地准备就绪，只要大脑发出指示，就会立即精确地做出反应。此时肝脏也分泌了更多的葡萄糖，这些糖分进入血液，为肌肉、大脑和心脏提供能量。

我们确实可以察觉身体的这些反应。人类创造的任何东西都无法与他们身体的表现相媲美。有意识的思维过程在紧急状态下只有一个任务：不让恐惧干扰任务本身。生命是由自动反应的神经系统操控的，它发出信号，释放肾上腺素，协调大脑工作，并指示身体做出适时反应。

下面是应激反应时身体发生的主要变化：

- 血糖指数上升。

- 瞳孔放大。

- 汗腺分泌汗液。

- 心动过速。

- 肌肉紧绷。

- 手脚的血液量减少。

- 血液汇集到头部和躯干。

这些是体内正常的、健康的、有益的生理变化，是大脑和自主神经系统、内分泌系统、骨骼肌的运动神经之间通过信息传递而产生的一系列反应。当大脑接收到危险即将来临的信息时，就会打开"紧急"开关。所有系统都会同时迅速做出反应。

欺骗大脑

你很可能已经发现上述的有些变化也是惊恐发作时的症状。惊恐发作和身体自然的、健康的应激反应并不完全相同。惊恐会欺骗大脑，使大脑认为危险临近，这个时候，焦虑就产生了。焦虑夸大了正常的、健康的应激反应，而且焦虑可以自己为自己提供能量。我说过发生应激反应时，意识能做的最好的事就是阻止恐惧或者怀疑情绪干涉手头上的任务。但是，恐慌会使你关注自己的身体（错误的！），担忧即将发生的事情（错误的！）。正是由于这两个错误指示，导致你过度焦虑。它们会引起如下变化：

- 心脏似乎漏跳一拍或者跳动不规律。

- 胃部像抽筋打结一样。

- 手、胳膊、腿发抖。

- 呼吸困难，上气不接下气。

- 胸腔疼痛或胸闷。

- 下巴、脖子或肩膀绷紧、变硬。

- 口干舌燥。

- 吞咽困难。

- 手脚冰冷、出汗，或者麻木、失去知觉。

- 头痛。

尽管可能也有一些其他变化（见第 1 章），但是我之所以列出这些，是因为它们绝对是正常、健康的应激反应被夸大之后出现的症状。举例来说，危机发生时，自主神经系统会在全身产生一种"交感神经刺激"，当流向消化系统的血液减少时，就会引起胃部括约肌的收缩。之后焦虑会引发心痛、反胃，及上腹部和胸腔内的疼痛。惊恐夸大身体的正常生理变化，使患者关注自己身体并对未来感到忧虑，同时还会诱发一个更深层次的问题：它会延长症状的持续时间。

正常的应激反应之后，大脑会向神经系统的交感神经刺激发出结束的信号，身体开始回到"正常模式"。而惊恐和焦虑则趋向于拖延症状。你会在那一天剩下的时间里感到头一阵阵地疼，或者整个晚上胃里翻腾、难受，身体得不到必要的休息，你会感到疲惫不堪，思维也似乎模糊起来。

总结：

- 和其他的有机生命体一样，身体及其各个器官在活动休憩、收缩舒张之间维持平衡。从一极到另一极的转换造就了生命的健康自然的节奏。
- 身体被专门设计以处理极端状况。它自动地、出于本能地对紧急状况做出反应。它装备精良，随机应变。
- 惊恐症通过向大脑发出虚假的紧急信息来破坏身体的自然平衡，它告诉你去怀疑身体所具有的自然能力。

当惊恐发作的时候，了解并相信以下内容：

- 当危机发生时，你可以信任你的身体和你的潜意识，让它们履行基本职能，因为身体有应激反应。
- 当惊恐打开应激开关时，你可以有意识地关掉它。
- 多加练习，你甚至可以在惊恐症获得控制权之前有意识地终止它。

第9章
为什么身体做出反应?

如果大脑是一台聪明的机器,它拥有不可思议的智慧和能力,那么为什么它不能遏止惊恐发作呢?

为了回答这个问题,我们必须更深刻地研究大脑和思维的运转方式。大多数时间,我把大脑和思维当成同义词。但有时,我们必须对它们进行严格区分。大脑是控制和调整身体活动的枢纽,它产生思想、记忆、推理、情感和判断,是一个实实在在的生理器官。而思维是一种概念,代表协调大脑各种功能的能力:感受我们的周围环境,体会我们的情感,并且机智地处理信息。从某种意义上讲,大脑是给思维干重活的。这就是我为什么说了这么多关于改变思想和信念的原因。它们是大脑活动的关键。

在坚硬的头骨里面,大脑是这样运作的:

- 接受刺激。

- 解读刺激。

- 选择反应。

- 配合身体做出必要的反应。

比如说,如果你不小心摸到了一个很烫的散热器,①这个刺激就会从手指的神经末梢通过脊髓传输到大脑;②大脑会解读这个刺激,将其解读为"我摸到了很烫的东西,手被烫着了,令人不舒服";③接下来,大脑会选择从散热器上拿开手指；④紧接着，大脑会通过神经向手臂、手和手指的肌肉发出信号。最后，手会立刻移开。

你或许把手从一个很烫的物体上拿开视为一种"本能"反应。它还是一个学来的反应，可以追溯到婴儿时期的早年生活经历，已经训练了你的大脑做出那样的反应。

大脑依据两个标准解读感觉：记忆基础意象和感官基础意象。生命中的重要事件都不同程度地保留在记忆当中。我对 4 岁的时候拿着棍子捅一小堆火的情景至今记忆犹新。这种记忆会通过感官基础意象而加强，比如说木材烧着的味道，火焰跳动的画面，手接触棍子的感觉。有趣的是，我对因棍子折断使我跌进炭堆的情景却没有一点印象。我的下一个意象就是坐在邻居家厨房的餐桌上，看到几个大人在我周围，感觉得到膝盖上烫伤处的药膏，并且能回忆起大人给我的饮料。

类似事情的记忆保留了下来，随着感官基础意象而逐渐加深。真实的事情并不是记忆中唯一存在的。此外，我们内在的反应也会储存在我们的潜意识思维中。我跌倒在火堆上前几分钟，母亲已经警告过我和 6 岁的哥哥"离火远点"。所以，除了被烫伤的疼痛之外，我也怀疑自己的记忆中有因为没有听话而内疚不安的感觉。

老旧的套路

人们的观念和价值观很大部分来源于生活经历和对它们的记忆。作为成年人，我们可能注意到自己某些行为方式和习惯来源于童年时代的经历。宗教信仰、社交技巧、是否滥用酒精、对配偶的选择等，一部分根植于我们的幼年记忆，另一部分根植于成年后的过去经历。

这些过去的经验让我们今天受益匪浅。我们很容易做出决定，因为我们已经有了相关的"回路"。我们不需要太多有意识的努力去记下自己的电话号码，写一封信，或者在包裹上打结。但是对小孩子来说，学会这些技能中的每一个都是一项挑战。我们掌握了一项技能，就会精确地在大脑中形成一个新的神经回路。那些已使用多年的回路，它们变得像破旧的马路一样。每次，我们学会一项新的技能，就会开发一个新的回路。

但是就像第 8 章谈到的，有积极的一面就有消极的一面。这就是要点所在：强烈的信念会妨碍大脑和思维的自然保护机制。在不被干扰的情况下，潜意识思维会自动寻求健康的方式。但是，社会经验和某些创伤经历则趋向于控制这种潜意识思维。

一旦产生惊恐，大脑不再产生对你有利的创造性思维。取而代之的是，它就像进入"自动驾驶"状态一样，不再寻找解决问题的方法。一旦你进入一个类似以前惊恐发作的时间或场景，上一次的意象就会在你脑中涌现。这个意象也同样会使肌肉紧绷，而思维则会解读出"危险"的信号。它不再关注可以解决问题的办法和选择，而是集中注意力于某些消极的意象之上：这些意象和信息会使你肌肉紧张，产生令人烦扰的身体感受。

一次惊恐发作可能会让你感到惊讶，这是有意识。但是，在你的惊恐症出现之前，一个按部就班的程序已经在潜意识中出现：

第一步：一旦进入一个与惊恐相关的状况，大脑就会对此刺激进行注册。

第二步：大脑将这个刺激解读为"有害的"或"危险的"。

第三步：基于对以往经验的记忆，大脑会质疑你有效处理事件的能力。

第四步：大脑会选择"应激反应"为其默认的反应，并配合以"焦虑"（因为大脑怀疑你是否可以处理问题）。

第五步：大脑会指示身体做出应激反应和焦虑反应。有了足够多的经历之后，你就会形成条件反射，这意味着会花费越来越少的时间去评估新状况。相反，它会越来越自动地选择应激和焦虑反应。你已经形成了一个"老旧的套路"。这就可以解释为什么人们在车里遭遇第一次惊恐之后，会形成一种对任何交通形式的恐惧。因为大脑停止审查刺激。如果一个人在餐厅、银行或者其他封闭场所遭遇惊恐，最终他们的思维会说"所有这些场景都是危险的"。

意象和解读

意象可以刺激大脑产生反应，就像真实的经历一样，但是这会产生更多的局限。如果你有在公开演讲时惊恐发作的经历，那么下周自己即将演讲的意象就可能让你立刻觉得不舒服。你虚构的未来，你设想着时间难熬、如坐针毡，你无法想象自己站在公众面前时，已经准备充分、感觉自信、表达清晰，也无法想象听众会反应良好。相反，你会看到自己站在人群前面，然后问自己："如果我惊恐发作了怎么办？"这个暗示就会引发一个意象：你在演讲时惊慌失措。而现在，演讲的前一星期，你就已经出现了很多生理上的感觉，而这些感觉都是你预期在演讲时才会出现的。这就是思维的强大之处。

这里有一个关键问题。你控制焦虑袭击的能力根植于这样一个原则：只有在我们将人物、地点和事物看作惊恐触发点之后，它们才会引发惊恐。在大脑解读它们是"危险"或"威胁"之前，商店只是商店，演讲只是演讲，开车只是开车。因此，为了征服惊恐，在大脑开始解读的那一刻起，你就必须进行干预。

放弃选择

大脑会在不合适的时间选择应激反应有两个原因。第一，大脑收集相关信息的行为受到阻碍。人们对生活的大多数观念在年幼时就已经确立，而当时我们的心智还远未成熟。另外，有些观念是在经历了惊恐的时刻和受到创伤之后形成的。这些观念一旦形成，就会阻碍大脑用一种"开放性的思维"对新情况做出评估。一种观念一旦确定，就会关闭思维，不再持续地重新评估与那一观念相联系的情况。如果这些观念是有用的，我们就会获益（比如"烫的物体会让人受伤"）。但是一旦形成错误观念，我们的生活就会被限制而变得枯燥无味（比如"所有的交通工具都是危险的"）。

如果你正经受着惊恐发作，这意味着有一个错误的观念正在阻止你的大脑获取重要信息。回想一下大脑面临威胁时的四步活动：第一步，大脑接收刺激（例如，走进一家餐厅或者考虑发表演讲）；第二步，大脑解读刺激。就是在第二步，大脑丢失信息。"紧急情况发生啦！"这个错误观念会妨碍大脑对当时的情况做出正确的解读，也就是"这里没有生理上的危险"，大脑却不会那么麻烦地观察新情况或者综合信息做出评估。相反，它会收到即时信息启动应激反应。

大脑选择应激反应的第二个原因是这一反应是默认的。大脑不知道还有另外一个更合适的反应。从进化论的角度看，与应激反应相比，人类智力的发展历史相对较短。而应激反应可以在所有的低等动物身上找到。或许我们的智力和精神防御能力还没有充分进化到应对某些社会危机的程度，所以生理防卫才会在第一时间内进行反应。事实是，为了应对生理危机，应激反应在人体内产生很多重要的、被严格设计的变化，但实际上这些变化却妨碍了我们处理社会或智力上出现的各种挑战。很多人都了解数学期末考试时的艰辛，那个时候我们会手心出汗、嘴里发干、肌肉紧绷。

人们拥有足够的智力和心理能力去抵抗社会危机，而无须借助应激反应。这本书将会告诉你如何识别这些能力、如何掌握它们，以及如何利用它们对抗惊恐。你的首要任务是努力改变对事件的解读。在一段时间内，你必须慢慢地加强这种意识：这并不是紧急状况。这迟早会成为你感到惊恐临近时，告诉自己的唯一的信息。最终，这会成为大脑一个自发的无意识的解读。

在可能引发惊恐的情况下，你会非常警觉，呼吸和心跳都会加速，这是非常好的。这些反应是积极的，也意味着你思维敏捷而清晰。面对恐惧发生的时间和地点时，清晰敏捷的思维会成为你的同盟军。你的目标不是排除所有这些感受。一定程度的焦虑和担忧反而是有益的。一项调查对比了不同状态的学生的测验分数，包括完全放松的学生、适度紧张的学生和非常紧张的学生，而适度紧张的学生表现最好。当人们充满兴奋或焦虑地期待一件事情时，肾上腺会分泌肾上腺素，激发创造力，这正是我们应对事件所需要的。面对惊恐时，也会产生同样的过程。你的目标就是解读时要保持机敏，机敏会为你提供一个有意识的选择，这样就不必像以前那样带着陈旧的自发的恐惧做出反应。

现在你已经学会了一系列策略，可以对发生在你身上或者周围的所有惊恐状况保持警备和机敏，同时有意识地关闭紧急开关。经过练习，你就可以在惊恐开始之前有意识地阻止它。

身体感受到威胁时，大脑的心理过程是否健康与身体的正常运转有密切的关系，有鉴于此，我引入一个简单的术语，在本书的后面章节，我使用"身体和大脑"这一术语，形式为单数而非复数，特指无意识的思维方式和大脑传给身体的信号。人的心智因遗传和生活经历变得训练有素，如果惊恐入侵，可以设想其实惊恐一直都在操纵人的大脑和身体。

本书提供了一些指导，如果能够按照这些建议做出改变，这种情况有望得到改善。推荐的策略基于对身体和大脑能力的尊重，其目的是让其恢复健康、自然相互协调适应的状态。

第 3 部分
应对惊恐发作

第 10 章
换一种新的态度

一个人如何对抗焦虑发作呢？

我在琳达的起居室里静静地坐着，听她诉说她 6 年来与惊恐症做斗争的故事。窗帘都拉得严严实实的，仿佛要将恐惧挡在外面。从她患上惊恐症的第一年起，她就因为害怕外面的世界，不敢向外踏出一步。

> 我一想到自己要单独出门散步，我的心就呼呼地跳，整个身体从头到脚充满了刺痛感，我感到无法呼吸，并且吃不下任何东西。一开始，我曾试着对抗这些症状，但是却发展成惊恐症。我越挣扎，就变得越糟。我反复问自己一个问题："为何我会变成这副模样？为什么会一直这样？为什么变得越来越糟了？"

在第 4 章，我提到过一位广场恐惧症患者唐娜，她被这个病折磨了整整 21 年。在患病最严重的时期，她觉得自己的卧室才是一个不受广场恐惧症折磨的人间天堂。

> 当开始感觉惊恐时，我想到的是对抗。但是我做的几乎总是逃避。似乎我逃得越快，它就会越快抓住我。我觉得就像陷入"流沙"，我越是挣扎，就陷入得越深。之后，我就感受到内心放弃了，仿佛在说："好吧，恐惧，你赢了。"

琳达和唐娜遭遇了最具毁灭性的惊恐症，即极端的个例，患者将自己封闭在自己的家里。但是，她们想到了通常我们每个人都惯用的两个解救方法来对抗病症。如果我们必须面对惊恐症，会积聚所有能量去正面交锋。如果我们觉得还没有完全准备好去做对抗并取得胜利时，我们就转而去躲避一切对峙。对于惊恐症患者而言，这两个方法都是失败的。正如琳达所讲的，你越直接地对抗不舒服的感觉，它们就变得越强大。

你跑得越远，惊恐就越快抓住你；你越是极力躲避各种惊恐症易发的环境，惊恐症就越是牢牢地控制住你的生活。如果我们总是防备、等待、观望下一个麻烦的到来，就意味着邀请惊恐快点回来。为什么？这是因为你与惊恐是一种对立关系。

本能的防卫反而导致我们难以克服惊恐。实际上，防卫导致了焦虑循环发作。我们将惊恐当作敌人，尽力去躲避或对抗，反而助长和增强了惊恐的能量。为了控制惊恐，你需要理解这种特殊的对立关系，然后学会改变。让我们仔细了解面对焦虑时矛盾的心理，学会如何在惊恐的时刻运用这种心理。

力量的平衡

世界上所有的活动都是围绕着对立力量的动态张力而存在的。我在第 8 章提到过休息和活动的平衡以及舒张和收缩之间的平衡，例如，海洋潮汐和钟摆，夏天和冬天，日和夜，工作状态和休息状态，心脏和肺部的运动模式。我将这些平衡视为维持生命的重要节奏，应激反应——身心系统的报警信号——对我们是否能够安静和平复下来具有同等强大以及相反的作用（我将在第 16 章中详细地解释平静的反应），身心系统能够将危机化为平安似乎有其道理。

两极创造故事并维持着所有活动类型。每一本书、每一场戏剧、每一部简短的故事电影或电视剧至少会涵盖一个基本极：对手和主角，追寻缺失的答案，一个男人想得到一个女人，一个少年在对与错之间徘徊，一个贫穷的家庭寻求物质或庇护。如果在这些冲突、愿望、挣扎、决定或其他差异之中，缺乏这种基本的"推拉式"冲突，这些戏剧就不能获得成功。正是这些无法解决的问题造成的紧张冲突维持着我们的兴趣和精力投入。在世界政治中，只有两极存在的地方才会发生大的政治事件，例如20世纪60—80年代，美国和苏联之间的意识形态差异，或者是一个国家需要进口的缺乏物资正是另一个国家需要出口的。

从更人性化的层面来探讨这个问题，例如所有的父母都有过从孩子手中夺走玩具的冲动；冲突立刻产生，因为孩子想要玩具。但如果父母投降了，把玩具交还给孩子，孩子马上会对这个玩具厌烦，转而进行其他的活动。科学地来看，这就是反作用。将磁条的北极靠近另一个磁条，北极端会排斥另一个磁条的北极，吸引南极端。请确信我们仍然聚居在地球上。大自然母亲创造了男人和女人作为相互吸引的对立方，也就缔造了欲望。

在每一个例子中，对立双方都存在着互补的关系。想想你和你周围人的生活，是否正是如此。当我们在实现一个目标时，无论这个目标是来自学业，获得认同，还是煮一顿饭或度假，我们通过选择我们不曾拥有的这一切制造了紧张的压力。在辨别自己所拥有的和想要拥有的过程中，我们制造了一种由目标驱使的、正面的动力。我们缺乏认同，缺乏肯定，缺乏支持，缺乏休闲时间，然后一直在寻找我们缺乏的东西。一旦达到目标，我们就会停下来休息。当然，过后，我们又会有一些新的目标，长远的或眼前的，这个过程持续地循环下去。追求目标的过程所产生的极和随之而来的紧张局势并不是坏的或错误的，实际上，它们是所有行动的原动力。如果在某领域发生某种行动，你就会在两极之间找到基本的张力。

现在，让我们反过来思考。你怎么去编一本没有票房的剧本？有一个方法：让所有演员都开心和满足。不要让任何一个演员担忧或给自己设置艰难的目标，或强迫自己对生活提过多的要求，不要让任何一个人痛苦地去实现梦想。你的观众会做何反应？估计会睡觉。

我们怎么做才能减少两个敌对国家之间的敌意？我们可能发现一个敌人往往比任何单个的国家更具破坏性（如世界范围的灾难，另一个希特勒或外星人）。这就使动态张力朝着一个新的极转变，形成新的"他们和我们"的关系。

怎么能够让自己郁郁寡欢、情绪低落呢？不为自己设定任何目标，永远不要只盯着未来。不要认为现实会改变或者你能够改变现实。一种观点就是明天只不过和昨天一样糟糕。什么行为会加深你的沮丧感？内心在"其他的任何人"（这个人能改变）与你（你不能改变任何事情）之间创造一个极。

如何引发惊恐

鉴于两极之间关系对立的原则，如果生活一直被恐惧笼罩该怎么办？无论何时你抵制什么，它都会存在，因为你创造了一个极性。如果抵制恐惧，你就是在助长它，你抗拒得越强烈，恐惧的程度就越严重。

想想看现在你该如何回应对惊恐症的害怕。你抗争着，你回避着，你试图掌控事件的结果。这种反应的本质是，"我不想要如此。"该观念反映出对焦虑的态度："太糟糕了，这是错误的，我准备得还不充分，如果它离开就好了。"同时，你还会抵制惊恐带来的后果："我不能让其他人看到我这个样子，我不想再在众人面前丢脸了。如果我不得不中途离开会议室，就太可怕了。"

下面几种方式将延长惊恐在你生活中的存在时间：

- 害怕惊恐。

- 积极地对抗惊恐来袭。

- 回避任何能导致惊恐发生的情形。

- 承受新的焦虑时，设置"绝不——"的新目标。

- 担心下一次惊恐的来临。

- 尝试不去注意紧张。

- 希望在面对之前去掌控惊恐。
- 从惊恐感中逃离。

以上每一种行为将通过在你和惊恐之间创造动态张力导致焦虑发生，这种紧张感使惊恐的过程持续下去。如果你还要继续掌控惊恐的话，必须要停止这种模式了。矛盾也由此产生：要想克服惊恐，必须停止与之对抗或从中逃离。

- 当你开始感到焦虑时，你会说些什么？"我不想那样！"
- 如果焦虑会持续下去，你会说些什么？"我不能处理！"
- 当你的焦虑变得更加强烈时，你会说些什么？"我不想那样！"
- 如果真实的惊恐来临时，你会说些什么？"我真的不想那样！"

因为你确实知道以下的情形会引起焦虑和惊恐感，所以你会抵制和躲避它们。

- 感受到身体被困住了。你能想象自己站在挤满了人的电梯门口，你要挤进去，然后将产生被关闭在电梯中的焦虑感吗？你会对自己说什么呢？"我不想那样！"
- 感受到社交上的困境。如果朋友叫你一起吃饭，你却害怕在她面前紧张，你会做何反应？"我不想那样！"
- 不知道下面会发生什么。如果你要一个人一整晚单独待在城外的宾馆里面，你无法确定自己会变得多么焦虑，你怎么办？"我根本处理不了！"
- 在公众场合表现"无能"。因为你预见到一个社交场合，你想象自己明显失落和困惑或者在他人面前用发抖的声音说话，你的反应是什么？"我不想那样！我根本应付不了！"

请注意，当你抵制或躲避某种特定的情形时，是因为你心里认为该情形将增加以下可能性：

- 你会变得焦虑。

- 你的焦虑感将持续。

- 你的焦虑感会变得更加强烈。

- 你会遭受惊恐或其他消极的结果。

你不愿意有这些经历。这似乎是符合逻辑的，谁的内心愿意有上述的经历呢！但是这却产生了一个问题，就是要从惊恐中康复，你必须接纳所有这些可能发生的后果。这听上去是很疯狂，但却是真的。这也是我们将康复的过程称为矛盾的原因所在：它是不符合逻辑的，你对这句格言熟悉吗——任何你抵制的事情都将持续。你的抵制、持续对抗或逃避不舒适感——实际上导致了惊恐的问题持续存在。

这也是我经过 30 多年的临床才确定的，即对抗和逃避惊恐，只会让惊恐继续留在生活里。如果现在你正在遭受着惊恐症的折磨，很有可能你只是进入了这种情形之中，不加思考地变得惊恐起来。在这种情形中变得焦虑，也许意味着你正感受到持续的恐惧，这是可以预料的。你的身体和内心将面临紧急反应的威胁——争斗或逃避反应或者是本能的冻结反应，如果你不确定你会如何应对这种情形，担忧就会立即油然而生。这也是正常的表现，我们需要做的只是注意对该种情形的身体或情绪反应。现在，你能发表一下这些使你感到恐惧的事件的评论吗？"如果这次和上次一样，我将会苦不堪言的，我不能再忍受了，我不得不阻止它发生。也许我应该寻找对抗焦虑的新方法？还是应该躲避起来呢？"这些都是我们想要改变的信息。在被恐惧情绪困扰的情境下，你掌控不了身体和内心的突然反应：身体的本能焦虑和内心的本能恐惧感，你掌控得住的是你下一阶段的反应。

对惊恐免疫

如何从如此强大和痛苦的模式中获得康复的？如何停止与恐惧做抗争以及

逃避它？

年复一年地与恐惧症患者待在一起，我越来越确信恐惧症患者就只有一个首要任务：态度管理，只有通过改变态度来掌控焦虑。态度指的是你对于自身与惊恐、焦虑之间关系的看法，对惊恐的判断，面对惊恐发作时该做何反应的信念等。态度与性情、观点、关系、立场以及理解力同义。一旦你开始思考焦虑，你的态度将直接影响你的行为。

因为我想要你认同这条信息，让我再重复一遍：战胜恐惧症的唯一的、最重要的方法就是从不同的角度去看待它们。要想好起来，你不要对抗它们，不要尝试消除痛苦，不要回避恐惧的情形，而是需要选择用一种不同的态度去面对它们。当有了新的态度，你就知道下面该怎么做了。

几乎没有什么自助的书会把重点放在态度上面。他们一般会直接告诉你列出优势清单，将目标按优先顺序排列好，用新的行动去实现，以及将改变记录下来。这些是自助的好建议和方法，但是战胜恐惧的核心就是在这些技巧之外改变你的态度。我坚决相信——根据对千余人进行临床治疗、培训项目以及公开演讲的经验——带着你跨越终点的是态度，而不是技巧。

想想看你能够为自己"接种"新的态度的可能性是多少。医疗史上最伟大的成就之一是由威廉·詹纳（Willian Jenner）创造的，他发现牛痘溃疡的液体能够用于对抗天花这一致命的疾病。如今，内科医生能为多种疾病注射疫苗，如风疹、黄热病、乙型肝炎和狂犬病等。

疫苗是包含已死的或变异的可致病细菌。一旦注射到人体内，它会帮助身体产生抵御细菌的抗体。如果细菌立刻进入人体内，将形成抗体，在细菌修复和致病前，帮助中和和消除体内的细菌。为了验证它，或者为了提高免疫力，你可以为自己接种一些病原体。因此，接种就是充满矛盾的治疗方法：接种让你远离恐惧。

我们应该持有什么样的态度呢？

与你的直觉相反。

与全身心都想要投入的、渴望去做的事背道而驰。

背离于真正相信应该有的反应。

不喜欢的。

怎么样才能做到免疫于焦虑来袭呢？直接面对惊恐吧，放下警戒。刻意地面对我所害怕的，我会变得更强大；我愿意那样做，我能够处理好。这种态度会使你免疫于惊恐，也就是说它再也不会影响你或你再也不会对它有反应了。

你的态度会有多少？我知道许多人，没有掌握所谓技巧——他们不能控制呼吸、不会放松的方式、不会应对痛苦感的策略——他们却能在一段时间内控制惊恐的发生，因为他们专注于管理，在本书这一部分，我们会讨论。

我还了解一些人，他们没有转变对惊恐的态度，而去学习所谓的技巧。他们一边尝试着各种技巧，一边想："这个方法太好了！我不能忍受焦虑，我不应该有这样的感觉。"不幸的是，他们仍然持续地同焦虑和恐惧带来的各种不适感做抗争。

爱上垫子

源于亚洲的武术，教导人自律、身体格斗技能和关于生活的人生观及态度，它是一种古老的智慧。合气道是一种基于爱和倡导和平的武术，发展于20世纪，将不同的旋转用于自我防卫，"旋转"是比较恰当的表达方法，西方国家将拳击作为标准的决斗方式。如果有人袭击你，你就要还击，以暴制暴。相反，传统武术信念是"对方拉的时候你才推，对方推的时候你才拉。"正如推、拉的搏击方法，你学会抓住移动的手，然后推它。你不能以对抗的形式还击，你利用的是袭击者的移动和能量来还击。例如，当他推你的时候，你往回拉住他直至将其摔倒在地。

在合气道里，信念"被拉则推，被推则拉"变成了"推则转身，拉则进入。"你接受，加入，并随着挑战者能量流动的方向移动。你不对挑战者做任何抵抗。你在进攻者前转身、旋转，而不是从他面前经过。

理解合气道的艺术，需要真诚地欢迎进攻和斗争，真正弄懂进攻者的意图，还要喜欢进攻者。当挑战者开始靠近，准备进攻时，合气道学员变换他的位置。他敞开双臂，张开双手，"欢迎"挑战者。如果你也这样试一次，让你的手臂伸开，手掌朝前张开，你会发觉，你感到这是多么容易受到攻击。

我会将合气道其他动作的详细情况交给专业人士来讲，这是我要表达的基本态度。合气道的态度立场是，每次挑战里，都包含学习和练习的机会。学员将挑战看作一种能量，一个进入而不是对抗的创造性体系，这种观点消除了"敌人"的概念。他们并没有忽略这个环境下的事实——"一记拳头正快速朝我的脸而来，可能很快产生撞击。"但他们训练自己很快采取能指导其反应的态度，这样他们就能自动推倒任何脆弱的防御战略。

武术当中另一个常见措辞是"爱上垫子"。训练过程中，你会发现在你的对手赢了你之后，你会一次又一次地躺在垫子上。通过拥抱挑战，把它看作训练的必要组成部分，你会减少学习过程中的抵制。"爱上垫子"是一种胜利态度，当学员知道他们不会总是处于控制的地位。

许多人都会设计练习计划，其实这是错误的，在这样的练习中，他们进入恐惧的情境，直到他们感觉不适，然后逃避，但这种方法让他们的康复进程变长，而且更加艰巨。

击退恐惧感的唯一方法就是直接并心甘情愿地面对不适感，刺激不适感的任务就是"爱上垫子"——这是需要勇气的。把勇气视为"无畏的和无论如何都要做的"，抱有这种态度，当你面对恐惧时，你完全不需要消除恐惧，你需要的是增加勇气。实际上，你只有在恐惧的情形下才需要勇气。

激起不适感正是我将要在下章里鼓励你做的事情，我会让你设置一些能引起压力反应的情境。有人也许会说这根本就不是勇气，是愚蠢的行为，这就好比在丛林中朝着狮子吼的方向奔跑。但是，就是这个"朝着狮子吼的方向奔跑"才是最有用的。

恐惧的本质是它在你体内产生了非自愿的感觉。如果是自愿地找出这些感觉，你就开始改变惊恐感了。你拿掉恐惧的非自愿本质，就将控制权转移到自己手中了。所以，当你接受"我要面对痛感"的挑战时，记住"爱上垫子"以及"朝着狮子吼的方向奔跑"。

在下一章里要讲到的方法会帮助你逐渐认识到情况没有那么恐怖。读到这里，你应该知道虽然身体上有不适感，但这是正常的、无害的。当然，只有当你的身体和内心同时接受这个观点，在经受不适的感觉时才不会产生恐惧。然而，如果你预见自己将会在未来的事件中犯错误，你的身体和内心将会回应这条信息——"在此种状况下，我会表现得很糟糕，所以，这是恐怖的情形"——使你变得更加忧虑。你还不能阻止这些反应发生，因为当你试着与"危险"交流的时候，你的身体和内心将一直保持防卫。

那么你到底需要改变什么？起初，你需要改变的是面对在意的事情时如何反应。当接触到令你惊吓的情形时，采取两种新态度：首先，在恐怖的环境中感到焦虑是正常的；其次，往前更进一步，接受这种恐怖。现在，让我们增加其他三个支持面对焦虑时的矛盾状态下的新观点："我将放下面对焦虑时的防卫""我能够做到这一点"以及"我愿意这样做"。

放下防卫

惊恐令人变得警觉。惊恐突然来临，吓你一跳，然后使你受到恐吓。许多年以来，我们的身体和心理被训练地习惯于抵御伤害。蹒跚学步的孩子会摔很多次跤，直到建立起小心摔跤的潜意识。同样，在你被惊恐"焦灼"了许多次后，无论何时接触引发恐惧的情形时，你的内心都会迅速地识别危险信号。你高度警觉着、感受着、聆听着，时刻防备着，生怕自己在别人面前出错。不幸的是，所有这些警觉只是徒增压力。你绷紧神经，活在问题状态中。这就是预想焦虑的定义。

当恐惧来临的时候应该怎么办呢？想想看，你要对自己说些什么。即使是在恐惧之中，你对恐惧的想法几乎都可以预想："我现在感觉糟糕透了。如果情况变得更加恶劣怎么办？我头晕目眩。如果过一会我变虚弱了怎么办？我的脸好烫。要是别人看到我这副表情怎么办？"各种预想不断地涌现。"我不能让自己变得更糟糕。我不能让这种状态再坏下去。"你提前将自己放入潜在的更加糟糕的状态中，结果也是必然的：你变得更加焦虑和担忧。

这种自发的、本能的对危险的反应对你是不利的。当你保持警觉接触事情时，你就增加了紧张感和变得易受到惊恐的攻击。当你让自己对惊恐保持警惕时，分泌的肾上腺素流进血管里，导致更强烈的紧张感。你不能一边依然焦虑地警觉着，一边学会控制惊恐。

大多数焦虑问题都与害怕不确定性相关。我推测大约 20% 的人大脑化学反应使其在忍受风险的不确定性方面，比一般人更加困难。当然，这将使他们处于不利境况，因为生活是需要冒风险的。这就不难理解为什么有这么多人发展成为焦虑症。他们总是忧心忡忡，因为他们的大脑需要终止思考特定的问题。他们的内心说，"这就是必须让我感觉安全的原因。我必须要觉得是安全的。我确定这种方式就是吗？"他们需要的是百分之百的保险，零风险。对于生活，这种要求太过分了。如果你试图继续对抗来自自然界的某种最强大的力量——持续改变——赢的可能性微乎其微。聆听生命中存在的以下期待，你就会明白我所要表达的意思了。惊恐症、恐惧症以及社交焦虑症患者通常会问以下问题：

- "我能够确定我不会有任何症状吗？"
- "我能够确定我不会被迫离开吗？"
- "我能够确定我不会感觉陷入困境吗？"

- "我能够确定这不是心脏病吗？"

- "我能够确定我不会死在飞机上吗？"

- "我能够确定我不会陷入尴尬之中吗？"

- "我能够确定人们不会盯着我看吗？"

- "我能够确定我不会遭受惊恐袭击吗？"

如果我们换一个角度看焦虑症、强迫症，我们发现了相同的问题：

- "我确定这个目标是清楚的吗？"

- "我确定摔在地上不会弄脏衣服吗？"

- "我确定我的家是安全的吗？"

- "我确定我不会撞倒人吗？"

- "我确定电熨斗插头拔下来了吗？"

- "我确定我不会杀了我的孩子吗？"

如果有些人对确定性的需要过于强烈，那么对他们而言，要解决问题就必须摆脱这些苛刻的想法。每天坚持不断地直接面对它们，才能产生我们所期望的变化。这就是新态度产生的征兆。你必须想办法接受风险，容忍不确定性。

为什么这个方法有效？不要走开，请听我解释，这种做法初看起来似乎没什么吸引力。不管你害怕哪一种结果，都要努力找办法接受这种结果出现的可能性。比如说，有时候当你开始有惊恐症状时，你觉得胸痛，这种疼痛感延伸至一侧手臂。每一次它发生时，你的第一个念头就是"这可能是心脏病发作了"。当然，你已经进行专家临床诊断，所有医生都说，你的心脏健康，如果好好照顾自己，你并没有患心脏病的危险。

尽管如此，只要痛得抬不起胳膊，你就会说："这次，可能真的是心脏问题了！我怎么知道的？没有什么可以保证这仅是惊恐。如果是心脏病发作的话，我现在就需要帮助！"

可以说，你在学习把安慰自己当作面对惊恐的一种途径："看看，伙计，我已经在过去的两年内去过急诊室 12 次了，全部都是错误的警报。我知道自己正在饱受惊恐症的折磨，这也是它们的表现方式。平静一下呼吸，放松，过几分钟，我就会感觉好多了。"

恢复信心仅持续了五秒钟，你又开始了："但是我不知道。我不确定。如果这次是心脏病发作，我会死的！就在此刻！总会有可能的。"

这跟人们害怕飞机失事一样。商业飞行是我们能拥有的最安全的交通方式。在美国，平均每年大约有 100 人因飞机失事而死亡，47 000 个驾车者死于高速路上的车祸，8 000 个行人死亡。如果你在寻找一个没有危险的环境，那最好不要待在家里。在美国，每年有 22 000 人因事故死亡，即使他们没有离开过家。

尽管因飞机失事而死亡的概率只是百万分之七点五，你也会想："我仍然有可能死的。如果我坐的飞机失事的话，那将是我能想象到的最可怕的死亡方式。"你可能这样给自己打气："飞机是安全的，你会安然无事的。飞机驾驶员都长白头发了，他有着 25 年的经验呢。"你反问："是的，但是，我怎么知道？我怎么才能确定？"

这就是你以自己独特的担忧方式对自己所做的。你问道："我怎么能确认别人不会批评我？"或者"我怎么能确定我不用离开音乐会？"你也可能会放弃它，因为你永远不可能绝对百分百满足自己的要求，再多的肯定也不够。相反，有一种可以去努力的态度："我接受心脏病发作/飞机失事/惊恐袭击的可能性。"

- 害怕心脏病发作，你可以对自己说："我接受这一次真的是心脏病发作，我准备把它当作惊恐袭击一样去应对，我接受自己犯错可能带来的风险。"

- 害怕死在飞机上，你可以对自己说："我接受这架飞机失事的可能性。

我决定像飞机绝对安全那样去思考、去感受、去采取行动。我接受自己犯错可能带来的风险。"

- 害怕自己逃离某个事件，你可以对自己说："我有可能不得不离开餐厅，我接受这种可能性。我设想自己会感到尴尬，但是，现在我愿意忍受它。"

如果你决定接受消极结果，你不会要求对未来的绝对舒适和安全感。虽然你很健康，但你总有患心脏病的可能性。尽管飞机是相对安全的，但总有死于空难的可能性。你也总是有可能会逃离餐厅，感到尴尬。

如果想减少惊恐、享受飞行，轻松地在餐厅就餐。就要尽可能多地降低问题的风险，然后接受无法控制的风险。你只有两种其他选择。如果一边做事一边担心可能出现的风险，就会引起焦虑，增加惊恐发作的可能性。你还可以不参加这些活动，不再乘坐飞机，不再去餐厅吃饭，这个世界依然过得去。当然这些行为会产生一定的后果。但是，这是你的选择。

我假设以上两种观念——担心或回避——是你目前最亲密的两个朋友，现在，你坐在椅子上阅读这本书，寻找可能的答案。现在有更好的方法控制焦虑发作。在这里，我鼓励你放下防备，接受生活中的不确定性，发现有益的地方。

我在前面的内容中提到过，控制焦虑的最好方法会带来一个有趣的后果：一开始，治疗会让你变得更加焦虑。我们以放弃对结果的百分之百确定性为例来说明。例如，想象你的胸口开始疼痛，令左臂都麻木了。现在，你会说："如果这是一次惊恐发作的话，我还将它当成一次心脏病发作来处理。"

你是否认为你内心百分之百同意这个计划？根本不是！你内心的一部分仍然会感到恐惧，你可以尽可能尝试下，那一部分内心仍然担心心脏病发作。忧虑或充满担心地监视四周，是我们用来掌控情况的最普遍的方法之一。如果你练习抛开忧虑，你的身体和内心会觉得在某种程度上失去了控制。这样会令你变得焦虑，这也是实行积极尝试和改变后会有的不好的一方面。但是这种焦虑无须担心，起初还是做好会有不适感发生的准备。对此要有信心，过一段时间，这种焦虑感就会消除掉。

受人尊敬的心理学专家丹尼尔·戈尔曼博士曾写过，"人可以通过分散注意力战胜焦虑。为了战胜困难取得最后的成功，你必须放下防备。不能对下一步发生的事情倾注太多的注意力，你必须清除掉脑海中常发生的、剧烈的思想斗争。"

如果你不再那么警惕，你还要冒险让某些事情不再驻留在你的意识中，不再留意身体上的小阵痛。或者，在你想要下高速之前就会陷入交通拥堵中，这也是放弃防备之初会增加焦虑感的另一个原因。过去，你把防备当作掌控环境的一种手段，而现在，我提议你放下防备。如果你这样做了，你会觉得失去了自我保护，而当感觉到易受到攻击时，你就会变得焦虑了。这就是为何要改变态度的原因之一，"这种焦虑感根本没什么。"

当你决定进入存在危险的环境中，最好计划一下如何照顾自己。但是在做计划时，抱着焦虑会来临的思想，不要担心恐惧即将发生。计划的同时，决定接受任何焦虑，而不是消极地等待它的降临。

"我能够处理"

想象这样的情景。当你走进一个房间，你留意到自己突然变得紧张不安。你会不由自主地想，"哦，不要焦虑。现在可不是焦虑的好时机。"现在，你甚至注意到自己变得更加忧虑了，因为你传达给自己一条危险信息（"哦，不要，这样是不好的"）。

好吧……虽然这听起来有些好笑，想象一下，你告诉自己，并且相信，"这就是我想要的。我一直在寻找变得焦虑的机会。现在它来了，太好了，我能够应对。"

如果你给自己这样的暗示会带来什么结果？我无法保证焦虑会从你身上消

失。但是，你会用全新的态度去抵制之前面对焦虑时的想法——"我不要这样！我无法应对"。

如何应对焦虑的状况？对大多数焦虑症患者而言，需要掌握两个技巧。第一个技巧是评估负面事件发生的可能性。例如，对于身体健康的瞬间担忧的可能反应是："真的？是不是因为我太焦虑了才会感觉要中风了？查尔莫斯医生诊断说不会的，我不会再次为同样的理由一蹶不振了。我很担心，但是身体没什么问题，我要与这次的疾病抗争到底。"第二个技巧是心甘情愿地忍受负面事件的发生。如果这些事件并不可能发生，你也许会说，"根据概率，在我死于飞机失事前，我还要孤单地飞行 2.6 万年。我情愿借此机会克服焦虑症，我要去搭乘飞机了。"对于事件的发展结局你会认为，"如果我不得不在交响乐演奏中途起立、走出来，会打扰观众吗？也许只有一小部分人会被打扰。但是如果发生此种状况，我也能处理。所以，我去听交响乐了。"

在任何受到威胁的情境下要采取的最佳立场应该是："无论发生什么，我都能找出应对的方法。"为什么？因为你需要一个信念支撑你前进，而不是使你后退。限于篇幅，我不能在本章中针对每一个可能发生的情境都给出应对措施；你需要自己拿主意了。如果你想要好起来，当事情与你的预期并不符合时，致力于寻找容忍的办法。

你会遇到在参加会议时变得格外焦虑的情况吗，甚至你不得不找借口中途退出会议，冲进淋浴间让自己冷静下来？当然，每一个人也许都会遇到。问题是你能够化解吗？你能忍受自己的尴尬吗？你能够忍受别人对你中途离开会场的非议吗？如果你的答案是"不"，那么，你还将逃避焦虑。为了使自己的内心更加强大，你需要找到应对方式。你的能量将来自心甘情愿地从负面事件中迅速恢复活力。

你会不会在理发店突然变得非常焦虑，感觉无法呼吸，不得不从椅子中站起来，不顾围布还系在脖子上、理发师还在为你剪头发，你直接冲出去向家的方向跑出去，甚至忘记付钱？谁也不愿意遇到此种情况，如果遇到，肯定会非常尴尬。你会遇到，事情也会过去，你也会化解掉这种尴尬的局面。但是，你需要增强信念，就是你能够管理这种不愉快的状况，否则，你将无法跨越障碍。

当你为可能的困境而焦虑不安时，惊恐产生的不愉快情形以及不愉快的后果让你受到惊吓。如果这些情形都变成现实，你要面对的问题就是如何应对？你能够忍受理发师因为你的行为被惊呆了，其他的顾客对你议论纷纷，你还是要返回理发店，带着尴尬的表情把上一次的钱付清，然后继续理发？即使这些情形不一定发生，你仍然需要接受负面事件发生的可能性，因为你不必将它们从你的脑海中清除掉。下一个技巧就是心甘情愿地经受这些负面事件。

听着：你不仅仅需要忍受令你尴尬的事件。反过来说，即当你真的改变了你的内心——心甘情愿地经受与负面事件的抗争——新立场将帮助你降低类似事件发生的概率。所以，学习此技巧是值得你付出时间的。

那么，如何处理这些令人尴尬的事件呢？首先，你必须倾尽全力让明天更好，相信自己做的任何事情都在自己掌控之中。其次，你需要认识到惊恐症之所以发挥作用依靠的是"末日来临的思想"。惊恐就是靠"你即将发生灾难的预期"存活着。当你对那些危言耸听的幻想做出的回应是：（A）"哦，不，灾难会真的发生！"以及（B）"我忍受不了了，如果真的发生那太可怕了。"你就输了。再次，你必须下定决心应对所有自己遇到的状况。如果你在聚会上感觉尴尬，你要化解这些尴尬；如果你正参加工作面试，现在面试官并不看好你，你要坦然接受这份失落感。也许你正手头紧，这份工作会解决你的燃眉之急。应聘的失败也使你的财务计划化为泡影。你还是选择心甘情愿地接受这种状况。为什么？因为如果坚信你能处理这些负面事件，你就会甘愿迎接这些挑战。逃避害怕和威胁情境只会让你停滞不前。相信自己，无论遇到什么事你都能扛住，将给予你迎接挑战的最大支持。

惊恐希望你这样思考，"我不能忍受这种结果。"让自己放手去处理任何消极事件无疑就是抓住了控制惊恐的方法。对自己说，"来吧，惊恐，给我最强的一击。我能够应付。"你到底需要处理些什么？例如，生理反应、情感回应、错失机会以及对他人的判断。

- **生理反应**：焦虑感是不舒服的。如果我的心跳加速或感到眩晕，我立即会受到惊吓（当然会引起系列能量反应，导致心跳加速以及强烈的眩晕）。但是，现在你也了解这些反应并不危险，因此，你能学着处理它们。为了克服惊恐感，你需要练习忍受这些不适感。刻意地、自愿地选择让自己焦虑起来，然后化解不适感。然后，你就能告诉自己，"我能应对焦虑了，"你也会相信自己了。当你自愿经历痛苦，你就不会再被它们绑架了。

- **心理反应**：尴尬感、自我意识、自我批评、羞辱感、失望、悲伤、沮丧、羞愧——所有这些感觉对于惊恐症患者都不陌生。无论你多么想要支持和爱自己，你还是会陷入心理不适当中，这种不适感都是惊恐发作引起的，或者是从害怕情境中逃离引起的，或者是因焦虑而表现糟糕引起的。大多数人都选择避免这些不好的感受，但是这不是你的最优选择，你的最优选择是管理这些不适感，而不是尝试消除它们。

如果有可能在聚会中突然离开你感到尴尬，你需要培养一种信念："这种情形也许发生，如果我感觉尴尬，虽然我不喜欢这种感觉，但是我能够处理。我想变得足够强大到自愿忍受这种尴尬，并且找到妥善处理的方式。"

怎么才能学会忍受尴尬呢？

（1）明确地知道自己不得不忍受尴尬，但之后却会雨过天晴的。你必须做好必须做的事情。

（2）你不需要用你百分百的精力去想那种尴尬感，除了胆怯和恐惧你还有很多好的品质。当你想变得勇敢时，你的身体里一定存在支持你的那一部分，请找到支持自己的方式。"虽然很艰难，我也的确很痛苦，但是我知道我能够变得更强大。这是穿过大门的钥匙，我能够坚持下去。"如果你在此领域需要帮助，我会教你更多关于培养信念的方法——我称这些方法为"积极观察者"——将在第 17 章展开，积极观察者将帮助你渡过难关。

（3）求助于支持你的人，他们会提醒你在治愈过程中哪些事情最重要。

（4）将自己置于可能会引起尴尬或难堪的场景，做让你害怕的事情，然后练习照顾自己。这也是学习应对方法的过程。

你感觉到主题所在了吗？如果你相信自己不能忍受这种体验，你会回避，这也是你"被困住"的原因。当你学习如何应对惊恐场面——无论是焦虑、窘迫或是计划外的突发事件——你的恐惧感会削弱，变得更加主动在惊恐中前行。

- **错过的机会**。如果你决定去看场电影，你感觉在电影院里会变得焦虑，你的注意力将不会集中在电影上或者说不会去享受电影。如果你选择单独在餐馆用餐，即使这经常引发你的焦虑，你也许因此感受不到食物的美味可口，你甚至感觉不到饥饿。如果你能被说服在两周内乘坐一次飞机，即使你会在飞机颠簸时感觉焦虑，也许你会因为飞行焦虑而数天不能集中于工作任务，并且这两周里有数晚你会失眠。

为了克服焦虑对你生活的控制，你必须自愿地牺牲注意力、睡眠、外在表现或享受。这些都是暂时的牺牲，当然它们还是真实存在的困难。你有多么强烈的愿望让自己好起来以至于能做出以上牺牲？如果是这样，你正在培养正确的信念。

- **他人的判断**。做到这条非常困难。谁愿意让别人看到自己焦虑，在高速公路上驾驶时抛锚、在谈话中结结巴巴、在约会时中途离开？但是，当你决定甘愿在这些情形中忍受他人的指手画脚以及你会对此做出的种种反应，你就获得了最强大的力量。

有些人选择将他们的问题自我揭露，冒着被别人批评的风险，努力前行。

过去十年，布莱恩和我协作过三次。他非常努力，他家离我的办公室超过 1 小时路程。当他 16 岁第一次来见我时，他的惊恐症发作过几次，有一次，他站在投掷区土垒上，他当时是高中棒球队的成员。多么有勇气！有时，当他准备投球时，惊恐会不期而至。而他会处理好。他会平静地呼吸，过 15~20 秒，待他重新集中精力后，再投球。我们那时会微调治疗方案，他都做得很好。他最大的一个优势是他的教练知道他有惊恐症，而且支持他的努力。他真是个很优秀的投手。

我再次见到他是在两年后，惊恐症又发作了，这时他在一个遥远的大学里读书。又一次，他的直率给我留下深刻的印象。例如，如果他在假期里与父母和客人吃饭，他通常会在饭前告诉客人他的情况。"我只是想让你们知道，我有时会在餐桌上出现惊恐症状。我没事，但你们可能会发现我脸上的表情，或者我可能要起身离开房间一会。我希望，这不会影响你们用餐。"现在，这种情况有时会让布莱恩的父母感到尴尬。但这是他很好地掌控惊恐症的一个主要原因：学会让自己对这些事情不觉得羞耻和尴尬。

"我需要面对恐惧的立场"

我一直在强调改变，改变立场，由"我必须防备焦虑"改变为"我能够放下防备"；改变观念，由"我不能够忍受这种状况"改变为"我能掌控这种状况"。还有第三个具有同等能量的改变过去的方法就是告诉自己："我需要这个。"此立场会给你带来什么？其解释就是，在焦虑时刻，你不会想要进行精神层面上的对话，但是在"我需要这个"之后的逻辑就是：

哦，呀！我没想到会焦虑，这太让人惊讶了！我害怕我的情绪会变得糟糕。但是这样做又是对的，因为我需要通过每天直接面对焦虑来练习保持新立场"我需要这个"。现在就开始！所以，我会准备迎接下面的练习，抵制恐惧只会使之增加。如果我去抗争或试着清除恐惧，我就正中恐惧症的下怀了：我将危险的标签贴在恐惧上面，我会变得更加焦虑，我会失控。所以，我要把恐惧晾在一边，与焦虑感同呼吸，尽最大的努力集中于练习任务上，然后观察会发生什么。这些感觉会很难受，但是我期待它的发生，并且能够应对。

假使情况变得更糟糕会怎么样？好吧，如果确实发生了，我也会处理的，但是要一步一步地来。现在，我的感觉就是心跳加速和眩晕，我想要这种感觉。

听着：这种立场并不会减轻你的焦虑或惊恐，这不是避免焦虑的有效策略。它只是对选择进入焦虑的回应，取代与焦虑抗争。这种做法要求你鼓足勇气，因为不清楚后果是什么，你相信你能够处理所发生的一切，这样做会让你更加强大起来。

将意愿强加于外界的人不会强大，即使他们有社会地位。当你接受生活会改变你最珍惜的计划时，你的内心将变得强大起来。如果你做到了，请用新计划点亮新的旅程。接受恐惧，在危险的状况下你更加坚强，将恐惧感与其他可接受的情绪化为一体。无论现实有什么麻烦，相信自己会处理，这条准则将指导你的身体和心理关闭警报。

经常的、强烈的、长期的

用于治愈恐惧症的行为疗法，其基本准则已经存在三十多年，获得高度肯定，我所了解的每一位行为疗法师（我认识很多治疗师）都认同这些准则——习惯原则。为了摆脱恐惧症以及从克服的过程中获取自信，你需要在治疗过程中运用以下三条行为准则：

（1）**经常的**：你必须在数周内重复地面对威胁。

（2）**强烈的**：你的身体和心理需要与任何会发生的强烈恐惧感搏斗，充耳不闻或回避这些感觉只会拖慢进步的节奏。

（3）**持续的**：用足够长的时间面对威胁很重要，为了让你的身体和心理学会管理危险。

那么，只有到了这个环节，你会发现自己能够处理惊恐症带来的非理性惊恐了。

现在——你知道——我不是行为主义治疗师，而是一名认知主义治疗师了吧。我帮助焦虑症患者改变信念，这也是我将教导你要学习的。以上三条行为准则将极大地帮助我们，并且还将在之后的治疗过程中发挥关键作用。然而，我认为我所教导的影响你信念的方法将加速你的改造和稳固练习这三条行为准则后的收获。

现在，让我们继续内心对话，融合这三条重要的行为准则。再重复一遍，你可能不会在悲伤的时刻说，"我需要这个"；但准则是，当面对焦虑和不确定时你有正常理由对自己说"我需要这个。"

我确实清楚地知道如何改善恐惧症，因为我了解相关研究如何治愈恐惧症。为了处理一起惊恐发作，我想做三件事情。首先，我想频繁地进入痛苦的状态中，当然我的感觉是保持愉悦和掌控事态发展。但是，现在我想要忍受这种不舒适以及不确定，这样我才能最终取胜，我想要一遍遍地重复做。如果我不能待在困境里足够长的时间，我不会变得强大。那么，好吧，让我开始练习身处不舒适和不确定的状态吧。

主动地、有目的地选择让自己变得不舒适以及不确定。为什么？因为正是这些在困扰着你。直接面对所困扰你的，去征服它。美国第一夫人埃莉诺·罗斯福曾经说过："你必须学着面对你所害怕的。只有通过实践真的做到了面对恐惧面不改色，你才会获得力量、勇气和自信。你要对自己说，'我穿过了恐怖。我能继续下一步了。'你必须去做你认为自己不能够做到的事情。"

不仅仅需要走入不舒适和不确定中，你可能已经有不少类似的经历。现在的目标就是有针对性地、主动地选择变得不舒适和不确定。还不仅仅是行为的转变，还是态度的转变。为什么要有"有针对性地、主动地选择"这种立场呢？因为这是减轻不适感的最好方法，这不仅仅是内心的对话。

这是我采取的第二个化解威胁感的措施：研究表明，在练习技巧的过程中，我需要足够强的忧虑感。如果只是进入让我产生焦虑的环境之中，并不深入的话，那么，我的身体和内心都不会意识到我真正需要什么，我需要的是忍受足够强的不适感。如果痛苦的指数是"0~100"，我至少需要"50"；只有这样，我才会好起来。我想要获得重生，我需要的是在长跑中取得胜利，而不是获得片刻的平静，我真的期待在未来身处同样的境况时能重拾自信，不再痛苦，现在的我情愿忍受痛苦。所以，现在的我虽然痛苦，但太好了！这是我想要的。虽然感觉不太好，但是我能够应对。

你不需要立即投入高度焦虑的状态中。最好是从较低程度的危险开始练习，内心相信自己并告诉自己，"我能应对，我需要这个。"换一种方式倾听内心的声音，说服自己需要所感觉到的痛苦。

研究还表明：选择战胜惊恐症的人正是那些长时间练习如何身处

危险境地的人——至少是适度的不适感。他们通常会待上 45～90 分钟，身体和内心需要适应痛苦的环境，需要时间感受，至少是中度的痛苦。

天啊，我好难受啊！我能够应对，但是太难了！我真的希望这样做对长久的康复是有利的，因为我正在遭受痛苦的折磨。但是，很高兴我进入这种状况中，焦虑感增强了，但我很欣慰。因为最终的康复需要这样做。我还希望这种状况能持久一些，因为我真的认为这样做是值得的。

你不需要在所有你惧怕的环境中都逗留很长时间，但是选择在你试图回避的情境下去体验，这是深度的态度和观念的转变。如何用全新的态度应对恐惧呢？请决定从一个新立场开始吧：

面对焦虑时我会放下防备，我能够应对焦虑，我想变得焦虑。

这里有一个协同作用。在相信自己能够做到"我想变得焦虑"之前，你需要发现自己能够处理焦虑。当你持"我需要这个"的信念面对焦虑时，你会发现，此立场实际上帮助你应对焦虑感，不要去寻找结果。如果你强求"积极的"结果，就是在抵制那一刻。所以练习没有期待的等待，随着时间流逝，发现你真正在意的。

"现在，我很焦虑但没关系"

想起十几年前与卡米尔的一段往事，帮我解答了一些困惑。

卡米尔从佛罗里达州打来电话，她正遭受惊恐症的折磨，近日在图书馆里看到我写的一本书，她问我是否能够在她飞回纽约的旅途中安排一次会面。我们约定了见面时间，卡米尔如约而至。

卡米尔的行为证明她是个勇于自救的人。她坚持在平日里练习放松术，并且精于呼吸练习。在引发焦虑的环境中，她就会运用练习时的技巧，并且深深地了解如何在焦虑时运用积极的"自我对话"。但是她还是有困扰。

　　就像上周，我正以三四十码的速度行驶在一条林荫大道上，交通稍有些拥堵，我需要向左转，所以到红灯时，我驶向左转车道了，从右侧马路牙子转到左转车道共有三条车道，我停在左转车道的四辆车子后面。稍后，三辆车停在我后面了，其他两条车道也停满了车。大家都知道这些红灯的时间很长，我讨厌像这样进退两难。

　　当我感觉我有些胃痛时，我知道要运用那些放松技巧了。首先，我说服自己我能够应对的。如果我需要，我能走出车子，把车就停在交通信号灯旁边。我深深地呼了一口气，就开始做自然呼吸法。我的手松开方向盘，自然地下垂、放松。似乎不需要求助谁！

表面上看，我聚精会神、态度积极，其实我很沮丧，不停地想，"为什么？为什么这样做不起任何作用？应该有用的！"我好像走进绿野仙踪里。这个女人开车到很远的地方，就是为了和她寄希望治愈病症的书的作者见上一面。现在，我们面对面，我想对她说，"嗯，我不确定还能给你什么建议。"

我希望我能对她说，"我突然明白要说什么了……"但是却花了整整三十分钟反复思考才有点头绪。卡米尔和我都犯了同样的错误，你能够在我们的对话中发现。她说，"我不需要什么帮助！"我对自己说，"为什么这些技巧没有作用？应该起作用的！"

尽管我都对焦虑症的治疗学习研究多年，但我还是不自觉地会犯一个基本错误，我眼前的目标是让卡米尔停止焦虑。我认为如果她运用足够多的技巧——停止消极的自言自语、让自己顺畅地呼吸，忍受任何不适、等待——焦虑会消失的。"这样做有什么错？"你说呢？

答案找到了，但是难以让人接受。长期目标是消除焦虑，眼前目标是持续地矫正态度——就像你期待的那样接受你所经历的一切。一旦你对自己说，

"这样做很管用",那就是与预期目标背道而驰的。最好是观察、学习,从目前的经历中获取体会,不要认为你的感受会立即改变。我们的身体和心理不会那样发展。

这种方式充满了矛盾。正确的态度是,"现在,我很焦虑,没关系。"你也许会有立即让焦虑消散的愚蠢想法,你会尝试每一个技巧和噱头,把所有的注意力集中在此任务上,尽全力减轻焦虑。但是如果你采取这种做法,你必须持有的立场应该是,"如果这样做起作用了,那太好了。如果不起作用——如果我还是焦虑不安——也没关系。"

即使是最高明的焦虑症研习者也会忽略这一点,你必须步入接受的模式,应用在书中所学到的技巧。无论在应用的过程中反应好或不好,保持这种立场,坚持到最后——接受你正在经历的——无论结果如何。

态度即技巧

在焦虑的状态中最重要的事情是——"现在我焦虑是没问题的"——而不是消极抵抗现状。不是向现实低头,"你遭遇恐惧了,你最好消除它。"相反,这是主动行为的一部分,是动态的处理过程。将这种态度视为一种技巧,无论是顺境还是逆境,都贯穿始终。当你认为,"这个方法最好奏效,"那就说明你心里没有把握,身心都会紧张起来。一旦变得紧张,就会感觉到恐惧。如果说,"不起作用也没关系,"你就将自己推出测试环境之外了。这听起来很疯狂,改变对成功的期待实际上增加了成功的可能性。

有人曾经说过如果你想打中靶心,先把飞镖扔出去,再画圆,在达到终点之前的道路上一定会遇到很多困难。你要学会和这些困难友好相处,当它们来临时,说声"欢迎",然后开始积极、创造性地处理。害怕被困住是惊恐症患者的正常反应,当你对任何来临的困难都说"欢迎"时,自由就会降临了,再采取措施让自己脱离困境。无论尝试是否失败,立即着手面对真正棘手的问题:接受你仍处在不适之中,用时间去完成接受最初的结果是不满意的蜕变,再加倍努力改变下一次的结果。

你所担忧的困难

当你面对焦虑和不确定时，你绝不会发自内心地说，"我需要这个"。你会顽固地认为，你疯了吗？不，不需要这种感受！我不想让痛苦持续下去或变得强烈。这真可笑，我好害怕。我的心脏跳得如此快，惊恐全面发作怎么办？我需要做放松练习来消除恐惧情绪，或者稍微好一点，让我走到户外，平静下来。

这就是为什么我一直强调你需要鼓起勇气。"我需要这个"有太多的干扰，干扰来自你觉得是在保护自己远离危险，脑海里的担忧思绪会成为强大的障碍。

- 期待听到这种声音。内心有声音轻柔地、一遍遍地重复，"我需要这个，我能够处理。"你如何回应类似的危险，如，"这会很恐怖吗"。从心里面放下恐怖的感觉，倾听以及拥抱它，恐惧听起来就是如此。同时，它也是焦虑中需要管理的最重要的元素。你应该需要它，因为它就在这里。不要抵制已经存在于你的生活里的某些东西，它会提升你的耐受力。当你听到内心的声音告诉自己，"这很危险，我不能做！"那么将注意力集中于支持自己的方面。"我这样想是正常的，我假设恐惧会发生，因为我感知到危险。"这并不意味着你必须依照所担忧的思想行事，逃避事实。要知道它是什么：它是你的一部分。它存在于我们每个人之中。我们每个人都必须面对，你只是不需要被恐惧所主导、支配。

当听到自己提及恐惧的声音时，面对恐惧，这样你才会夺回主导权。不要试图平复消极的思绪，只是留意它们，防止被其限制下一步的行为以及徘徊不前。

前　进

这些态度不仅仅是哲学的基础。它们在你的治疗过程中起着积极作用。换一种方式思考这些态度，将它们当作技巧。

- 通过所面对的恐惧，我将变得更强大。

- 现在我很焦虑也没关系。

- 我能处理这些感受。

- 我能处理这个不确定性。

- 我需要焦虑。

- 我需要不安。

- 我爱上了这种感觉。

- 朝着狮子吼的方向奔跑。

发现这样做对你的益处，不要等到你变得焦虑时。把以上的观念写在一张卡片上，每天随身携带，感觉痛苦的时候拿出来看看。用这些话语来引导你的行为，这是发掘这些话语正面影响力的好方法。还有一个是接种预防的暗喻：学着忍受程度较轻的痛苦，逐步建立起自信，没有人第一天就开车参加印第安纳波利斯 500 英里比赛。相对容易开始的地方是星期天早上的购物中心停车场，带着你的父母。通过在低风险的情景中运用以上的技巧，逐步掌握，然后再逐渐地将注意力转换到焦虑容易爆发的环境中。

谁知道呢？也许它们就是你需要的"技巧"。

第 11 章
经验：最了不起的老师

大多数人出现惊恐时，会试图控制这种不适感。这个办法可以理解，但还不够。在第 10 章里，你知道了克服惊恐最有效的办法是找出它，并朝着它奔跑。所有目前你掌握的关于惊恐发作的新知识和技巧，都是让你做好准备去接近让你害怕的情形。

寻找烦恼

寻找烦恼最好这样开始：要积极主动，不要被动，不要等着引起焦虑的情形到来。看看你周围的世界，想自寻烦恼。问问你自己，"今天我怎样做，才能让自己焦虑？"别去想你怎样更焦虑或更困惑（那是一个安慰，嗯?），也别去想怎样持久。仅仅只要这个态度：需要它。

寻找你愿意说"我需要这个"的情境。如果你在一个感到很恐惧的情境中停滞不前，就别在那里练习了，回到恐惧感稍小一些的情境里。你可以这样开始，简单地想象你进入一个引起焦虑的环境。但你得逼真地想象，以引起焦虑感。如果这样你还感觉不到焦虑，就把自己置身于一个能让你产生低级别焦虑的地方，也许是一个你能比较容易脱身或只是停留不长时间的地方。例如，如果你现在对餐馆感到恐惧，那就开车去一家餐馆，在停车场里坐在车内，想象你走进餐馆。如果从这种想象练习中感到焦虑，对自己说并相信，"我需要这种感觉。"（你为什么需要它？因为你想变得更好，而需要痛苦是你变得更好的最重要的基石。）然后，就是和这种不适感共处，而不是去"修理"它们。

　　无论你去哪里，做什么事情，找机会去拥抱痛苦。在你的意识里文雅地说："我需要这个。"相信这一点，为什么相信呢？因为：

- 需要是抵抗的对立面，而抵抗让焦虑更糟。
- 需要是回避的对立面，而回避让恐惧感更强。
- 需要和惊恐所希望的相反，这样就拧住了焦虑的头。

　　重要的是你要接纳你的不适感和怀疑。"我现在感到焦虑，这没什么。"这反映了你能处理好这些感受的信念，接纳是很重要的。无论怎样，这是超越接纳的一步。我在鼓励你增加一个更深思熟虑和有力量的信息，"我需要这个"。记住我在上一章里列出的关于习惯养成的几项原则，你的最终目的就是要自愿地、自觉地找出习惯的三个要素：

- 经常应对各种事件。
- 允许你产生至少中等悲痛和不安。
- 用足够长的时间面对这些事件。

　　只要你开始了，你的任务就是体味这些经历的滋味，通过练习一些相对低恐惧感的事件，或是想象经历一个事件可能会遇到的各种可怕的威胁。

　　这里是一些你练习这种技巧的例子。（仅仅是例证，不是指令。）想象你正被以下场景所困扰。

...

　　你即将在部门每周例会上做报告，你感到心跳加速。你听到自己说，"天啊，我希望他们不会从我的声音里听出紧张。"告诉自己："我需要这种紧张，即使他们发现了，我也能应对。"用一两分钟消除大脑内的杂念，在焦虑发生时，要使用一点这样的对策，允许自己焦虑。然后，像平常一样行事。但记住：告诉自己，在急于摆脱这些感受前，体验它们。

...

你站在银行排队，腿感到无力，可你的大脑却思绪泛滥。看看自己有没有消极想法，比如，"我的感觉越来越糟，我再也不能站在这里了，我要离开这里。"接纳这些可怕的想法，但不要照着这样做。毕竟，当我们面对恐惧时，这些确实是我们脑海里的想法：我们觉得实在受不了了，我们想它早点结束。告诉自己，"我需要软弱无力的腿，我需要头昏眼花，忍受这些感受是好的练习，这并不意味着我要崩溃了。即使真这样，我也会处理好的。"如果你感到太害怕了，想要马上离开银行，告诉自己，"我在寻找这种害怕的经历，我已经找到一点了。好，我稍后会继续体验这感觉。"如果你需要，休息半小时。然后，看你是否能继续站在那里感受不适。

...

你女儿刚刚结束足球训练。你穿过球场去见她，突然，你因为空旷场地感到不堪重负和眩晕。练习说，"我能处理这个，我需要这个。"做你能做的一切，去延长这种感觉，这就叫练习。你需要通过练习变得强大，你也当然想变得更强。即使你停止穿越球场，只是围着外围走，首先给你自己一些时间去经历，并欢迎不适感。当你逃避对空旷空间的恐惧时，你还是会感到一些残留的不适。练习需要它们，提醒自己你能应对它们，即使你知道它们将减退。欢迎你的不适，即使它在逐渐消失。

在任何这种情形下，即使你退缩或寻找依靠减轻痛苦，都要继续拥抱这个信息，"我能处理这个，我需要这个。"

当练习时，你可能会冒出这样的想法："喂，我就坐在那里，试着练习'我能处理这个，我需要这个'，我察觉到我的焦虑确实达到一个高度并维持一段时间，真有趣。"在另一次练习时，或许有这样的时刻，"呀，一旦我说了'我需要这个'，而没有逃跑，我的焦虑减退了。这真是令人吃惊。"

为了让自己有机会在以前的麻烦场景中有新的体验，你必须鼓起勇气。思想里，你在和这种信念做斗争，"我需要停止这种疑惑和痛苦。"勇气的定义是不害怕和全心全意去做。面对恐惧，你绝对会这样做：你站在那，并拿下它。只有你不害怕，你才能实现"我能处理这个，我需要这个"的目标。

这对你来说是个悖论。不要通过练习去揭露真相。练习仅仅就是练习，不带目的。用这些技巧的绝对最正确的办法就是不期待任何特定结果。练习，练习，练习，不带期望。相信练习会让你觉醒，而觉醒能驱使你面对其他可怕的情形。

准备练习

让我们从聚焦这个问题开始，即"今天做什么能让我焦虑"。事实上，我们将在接下来两天里寻找练习的机会，确认可以感受焦虑和忧虑的机会。问自己以下问题：

- 我在这里能产生焦虑吗？
- 我能练习愿意在这里产生焦虑吗？
- 我能总结出关于事物如何发展的疑惑吗？
- 我能探索在那种环境下产生的不确定感吗？

用表 11-1 简要描述接下来两天的活动，填可以说"是"的事件。

表 11-1　练习技巧的机会

选择感觉焦虑和不确定的活动	不安

如果你不能想出很多事件，这或许反映你是怎样通过回避痛苦让自己保持安全的。这当然是可以理解的，但是现在是冒险的时候了。问自己，"什么活动能让我产生焦虑和不确定感"，你需要去创造机会。

确认你在担忧什么。在每种情形下，用表 11-2，列出你害怕的特定结果（你将为每个项目列新的表 11-2）。例如，想象一下，你期待出现麻烦，当你不得不在办公室做报告时，你可能有这样几种恐惧：

"人们会从我的声音中听出紧张。"

"我会因为太紧张而不能清晰地表达观点。"

"我会因为不称职被解雇。"

那么，这些发生的概率多大？有些你列出来的恐吓可能会相似，但其他的可能就有点夸大其词和不可信。你能区分不同吗？在表 11-2 的第二栏里评价每种结论的可能性，通过这样做帮助自己走出来，对这种评价进行打分，相当不可能记 0 分，极有可能记 10 分。如果你在想你的部门报告，你对人们听到你声音颤抖的可能性是什么看法？在 0 ~ 10 分里，你可以给它评分为"7"分。

人们会从我的声音中听出紧张：

```
0··················5······×··················10
相当不可能        可能                    极有可能
```

表 11-2 应对特定的恐惧

具体事件		
害怕的后果	可能性（0 ~ 10）	如果发生了，我怎样应对

然而，当你思考"我会因不称职被解雇"的担忧时，也许你能降低它发生的风险。也许你告诉自己，"是的，如果被解雇了真是糟糕，但这不是我需要太上心的焦虑，"这个结果可以评为"2"分。

我对因不称职被解雇：

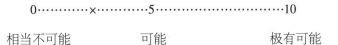

0·············×·············5·······················10

相当不可能　　　　　　可能　　　　　　　极有可能

如果你在担忧一个相当不可能的结果，那就减少它的重要性到一个很小的程度。如果你真的想完成列表上的练习任务，为什么要浪费精力去担忧那些最不可能发生的事呢？通过让你的注意力从极端不可能的事情上转移开，你就能更好地专注于手上的任务。

知道你将怎样忍受所有结果。从你许多的技巧、观点、行动和资源中，在每栏列出你害怕的后果。如果你害怕"我不能清晰地表达自己的观点"的结果，也许你将选择"在讲义上理清讲述的主要观点"作为帮助。通过列出所有你害怕的后果和你将怎样处理它们，最终目的是形成这样的信念，"这种情况下无论发生什么，我都能处理。"久而久之，你就会发现，许多我写下来的条目，"我都能有办法处理。"这是个好办法，你就不会被恐惧吓倒。

如果你对付这些恐吓结果的办法连一个都想不出来，你的思维就会被恐惧困住。例如，假设你认为："如果我变得焦虑，这没什么。如果我感到有点头晕，我能应付并继续前行。但我希望我不是完完全全的惊恐发作。那将是可怕的，我不知道将怎样处理这种耻辱。"惊慌的威胁将导致多余、不必要的焦虑和担忧，减少你专注于活动的能力。要学会忍受这些想法，包括惊恐发作的可能性。在这种场景下，你可能会说，"如果我受到惊恐袭击，我要原谅自己并离开房间。我明确地感到局促不安，但我能应对。我就告诉他们我感到身体不适。"

愿意处理任何事情。这又是一个矛盾的举动：不管这个结果多么不可能，如果你仍担忧它是个可能的结果，那么你就需要忍受它。没有别的办法赢得这个游戏。告诉自己，"我被解雇是相当不可能的"根本不能消除你的意识里的恐惧。对这种恐惧的一个强烈回应是，"我因为这被解雇是相当不可能的，我真的看不出陷于这种恐惧情绪有什么益处。但如果我被解雇，我也能找到其他工作。这是个问题，可我能克服。我想变得对足够坏的结果有更多的承受力，这样微乎其微的失去工作的可能性我也愿意承受。"

关于承担冒险，你并没有多大选择余地，它在一定范围内。焦虑的人希望有这样一个百分百的保证，就是事情都朝正确的方向发展。如果有一丁点犯严重问题的风险，他们都希望抹去这个风险。即使你有被解雇的很微小的可能性，你仍会去为它忧虑。

即使你从来没有在银行排队或穿过空旷场地时昏厥过，如果你担心还是有一丝可能性，那么你就会被吓到。因此，你必须相信你可以找到应对办法，就算是应对最不可能或最坏的结果。在银行昏厥？几乎不会发生。但即使你昏倒了呢？有人会拨打"119"，当你苏醒过来时，医务人员将判断你是不是需要被送往急诊室。你也许会撞破头，你也许会感到尴尬。如果你现在害怕在银行排队时昏厥，那么你需要相信你能处理，即使这种戏剧性事件真的发生，你可能会觉得疼，也会局促不安，送你去急诊室可能要花掉你 300 美元，但你能活下来！

你必须克服更坏的焦虑的毛病，愿意去忍受全部，这样你就开始控制惊恐了。

在表 11-2 里，我要你陈述你是怎么应对的。做这些练习时，你开始意识到当焦虑感出现时，你能处理这些威胁。一旦你拥有了这些想法，那么你就没有必要去专门知道你是怎样应对这些可能性的，你只要相信，"我不知不觉地处理了"。

一旦你确定了接下来两天的练习任务，并想出了应对每种结果的方法，运用它们帮助你决定哪些活动你可以从事。

开始你的练习

依据你在表 11-2 里的答案，选出哪些事件是你希望用来练习技巧的？对这些事件，考虑分两个阶段练习：第一阶段设想一个事件，第二阶段就是进入它，每个阶段都可以作为积极练习经历独立存在。第一阶段时，你不需要进入任何现实情境，仅仅需要练习接近它们。无论是在会上讲话，排队，或是穿越空旷场地，你都可以练习接近这个环境 6 ~ 7 次，故意地不进入它，作为建立你需要不适感和不确定技巧的方法。

技巧练习

阶段 1：故意期待（预见）事件

在你进入任何威胁性情境前，开始练习。

1. 想象进入事件，故意让你的预见产生焦虑和疑惑。

2. 当你察觉到焦虑时，练习接受和需要这些感觉。"好，我在想象我在银行排队。"现在我焦虑了，真的焦虑了！呀，这真是可怕！但……好的，我需要这个。现在，我在做这方面的练习，这个练习值得冒险。

---

3. 与焦虑共存。别急着摆脱这种感觉，细细品味这种不适感。给你的身心一点时间，"我能处理这种焦虑，我需要这个。"

4. 倾听你的担忧，并提醒自己，你能应对任何发生的事情。然后练习需要这些担忧的想法，包括焦虑。当你听到自己说，"我头昏眼花，我要昏厥了！"那就说些这样的话，"这是个好的、能引起焦虑的想法，我也需要这样的想法。"别对这种想法做什么，不要修饰或怂恿它，别说服自己。察觉并接受它，将它当作这种情形下可以预见的恐惧想法，然后等待另一个威胁想法或感觉。

5. 如果你平静并放松下来，再回到第一步，再介绍一遍痛苦，这样你就有机会去练习。

当你需要时，重复练习多遍，直到你能忍受你故意制造的焦虑。一旦你能对自己说，"当这种焦虑或疑惑产生时，我能处理了。"你就准备去另一焦虑水平的练习，来到第二阶段，用相同的技巧去进入威胁情形。

但首先我要鼓励你几句话。

这不是考试

我希望永远不要再参加专业领域的职业资格考试。就算这样，在 57 岁时，我仍然把自己看成这一领域的一个永久的学生，只是我不用再证明给其他人看我可以做一名心理医生。

我参加的最后一个考试是成为一名有执照的心理医生。我记得当时准备了 4 个月，每周学习 15 小时，同时兼顾一份工作。如果没通过，我不得不在 6 个月后再考一次，所以我必须考过，以成为一名心理医生。我当时一直很担忧，我居住在马萨诸塞州，这个考试只有一定比例的人能通过，每次考试都有许多人注定不能通过，因为它不是基于分数，而是基于分数排名，最终我通过了考试。但是在这之前的每月、每天，甚至每小时，我都不得不在学习的同时，与焦虑做斗争。

在"技巧练习"的第二阶段，你将面临一些全新的任务，你可能会感到棘手、笨拙、困惑和非常不熟练。你必须全力以赴，即使不能立马得到你想要的结果。然而，似乎容易焦虑的人好多都与考试经历有关。当你决定进入一个以前觉得困难的环境，你是否对自己说过，"这个考试，我能否考好？"一旦你宣布这是个考试，你的身体就会分泌肾上腺素，因为你将对自己说，"噢喔，我最好做得更好。"同时你会想象你失败了，这个进程会导致你感到焦虑。你越把将来的事当作考试，你就越会感到焦虑。

人们在进入事件之前宣布"这是个考试"，他们在事后宣布"我考试失败了"，我看见我的患者情况一步步地稳定地改善。然后，某个星期不可避免地在过程中会有小的挫折。有了这个插曲，他们可能会沮丧、郁闷和泄气。他们满脑子都是自我批评和绝望的想法，他们不仅说"我失败了"，更产生"我不应该拥有"或"这意味着我该放弃努力了"或"这有什么意义"或"这证明我永远好不了了"等消极想法。

当你开始行动前，你对任务的态度将是你进程中重要的因素。把你投身的任何活动当作练习，永远不要把将来的任务看成测试你进展或克服恐惧能力的考试。也不要回顾没有完成的任务，从而把你的努力贴上失败的标签。换句话说，不要将你的自尊感寄希望于你计划的积极或消极结果，要让自尊感体现在你朝目标靠近而努力的意愿上，不是去回避。

当你将所有经历当成练习时，你实际上在说，你既有意愿，也有能力去从每个经历中有所收获。你可能在某个特定时期没有实现某个目标，你的意愿没有失败，你的努力没有失败。这就是人们掌握的成功路径：设定目标，付出努力，没有人能洞察特定主题的一切。最伟大的科学家总在不断地就他们专业领域提出新的问题，这些杰出的先生和女士总是第一个维护学生的开放心态、好奇心和探究的品质。

当你将所有活动都当成测试时，你在抑制你的学习。如果你对自己说，"我昨天做的事证明我做不成它。"而应该这样说，"我不该受困于昨天的事，这对我来说太晚了。"当然，事实上犯错但从错误中吸取教训是最好的学习方法。

因为每个挑战的人都会遭遇挫折，你也可以认为你也将会遇到。当你听到自我批评或没有希望的评价出现时，让它们去。它们就是杂音，会让你分心。

说真的，如果你将在一个聚会上待到夜晚 11 点作为目标，但你因为不舒服 9 点半就离开了，那么你就没有实现目标。这就像你朝靶心扔飞镖，但离它差三环。当你采取纠正行动时，让这个经历反馈给你。下一次投掷时，你会怎样调整？你能在另一个地点朝目标瞄准吗？投掷时让飞镖更有弧线？集中精力在下一个动作？朝目标站得更近些？

当你遵循第二阶段的行动指南进入第一阶段所列的事件时，集中精力在你能做的事情上以获取好的结果。如果带着失败离开一个情景，你要注意有两个重要焦点：第一个是"我可以从这次经历中获取什么经验，下次我可以应用"；第二个是"既然我要离开那个困难环境，我要怎样照顾自己"。面对失望时，练习支撑你的技巧。如果你的目标是下次表现得更好，你在经历这次困难后打算怎样对待自己？不要自我责备，给自己一个支持的声音。

我们开始第二阶段吧。

技巧练习

阶段 2：故意进入事件

1. 当你进入并在一个场景中时，将精力聚集到任务上。如果你在完成一个简单任务，比如在银行排队，你可以从事你想要的任何简单事情，比如看看周围。如果你忙于一个更复杂的任务，比如在部门会上做报告，聚焦于你的任务，诸如努力讲好你的讲稿，回应听众的要求。

2. 练习接受和需要你察觉到的焦虑。提醒自己，你在寻找痛苦发生的频率、强度和持续时间。

3. 徘徊在焦虑和不确定的时刻。让你的身体和心灵有时间应对这样的信息，即"我能处理这个，我需要这个。"不要急匆匆地摆脱这种感觉，与痛苦一起闲逛，也不要被消极思想弄得偏离轨道。发现它们，接受和需要它们，允许它们闲荡，但不要打扰对它们的反应，然后将心重新放在任务上。

4. 提醒自己，你能应对发生的任何事情。

练习，练习，练习

无论是今天还是明天，将这些原则融入你的世界，按照它们来工作。重复是关键，所以尽可能多地练习，一天几次就很好。每个新的一天，运用表 11-1 和表 11-2 去创造新的练习和学习机会。设定目标，去练习这些态度技巧，直到你相信它们有用，你也可以成功运用这些技巧处理受威胁的场景。不要很快对你做的事做评价，认定你不会成功，按照方案一遍一遍地练习。

记住一点：正是因为不抵抗惊恐，你反而克服了惊恐。耐心点，你终将获得自然而然的洞察力。听起来可能像这样："嘿！当我说'我能处理这个，我需要这个'时，12 遍中有 4 遍是真的，我的焦虑消退了。另外 8 次我还是焦虑，但我处理得很好，惊恐还在，但我没有崩溃。这也许就是我的全部反应，好极了！"

什么时候进入下一个技巧训练

当你可以对下列每项陈述说"是"的时候，你要为下一阶段练习做好了准备：

怎样知道你在成功的路上

- 你寻找激发焦虑和压力的机会。

- 你能指出自己到低在害怕什么。

- 你挑战自己不去关注无事实依据的结果。

- 不管有无事实依据，如果它们发生的话，都能应对这些结果。

- 你在受到威胁的环境里故意选择去感觉不舒适和不确定感，"我需要这个。"

- 你选择与焦虑和不确定感多待一会，而不是急于摆脱。

- 你发现了消极和可怕的想法，但不深陷其中，接受它们而不是消除掉。

切换到第四部分，当你需要时给予支持

如果你每天练习 3 次并持续了两个星期，但在害怕的环境中你依然不能转变态度，那么进入从第 15 章开始的第 4 部分。这一部分将帮助提高你的技巧，之后你再回来进行这项训练。

第 12 章
寻找更多

还记得小时候下跳棋，比赛快结束时，你只剩下一个棋子而对方有四个吗？你被紧追着，你在棋盘上四处躲闪，但你能做的就是逃跑。后退，跑开，后退，跑开，直到你最后被逼到无路可走，输掉比赛。现在考虑一下你怎么对付焦虑吧……

当你的策略是躲开事件和努力回避某些感受，你就是在百分百地使用防御策略，这让你完全集中精力在保护自己上。仅仅是防御的话，没有谁能胜利，因为你在不断地放弃战场。你必须前进。

争取而不是与惊恐斗争

控制惊恐是个积极的进程，我们都对生活有所预期。通过控制惊恐，我们能看到积极的未来。

然而，惊恐让你放弃做任何事情，并和它对抗。惊恐会让你的生活停止，除了思考与它斗争外，什么都不去想。以一种矛盾的方式，惊恐之所以存在就是因为你总是反抗或逃避它。

不要上当，永远不要与这个看不见的敌人斗争。当你变得焦虑、紧张或惊恐时，运用你在这部分学到的技巧，但始终要积极面对未来。为未来而战，朝着你的积极目标前进，还有那么多有价值的事情值得你用心去做。你外面的世界如此美好，夏天美丽、温暖、晴朗，冬天有温暖、柔和的火光，与爱人的拥抱、欢声笑语，解决职场的难题，家里鸡零狗碎的事情，听音乐、和朋友聊天、学习新东西。关注自身之外的事情，用心体会生活，让生活的触碰治愈你。不要困于惊恐！请积极融入你的生活，让生活变得有趣。

让我用一个类比来阐明这一点。例如，这个星期你很忙碌。现在是星期五下午，周末，公司同事将到你家做客。你不得不打扫房间、洗些衣服做准备，但同时你这一周的工作使你感到疲惫。

你要做什么？一个选择是关注你的疲倦。"我不会被这种精疲力竭打倒，我将要克服沙发的诱惑，因为我非常想躺在上面睡觉。"你看到了吗？你的注意力是如何变得消极的？如何阻止疲倦来袭，如何让你避免休息，你在这场斗争中浪费了体能。

另一个选择是展望积极的未来。"我希望我的房子明天干干净净的，我也想好好休息一下。但最重要的，我希望客人们在接下来的两天在我家愉快地度过。"当你期待你想要的目标时，你的态度就转变了。也许在这漫长的过程中，这样才是最好的安排：你现在小睡一会，在接下来几个小时里，你更投入地做清洁。或者是快点收拾，将脏衣服藏在衣橱里，这会让你有更多时间和朋友们一起放松、享受。对抗疲倦不再是问题。乐观一点，感到休息好了，过一个愉快的周末，这些都是非常重要的。

同样地，当焦虑或惊恐出现时，你的反应就是将注意力放在积极目标上。从本质上来说，你的态度是，"我要朝着这个方向努力。现在，我要看看我在感到不舒适时，能怎样支撑自己。我要尽我最大的努力支持自己，这样就能继续朝目标迈进。"

收复失地

战胜惊恐就如同收复失地。去哪儿旅行，待多久，和谁分享时光，接受什么工作，有什么样的心情，要达成什么样的目标和梦想。所有这些你都可以自主决定。

总的法则就是：当你勇敢地面对痛苦和疑惑时，你就有赢回生活的力量。你需要做出两个重要转变来帮助你实现目标。你接受这样的立场，"我想要面对不确定和不舒适。"你也有这样的态度，"我能处理发生的任何事情。"这时，你用这些态度指导你的行动：你会朝已经逃避的事物前进，这个方法是违反直觉的。你必须承担冒险者的角色，因为你正面对不舒适和不确定的恐惧。

你想摆脱焦虑和惊恐，结果往往容易让它们停留，那么如果反其道而行之鼓励它们留下来呢？（我现在能听到你说："什么？我根本不想听这个。"）记住这是个心理战，只要你还在按惊恐要求的特定方式反应，惊恐就仍占据领地。如果你改变了反应，那么你就开始收回阵地了。

让惊恐来得更猛烈些吧

现在，当你有更长时间面对疑惑和痛苦时，会通过说和相信"我需要这个"来弄清楚正在发生什么。接下来我们将要把这种观点提升至：

- 我要它更强。
- 我要它持续。

还记得关于习惯的研究吗？通过经常面对恐惧来克服内心的害怕，用足够大的恐惧和持续时间足够长的恐惧来克服它。这三种特征让你的身心养成习惯去面对恐惧，这个习惯会让内心的恐惧慢慢削弱。然而，我和你有鲜为人用的秘密战术。它十分有效，足以加速你的进程：不管要经历什么，我都需要它的心态。

以下是让自己变得长期很不舒服和不确定的思维逻辑。

- 既然你需要经常面对恐惧，你的痛苦也需要一段时间来缓解，还有……

- 你想要变好一些，然后……

- 即使你不舒服，也要经常、认真、长时间地直面恐惧。

人们在练习面对恐惧之前，容易给自己一个混合信息："我不想去那里并变得焦虑，但我知道我必须变得更好，所以，我愿意。"注意，这是多么直接地表达他们的抵触，抵触就是你进步路上的最大障碍。如果你抱着这种心态，你就在遵从一个期待（"我该做这个"），但你的心不在那里。你在让自己从属于一个消极角色，没有严格按程序练习。

当我鼓励你去面对恐惧时，你要建立这样的思维观念：

> 我致力于让自己变得更好，这样我就愿意走出去，变得焦虑。如果没有变得焦虑，就没有练习。如果我不练习，就不会变得更好。我真的想变得更好，所以我确实希望变得焦虑（就算它会吓着我），为了练习我的技巧，我希望焦虑无处不在，（即使我一点都不喜欢它），因为我想在这种环境里学习，能够忍受焦虑，而且（大口吸气!）为了继续进步，让焦虑变强烈对我就很重要了。我想让这种练习有用，所以我就想焦虑变得更强烈（但这将是不愉快的）。

当然，你现在不需要每次练习都默念这么多话。我仅仅想表明我的观点，并希望能对你有所帮助。你可以把这些话缩短成下面的简单信息：

> 我想要我的不适和疑惑显露出来，很强烈，持续一会儿。我愿意做这件难事，因为我想变得更好。

秘密是什么？

我说过态度就是个秘密战术，现在让我告诉你这个秘密。通过真诚地想要身体上的强烈不适感或强烈不确定感，通过想要它们持续，通过想要它们频繁地出现，你的状态会有大幅改善。为什么？因为你不是在抵制。放弃抵制时，见证奇迹的时刻就到了。久而久之，你会发觉你不由自主地开始有更多的掌控感。可是，再一次，这个奇迹矛盾地出现了：如果你在寻找掌控感，你却找不到。你只需要做你的事情：去练习需要频繁地经历强烈的不适感或持续一会儿的不确定感。

那么去找寻不适感吧，找寻不确定感，希望它们会常伴你左右并感觉强烈，当最终得到积极结果时你会很惊讶。开始找出变得不舒服的机会，将令人感到威胁的事件当成一个机会，每天寻找，在你做每件事时这样想："这是不是一个练习面对不适感的机会呢？我希望是这样。"

在任何一种情形下，如果你突然感到你受到威胁或害怕，那就是你告诉自己的线索，"这看起来像是个好的练习机会。"当你宣布这些时刻是你的练习时间时，那么掌握主导权的就是你，而不是惊恐了。而且，你对练习有了新的看法，这种练习指向你的行动和反应：你在寻找不适感，且让它更强烈、更长久。

当你发觉自己不自主地感到不舒服，对自己说关于怎样回应的话，或许你会这样说："小伙子，我感到不好。我害怕这要持续多长时间，我怕这要变得更强烈。好吧，所以，该是练习的时候。如果我现在打算练习，那么我就要按以下态度开始练习，我希望这些感觉黏着我，而且相当强烈。"

每天都找机会练习，你的练习或许会和这两个例子相似。

···

如果你知道你的心脏健康，但你还是担心心动过速，也许会导致

心脏病发作，那么就去健身房，做单车训练。当你心动过速，你或许

会感到害怕，告诉你自己，比如："哟！我现在担心我的心脏，但这就是我现在要做的，努力让自己感到不舒适。好的，现在我想保持害怕的感觉。我确定目标，骑 30 分钟，虽然我想到害怕，听起来挺难，我要开始去做。"5 分钟后，你可能会听到自己说："哦，不，我怎会知道我是不是会心脏病发作啊？这对我来说太过了。"这时你说什么？"好吧，我的疑问就在这。我在寻找威胁的感觉，我希望这些想法突然出现，这是在正确的方向前行（而且我害怕了！）"

...

你决定处理你对行驶在州际公路上的恐惧。你计划了一项练习：你将开上高速公路，开 3 英里到下一个出口（过去 12 个月你没做过的事情），驶下高速公路，开过桥后再掉头折返，朝你原先的出口开来。当你期待这个练习时，你对自己能否做到心存疑惑。"好的，我有疑惑，我需要这个。"这时，与你的不确定感一起坐一会儿，不要掩饰你的消极念头，也不要说你没有它们，就让你和它们黏在一起，知道它们很快会回来。当你准备好后，再开始开车吧。当你的焦虑更加强烈时："呀哦，耶，我要的就是这个，我能处理它，我喜欢这种感觉环绕我的周围。"如果你的痛苦是压倒性的，你看不透这种恐惧，那么你可以停在高速公路路边，休息一下，告诉你自己："我刚练习了这样一个挑战，真是太棒了！""这仅仅是个练习，不是个测试，我怎样做都没什么。我在这坐一会，恢复一下，然后完成这个练习。"尽你最大的努力，在这两个出口之间连续进行 3~4 次这个 6 英里循环。一圈下来，你可以休息一下，如果你想的话。然后，在你的安全带下，你可以进行 30~60 分钟练习。这很重要！一个星期里做好几次这样的练习，你就有了治疗包：经历和需要足够频繁、强度足够大和持续时间足够长的不适感和不确定感。

练习需要强烈的长时间胁迫的事件

当你开始找寻感到受威胁的事件时，有个重要提示：你不需要做什么故意让你的痛苦更强烈或更长久，只需要去找那些过去曾威胁过你的事情。不要试着更加焦虑，不要更加困惑或不安。只需要把精力放在你需要的不适感和不确定感上，不需要自找麻烦。接纳它们，邀请它们，如果它们出现了，很好！如果不出现，也很好！不管你的焦虑程度，你仍然在练习。

你还要做什么？只需要进入环境，尽量做得像一个人在这种环境下的正常状态就行了。开车时，注意力放在基本的驾驶技巧上。逛街时，心里想的是买到你想要的物品。和朋友午餐时，好好点餐，好好聊天，尽最大可能愉快进餐。当你意识到焦虑时，欢迎它，在心里默读这条信息，比如："好，我在这里想变得焦虑。"然后把注意力转向开车、逛街、与朋友吃午餐。如果你察觉焦虑在增加，用这样的信息回应你的意识，"我要变得更加焦虑。"

"哦，好可怕！但是好的，因为我在寻找更多痛苦。"如果焦虑还在你周围，回头聚焦在你的任务上。"好，我希望焦虑越久越好。"然后尽最大可能，将精力放在你的任务上。

让我再次重复：只要你进入让你感到威胁的情境，不需要增加紧张感或担忧。也不需要故意让不适感和不确定感持续，你要做的是需要这些变化。我们在致力转变你对感觉和想法的心态，当你期待它们或开始经历它们时，以开放的心态欢迎它们的到来。如果这时你期待你的不适感和不确定感不会增长或持续时，你就是在火上浇油。寻找或需要这些经历，就像切断恐惧之火的氧气供应。朝痛苦和疑惑走去，你会掌控它们。

为了克服焦虑，你就不要与之对抗。为了让惊恐消除，你就要让它存在；为了控制疑惑，你就不要再抵制它，这就是一个悖论。

技巧练习

需要强烈的长时间的威胁性事件

1. 找一个你可以产生焦虑和疑惑的环境。

2. 提醒自己，你可以应对任何结果，如果你不确定自己怎样应对，那么在你开始之前先想好应对方法。记住，你的最佳态度是："不管发生什么，我都能应对。"在你进入环境前，转变成这种态度。

3. 当你期待和进入事件时，提醒自己你的目标是：

- 我需要感受到不舒服。

- 我要对这个事情的进展感到不确定。

- 我在寻找痛苦和疑惑，并让这些感受变得更强。

- 我希望焦虑和不安能尽可能地持续足够长的时间。

4. 专注于选择的任务：开车、逛街、看电影，与他人说话。

5. 无论何时你因为焦虑和疑惑感到威胁，提醒自己，"我需要这个，我希望它围绕在我四周。"然后尽最大努力，让你的精力回到你选择的任务中去。

6. 假设你再次被可怕的念头分心，你在某种程度上会难以集中精力或难以完成你选择的任务。尽最大努力继续前行，愿意去牺牲你的时间和精力。

7. 如果因为痛苦和害怕，必须结束你选择的任务，那么也要为自己曾付出的努力和勇气而表扬自己。

何时转换运用这些技巧

尽可能经常练习运用这些原则。每天几遍会很好，将练习这些态度技巧作为目标，直到你能持续运用它们去应对你感到威胁的情形。在你练习其他技巧之前，完成下列任务。

怎样知道你在成功的路上

- 你在积极地寻找更多的机会，以练习产生焦虑和疑惑。

- 你愿意积极应对任何事件的可怕结果。

- 你致力于练习你的目标：

  · 想变得不舒适和不确定。

  · 想让不适感和不确定感更强烈。

  · 想让不适感和不确定感持续一段时间。

- 你预期不适感和不确定感可能不能让你最大限度地完成选择的任务。你接受这一点。

- 当感到不舒适或不确定时，你可以提醒自己这些是你要找的感觉。你接纳它们，而不是对抗或努力消除它们。

- 当你结束练习时，不管完成得怎么样，你都为自己的勇气和曾付出的努力表扬自己。

当你练习时，你或许内心挣扎过，是否运用这些观念，但不要对此失望。这些观念是全新的，因此会有些挑战。因此，它们注定是难以运用的。但一旦确立了这个态度，你的全部信念就会改变。接受和邀请焦虑，而不是远离焦虑。当我们试图控制焦虑并失败时，惊恐就来了。由于你不再对抗不适感，也就不会再产生失败感。当你不再说，"我马上就失败了。"惊恐就不能再控制你的生活了。

第 13 章
丢掉拐杖站起来

你有过以下经历吗？

...

你决定和一个朋友共进午餐，但你又为此心神不宁，于是，你把你的另一半叫来壮胆。现在，当你在餐馆大厅紧张等待时，你将两个手指放在手腕上，几秒钟后开始摇头。"我的心跳在加速，我不知道是怎么回事……"你在口袋里找抗焦虑药，以防万一。午餐过程进行得比你想象的好，你轻松地离开。

...

你开上高速公路去探险，尽管过去曾因在拥堵中开车有过麻烦，你能听到你的意识里响起惊恐的声音。"我做不了这个，这太恐怖了，我会失控的。"但你不想放弃，所以你开始分心。当你打开收音机时，你开始懒散地分散注意力，"我能做这个，能做这个，能做这个。"每隔几分钟，你就用呼吸放松法让自己安心。"如果我能平静地呼吸，我会很好。"你成功到达目的地，并且回头再来，为你在惊恐中安然无恙感到庆幸。

你的安全拐杖

在这两个例子中，每个人都创造了一套应对策略，让他们能忍受逃避不了的事件。这是值得称道的！我把它们叫作安全拐杖，因为你靠在它们上面，以获取安全感，人们用的最大拐杖是去逃避令人感到威胁的情境。第二个是摆脱这种惊恐的感觉，但人们有许多精妙的办法去避免不确定感和不适感。我在本章的结尾处，列出了许多常用的安全拐杖。以下这些就是从前面场景里用到的安全拐杖：

- 找个能帮你的人陪伴你。
- 检查你的脉搏。
- 带着抗焦虑药。
- 让自己分心。
- 重复鼓舞士气的话语。
- 第二次放松练习。

治疗断腿之初，拐杖是必需的。但如果你想再次独立行走，你最终必须扔掉拐杖。惊恐症也是如此：当你选择迈一大步，进入一个新的、令你受威胁的场景时，拐杖是非常便利的。因为严重的惊恐症，过去 6 年你没坐过飞机。而下周，你必须跨国飞行，那么你就和朋友一起出行，带着抗焦虑药，练习放松技巧，在手机上下载音乐播放器，带着杂志和数独游戏等，转移注意力——这些听起来，对我而言都像好主意。但如果你从现在起，继续用这些"拐杖"支撑你的飞行"以防万一"，那么你就永远克服不了惊恐症。

拐杖：要还是不要

为什么要减少对安全拐杖的依赖呢？拐杖有两方面伤害：它们削弱了你的掌控感，也降低了你在威胁环境中赢得掌控感的能力。为了感受不到惊恐的威胁，你需要挑战扔掉那些拐杖。让我总结一下我们从研究中得出的结论，注意以下两点，因为它们看起来不合逻辑。

第一，使用安全拐杖让你更易受到焦虑的伤害，直面威胁会让你感到

强大。

你的解决办法——使用安全拐杖——会让你的问题长存。为逃避威胁所做的任何事，将会让你和威胁继续在一起。当你有意识地想，"很高兴交通不堵，"你会不自觉地想，"因为如果现在很堵，我会被吓到的。"焦虑是对威胁的正常反应，所以即使你安慰自己，但你同时也在通过强化堵车时开车是危险的这样的信念。

有三项针对健康人群的研究，这些人没有与焦虑有关的症状。实验课题要求被试产生身体不适感——例如，在混有二氧化碳的氧气中呼吸或是强力呼吸。三项研究中，那些轻易使用拐杖来让他们减轻不适感的人，相比将更多精力放在感觉上的人而言，会报告更多的惊恐症状，而且控制感更低。

这并不是说，用安全拐杖的人真的更焦虑。他们在练习时的心率波动，与那些直面焦虑的人是一样的。这意味着，使用拐杖会让你感觉比真实情况更加不舒服。

第二，当你将精力放在不适感和不确定感上时，你就进步了。

研究人员已经广泛研究了当你处在威胁环境中时，你承受不舒服和恐惧的好处。是的，当你在练习时，努力从精神上消除不舒服会让你短暂放松，但从长远来看，它让你陷入痛苦中。在一项研究中，经过 6 个月的治疗后，那些愿意聚焦在他们的不适感上的人，比那些用安全拐杖来分心的人，持续报告进步大得多。

在一项研究中，幽闭空间恐惧症患者（害怕封闭空间或拥挤场所）在治疗时，被强制去面对他们害怕的环境。一个小组被要求在练习中，将精力集中在他们感知到的威胁上。另一组接受了复杂的脑力思维任务，以让他们的思维忙碌，不去思考他们的恐惧。换句话说，他们被培训去使用一个安全拐杖。直面威胁的小组，相比忙于分心的小组，更能有效地减轻恐惧。

另一项研究中，让幽闭空间恐惧症患者进入一个密闭场所，以锻炼对恐惧环境的忍受力。一个小组接到指令，他们在练习中只要觉得需要，任何时候都可以使用安全拐杖。他们被允许如果需要新鲜空气时，可以开扇窗户；可以站在门边，以便能快速跑出去；当他们需要时，可以去检查门有没有锁；他们也能通过对讲机与实验员通话。另外一组没有被提供任何安全拐杖，实验员要求他们聚焦感觉到恐惧的好处，以发现他们是否真的受到威胁。第二小组克服幽闭空间恐惧症要容易得多，使用安全拐杖让第一小组继续与焦虑感对抗而结束。

那意味着什么？当你愿意变得焦虑和不确定时，你反而变好了。为了有更长足的进步，你必须面对短期的不适感和不确定感。你不需要知道你的焦虑将变得多么强烈，会怎样发展，你也不需要确定是否会造成消极后果。这是因为，你必须质疑你的信念，就是某些难以忍受的事将要发生。怎么样？通过让你处在那种环境中，并关注发生的事情。

仔细想想我说的话，研究显示有个很好的方式让你改善自己的状况。许多研究让我们得出这个结论：允许你自己——甚至鼓励你自己——去害怕，感到恐惧而不是阻止它，就可以治愈。这些发现支撑了人们对惊恐症的研究，创伤后应激障碍、强迫性精神障碍、幽闭空间恐惧症、社交焦虑，还有驾驶恐惧症、恐高症、动物恐惧症等。很明显，让你分散注意力并不会最好。

例如，一项对 37 名曾遭受过性侵的妇女的研究显示，她们都有创伤后应激障碍，研究想知道她们经过治疗后康复得怎么样。一项叫作“暴露疗法”的治疗方案包括在一个训练有素的治疗师帮助下，重复想象性侵过程。这个针对创伤后应激障碍有效的、研究证实了的治疗办法，让所有妇女都有所好转，这是个有意义的发现。那些妇女允许自己在练习暴露中感到恐惧，当察觉到这种感觉时并不去阻止，她们经过 8 次训练后，大多数都能达到最好的治疗效果。8 次能变得更好——这是一个重大发现。

所以充分检验你的理论：当不好的事情将发生时，不用任何拐杖去检验。如果你相信这样的方案从长期来看对你有效，那么短期内你将更愿意忍受焦虑和不确定感。

去掉这个选项

即使你不用安全拐杖，靠近它们也会限制你的进步，就像你去用它们。你要意识到，在练习时你有权依靠拐杖，但这种想法会干扰你获得处理焦虑的能力，就像你真的依靠拐杖一样。在口袋里带着抗焦虑药"以防万一"，看起来比吃药要进步些，也确实如此。但要战胜焦虑，你也许需要在去掉这样的选项下练习，即扔掉药物直面困境。带着手机或是应对技巧清单，为离开准备借口，知道怎样找到可以依靠的人，持续跟自己保证——这些都是以防万一的拐杖，它们会让你回避直面恐惧。它们会坚定你的信念，那就是威胁是真实和有效的。

打破循环

这是你增强恐惧的模式，如图 13-1 所示。①当你面对一个你感觉到威胁的事件时，②你抓住一根或更多拐杖，③马上感到轻松些了。但当你从精神上依靠这种宽慰（也许你没有注意到），并得出：④你刚刚躲过一场灾难；⑤用拐杖，⑥让你无意识地将这个事件与危险相联系，现在，⑦你对事件的恐惧感更强了，陷入一个恶性循环。

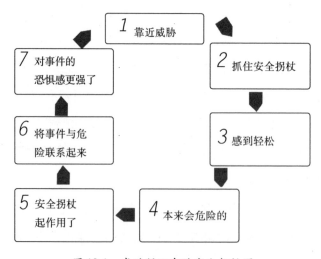

图 13-1　威胁循环中的安全拐杖图

例如，当与朋友约的午饭日期临近时，你将这视为一种威胁，你要你的另一半过来一起，你监控你的心率，检查你的药物。这些拐杖让你感到某种程度上的放松，但是，也许在你的意识之外，你感到很坏的情况会发生，你继续这样的事情。当它结束时，你继续为这些拐杖"起作用了"感到安心，因为你避免了灾难。你下次碰到类似的情形时，你的恐惧感会再次来，你会再次寻找拐杖。

图 13-2 是关于你怎样将注意力放在焦虑和察觉到的威胁上的图示。

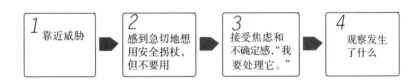

图 13-2　学着不用拐杖去应对处理

①思考靠近同样威胁的事件；②当你有使用安全拐杖的冲动时，克制住。相反地，忍受你的焦虑感，愿意直面可能发生不好事情的不确定感。相信你会找到应对办法，无论发生什么；③就像我们在前面章节里做过的一样；④观察在这种场景下究竟发生了什么。

每用一次拐杖，你就增加了一层对能力的否定。想象你离开一个聚会，然后说，"也许我再待 30 多分钟的话，我就会羞辱自己的。"质疑这个结论正当性的方式，是下次待得更久一些。你必须做得足够多，时间足够长，去否定一切不切实际和威胁性的想法。

你的目标是挑战不切实际的想法，即事情的走向如何。你不知道这些想法是真是假，这个想法会让你焦虑。好，这就是我们在找寻的：进入一个让你感到威胁的环境，在你感到不舒服和不确定时，观察会发生什么。你必须抛开"那些拐杖"去面对这种环境，这样才能看出你能不能应对。随着时间推移和练习增加，你会越来越少地怀疑自己应对的能力。

练习时，记住并不仅仅关注你将遇到什么样的焦虑。你想象中的下次会发生什么，才是更具威胁性的。你会更紧地抓住安全拐杖，以期望让你避免恐惧的灾祸——跑出杂货店，昏倒，出事，心脏病复发。你应该练习去验证这些信念，而不是通过练习去看你的不适感有没有消退。

你怎样做到这些？当你做练习时，就尽最大能力，不做让你摆脱尴尬、减轻焦虑或感到更安全的事情；不做任何隐藏焦虑或提高你表现的事情。如果在演讲时，汗水快流进眼睛里了，停一下，去擦擦眉毛，再接着讲。如果感到卡壳了或困惑了，就停下来看看笔记，然后继续。这个时候就要你自己在场，精力集中在手头任务上，不管是向听众阐释一个观点，还是擦掉脸上的汗水。接着观察会发生什么，你是怎样应对的。不管你学到什么，将其用在你下次遭遇威胁时。

在第 11 章的表 11-1 里，你列了一个你练习技巧的单子，在表 13-1 中列出你在每个事件当中会用到的安全拐杖。当你准备检验你的应对能力时，它将提醒你，你的安全拐杖是什么，努力消除你对这些拐杖的依赖。

表 13-1 安全拐杖

事件：	
列出安全拐杖	

安全拐杖

安全道具

☐带手机

☐带着电话号码以便在遇到"紧急情况"时拨打

☐带抗焦虑药

☐带书或其他分散注意力的东西

☐带水

☐带朋友或家人

放松练习

☐努力保持放松

☐依靠呼吸技巧

☐依靠放松技巧

监控

☐监控想法

☐时间症状

☐查脉搏

☐看表

☐检查呼吸

☐查看天气

☐试着吞咽

躲避和避难计划

☐靠近安全出口坐或坐在最后一排

☐知道最近的医院在哪里

☐知道浴室在哪

☐等到最后一刻做决定

☐为离开准备个理由

☐为避免惊恐发作而离开

安慰行为

☐不断安慰自己

☐知道怎样准确找到可以依靠的人

☐提醒自己可以离开

☐只与熟悉的人练习

☐从其他人那里获得安慰

☐经常看医生

☐重复练习一个行为

坚定行为

☐靠在手推车或某人手上

☐在可以触及墙或其他支撑物的距离内站或走

☐倚在墙上

☐急着建立掌控感

☐坐下而不是站着

限制或约束练习

□匆忙地练习

□只在休息好了和平静时练习

□练习时点到为止

□希望症状不要持续太久

□只在确定你不会焦虑时练习

□与自己讨价还价，如"再多 5 分钟"

□只在某一时间或某些日子练习（也就是避开高峰时间）

转移注意力

□一直开着收音机

□闭上眼睛

□不断说话

□看地板

□和可以依靠的人不断说话

□对自己唱歌

□听音乐或读书

□重复"它仅仅是个焦虑"

限制或阻止症状

□寻找新鲜空气

□带着应对技巧清单

□摇下车窗

☐一直看应对技巧清单

☐不吃东西

☐阻止焦虑念头

☐不进行"太多"练习

☐带着抗焦虑药"以防万一"

☐站在右手队列里

☐饮酒壮胆

☐绝不超车

☐抿口水

避免他人伤害

☐不与人进行眼神交流

☐几乎不和身边人一起练习

☐不和别人说话

☐躲避人群

第 14 章
对话惊恐

我仍然记得玛丽的话："来吧，惊恐，给我最准的一击。"她设定了这样的场景："我在图书馆里收集资料，大约 20 或 30 分钟后，我突然开始感到非常焦虑和压抑。我真的想跑出去，我的身体开始颤抖，我感到头晕，对工作完全集中不了精神。这时，我不知道怎么会这样，但我决定不畏艰险。我走到书架最后一排，盘腿坐在地板上（我可不想昏倒后脑袋撞在地上）。我说：'来吧，惊恐，给我最准的一击。'我就坐在那里，坐着，接受它。两三分钟后，所有症状消失了。我站起来，完成我的工作，这活儿在图书馆里一般需要 3 个多小时才能完成。"

这对玛丽是个很有益的经历。在那晚之前，她会在感到不舒服后，立刻离开那里，直接回家，绝不会完成资料收集任务，接下来两三周也会因为没完成任务而精神上自责。相反，通过她勇敢的努力（记住，她害怕会昏倒并受伤），她学到了很有力量的一课：如果你改变了对事件的反应，你就改变了事件的走向。

改变规则

现在，我来教你玛丽用过的技巧。将这看作高级的技巧，因为它包含了信念的飞跃去实现转变。不是每个人都愿意尝试的，这也不是一个必需的技巧。但我告诉你：当它起作用时，人们都说很有效。如果你准备迎接挑战，那我们开始吧。

当然，惊恐和焦虑不是敌人，它们是你的身体和思想对那些你感到是威胁性的环境做出的回应。然而，学习接下来这个技巧，将焦虑和惊恐看作身体外的存在。把它们看作"恐慌露面""焦虑抢走了我的注意力""恐慌说，'不要离开屋子'"，或者"焦虑告诉我，我处理不了这个"。将惊恐和焦虑看作对你能力和自主感的挑战者，尽管它们是来恐吓你原地不动和逃避的。如果你冲出去，如果你冒险，它们就吓唬你，让你回到安全地带。它们想要让你认为，只要按它们的规则来，它们就会消失。只有你明白了它们的运行规则，但这些规则可能近似于以下这些：

- 控制你的呼吸；不要上气不接下气。

- 保持平静；不要头晕、虚弱、恶心或是心跳加快。

- 不要让自己陷入困境；常常为自己留下逃避的出口。

- 不要失控或是变得困惑或出事。

- 准确知道事情会怎样发生，或不去做它们。

- 不要让自己或其他人局促不安。

- 不要让人看出你有困难。

- 不要冲出安全区域。

- 不要丢掉安全拐杖（你的伙伴、手机、一个为离开准备好的理由等）

惊恐和焦虑通过声音命令来指导你的行动。你甚至可以说，它们控制了你的声音。如果你仔细听，你会听到自己在默读这个信息：

"我最好不＿＿＿＿＿＿＿＿"

"我不能处理＿＿＿＿＿＿＿"

"我希望没人发现＿＿＿＿＿＿＿"

"我会陷入困境，如果我＿＿＿＿＿＿＿，我不能让自己这样。"

如果有上述声音，说明你惊恐了！只要你听从这些声音命令，按它们的规则来——即回避——惊恐和焦虑就会离开你。但你牺牲了什么？你的自由，你的骄傲，你的成就感，还有生命中的许多快乐。

是停止按恐慌的规则做事的时候了。我们已经在按这个策略行事了，就是直面你害怕的，以及想要经历那些过去你警惕抵制的东西。在第 12 章里，我介绍给你"我想要它强大，我想要它持久"。现在，我们来做一个有趣的脑力小游戏。忽略你头脑中的声音以及恐慌本身，你要对恐慌默读命令。下面是这个过程：

（1）当你分心，心事重重，或是被你可怕的想法威胁时，一字一句地对惊恐或焦虑说话，就像它们在你感觉之外一样。

（2）告诉它怎么去做的指令，确保这些指令是它所希望的反面。

（3）回到你现在的行动。不要听对命令的反应；不要等回应；不要从你刚说的话里找任何好处。将你的注意力从感觉或焦虑中转移，关注你需要的行动。对惊恐提出要求，然后很快回到你的任务。

（4）当焦虑再次抓住你的注意力时（可能几秒钟内发生），没什么，回到第一步。

接下来的章节，你将看到一些例子，表 14-1 中第一栏是你担忧的感觉。第二栏是对第一栏每个感觉的典型的、可怕的回应。恐慌希望你用这种方式对感觉做出回应，即被吓到或是希望它不要更深地伤害你。过去，只要能平息你的焦虑，你什么都愿意去做。最后一栏举出一些你如何改变指令的例子，站到惊恐的对立面说些它不想听到的。注意，我给最后一栏贴上的标签是"怎样命令惊恐"。现在你要做的就是，转变焦虑，改变规则，采取与惊恐完全不同的立场。对惊恐提出要求，但不是它可以继续存在下去的要求。不是寻找方法去抚慰它，你应该给它安排任务，就像你在掌控全局一样。告诉它干什么，先发制人，而不是低人一等的位置。"给我更多，那还不够强烈，让它更强烈一些。"不是按着惊恐的计划在走，挑战这个计划，做出回应。你有怎样的反应？就像玛丽阐明的，惊恐发生时它经常是"困惑的"，不知道怎样回应。这样，抗争就要有新的形式。

表 14-1　对话惊恐

惊恐的感觉	惊恐想听到的	怎样命令惊恐
不断加快的心率	如果我的心跳加快，我会受不了的	惊恐，请你让我的心跳更快吧，现在
头晕	哦，不，我要昏倒了	我无处可逃地头晕，请更多些吧
困惑	我不能问那个问题。他们会知道我有多困惑	你能让我困惑得连句子都说不清楚吗？能快点吗
虚弱的腿	在跌倒前，我要靠着什么东西	腿发软，我要腿发软，请让我的腿倒下。如果你能让我的头撞到地上，我会很感谢
惊恐	我会得心脏病的	来吧，惊恐，你就这点本事吗？给我最准的一击
手颤抖	如果他们察觉到，我会感到羞耻	惊恐，我求你让我的手颤抖吧，让观众席最后一排的人都看得到

你再次对我的想法做出回应："什么？你在胡说吗？我有严重的让我虚弱的焦虑症。这些建议是没有意义的、疯狂的！它们可能没有用。"但坚持一会儿，给我个机会，悖论干预听起来确实疯狂。你需要靠信念坚持，直到有迹象表明起作用了。

回想玛丽做过的。她之前已经知道这些：经历焦虑没什么大不了的；我可以应对；我想靠近这些麻烦环境而不是躲避。她也已经在日常生活中试过这些态度，所以，她知道这样做确实有用。了解到这些之后，她给惊恐的命令"给我最准的一击"，就不太突兀了。当她采取这个积极立场后，发生了什么？这些感觉几分钟后平息了，她继续做有价值的工作。

我知道，有些人在做练习前，是在挑着看一些章节。这很好。然而，由于你没有掌握前面的技巧，当我介绍这个技巧时，它可能会让你处于劣势。经验是最了不起的老师，所以在你能"买进"这个策略前，你需要按前面章节讲的技巧去做。

抗拒	"这不好，也是错误的。"
（你从这里开始）	"我不要这个。"
	"我不能处理这个。"
⬇	
想要不适感和不确定感	"我现在焦虑了，没什么。"
（第 11 章）	"我需要这个。"
	"我能处理这个。"
⬇	
想要更多的不适感和不确定感	"我希望它更强烈。"
（第 12 章）	"我希望它更持久。"
⬇	
对话惊恐	"来吧，惊恐，给我最准的一击。"
（现在）	"能给我更多不确定感吗？"
	"现在，让这种感觉更强烈。"
	"请让这个不确定感继续。"

但如果你已经按这个方式在练习，而且通过了第11章和第12章的"怎样知道你在成功的路上"的检测表，那么这一步就像一个自然进程。这里就是"我们从哪里来，我们现在在哪里"。

从侧门进去

当你沉浸在戏剧性的惊恐里，你对自己的身体和思想说，本质上，"这好可怕，保护我。"当然，作为一个训练有素的格斗机，你的身体和思想会以进入对抗模式来回应。在这个新策略里，你忙着逆转惊恐角色，你同时也是在与你的身体和思想沟通。你在改写那个紧急信息，告诉你的身心，"好，我找到处理办法了，我要玩个游戏。警告模式没必要，你可以放松警惕。"你的任务是传递给神经系统——用它的对抗反应——它可以退出了，你不需要分泌更多肾上腺素去保护你自己。你不在冒险状态，不需要你的神经系统继续保持警惕。

然而，向你的身心直接传递信息（自言自语），并不总是控制你的焦虑的最有效方式。先吓唬你自己，再保持警惕你现在消除这种模式需要策略。这就是为什么你现在的经验是要通过你经历过去害怕的事情得来，我鼓励你将惊恐当作人，直接和它对话，谈关于某人寻找和需要感到威胁的事情。心跳加快？"是的！"头晕？"哦，是的，求你了。"困惑？"我很需要那个。"尽你最大努力，占据一个极佳位置：不管这些感觉如何强烈，它们都不够强烈，你想要更多。不管它持续多久，变得多么紧张，或是多么频繁地发生，这都不够！

记住你的目标是改变一个本能的警戒系统，它是个强大的、原始的、自动的防御系统。它无瑕疵地做出回应，但它的回应是基于一个虚假信息，即"这是危险的"。当你适时地传递你不需要救援的意思，它就会开心地走到一边。需要重复好多次，这个信息才能被理解（因为你们有些人继续感到害怕），但你的身体和思想可没兴趣继续回应虚假的危险信号。同时，你选择取代现有的信念体系——一套规则——你已经采纳、用来对抗危险的。

当然，如果我们的目标是转变你的身心的方向，我们要挑战一个强大的与占主导地位的信念体系，那么我们就需要从你创造性的智慧里得到智慧。你需要这样思考：它故意操纵你没用的信念，同时让大脑警戒系统保持安静。

相信什么

乞求惊恐让你更焦虑，并不意味着是你真的这样想。它是一个认知操纵，是达到你要的结果的策略。以下是你真正要相信的东西：

- 我要变得焦虑。
- 我要它持续。
- 我要它更强烈。

你要相信那些立场，它们基于我在第 10 章、第 11 章和第 12 章告诉过你的合理化之处，你在这些章节里学习了练习这些技巧。现在，我要你增加一个立场：

> 如果我要改变诱发恐惧的信念，还有我的身体和思想对威胁的反应，这就需要我聪明点。我将有意识地操纵我的想法。

用心灵与惊恐对话，这是个为你真实需求服务的策略，它将永远改变你对威胁的反应，你必须用这种策略去使用这个技巧，你的努力基于对你有意义。否则，你只是敷衍了事，三心二意。在这样一个死板的旧信念体系和强大的本能反应面前，懒洋洋的努力无济于事。

你在改变什么

这个策略的结构看上去是改变你的心理状态，但事实并非如此，你在改变你的注意力。我们的身体和思想是用来抵制不舒服和不确定的，如果你也有可怕的恐怖经历，你的信念体系也会朝着那个目标。大脑和信念的动态二重唱，构成了一个防御堡垒，每时每刻转移你的注意力。我们在用一个足够引人注目的方式将你的注意力引导到能学到新东西的堡垒，怎么样？让我重温"对话惊恐"的步骤，在转移你注意力的内容里。

1. 当你焦虑时，一字一句地对惊恐说话，就像它在你身体外面一样

将你的注意力从焦虑上转移，焦虑滋养着你的抵抗。你越少关心焦虑，你就会越少通过给自己一个有竞争力的任务来抵抗。抵抗越少，你就变得越强大。你希望什么样的任务？一个对你是怪异的、不同的任务，还是一个需要集中精力的任务。你越是集中精力在掌握这个任务上，你就越少关心焦虑。但它同时还是让你的注意力在不舒服和疑惑上，我们从在上一章里讨论过的研究里发现，不抵抗地感受疑惑或不舒服，有助于你的痊愈。

2. 给惊恐命令，都是它希望相反的命令

给予与预期相反的恐慌指强使你的注意力去完成一个传递矛盾信息的任务。你的逻辑需要是：我想要更多麻烦，去对抗我的强大的、自发的信念，即"我希望不要有更多麻烦。"斗争和抵制让你失败了。抵抗威胁让威胁更糟糕，停止抵制的最好办法，是让自己去接纳自己的害怕。进行这个任务时，你可能会笨手笨脚，但没关系。你能得到安慰奖，就像全球在这个技巧方面最傻的学生一样。你在这些命令方面多娴熟，无关紧要。你的注意力在哪才是最重要的。如果专注于培养与恐慌交谈的最佳技巧，那么自然你的思想会更少地注意焦虑。在博弈论里有个术语叫零和游戏，是说你只有有限的可用资源。例如，你在一个生意项目上资金有限。如果你把80%的钱花在研发上，那么你就只有20%的钱去制造和销售产品。

你的注意力在以类似的方式运作，我们要利用这一点。当惊恐赢了，就意味着你将有限精力大部分"花"在了恐惧反应上。如果你有意识地找出惊恐如何增加你的感觉，那么，你会自动地、自发地将注意力从恐惧中移走。所以用这个技巧像学生一样去努力掌握它，你会发现，它不单单为你抵抗这个目标服务。如果你停止抵抗，你的治愈过程正在开启。

3. 现在，让注意力转到现在的活动上，不要从你刚说的东西里寻找好处。

远离忧虑，回到任务中去

你曾用消极的方式看待你的不适感或疑惑——害怕它们并试图抵制它们，你不能很快地从它们身上转移注意力。相反，改变对待它们的方式（通过鼓励而不是抵制）。对话惊恐，像顾客需要另一次服务；像老板从一个懒惰的员工那里要产出；像玩 21 点的人对庄家说，"再打我一次。"

然后把注意力从这个交易中移开，轻轻地、迅速地结束这个恐惧想法。专心完成第二次交易，别希望从焦虑获得什么反馈，也别检查惊恐是否应验了。重新投身于有价值的任务，把注意力转回开车、与朋友聊天或是工作上。

这时，你的信念体系和身心会察觉到，至少在开始阶段，就像个冒险，因为你将注意力当作一个防御体系——追踪你的不舒服。将你的注意力从忧虑那里转移，是放下警惕的一个形式。所以，你会感到焦虑是因为你的介入，希望如此。学习过程中，我们都感到不安全。

4. 当焦虑再次抓住你的注意力（可能会数秒内发生），没什么，回到第

一步

不可避免地，你的沮丧会再次抓住你的注意力，通常片刻之内。不管它抓住你多少次，每次都用同样的方式回应。是的，它让你从你的任务中分心，但这是你必须做出的牺牲。如果你想变得更强大，就要练习。当你练习时，你无法将全部精力放在手头任务上，所以，其他人可能会发现你紧张，你无法跟上电影的情节，或是开车时掉队。但一旦你将时间投入这个练习里，而且你也掌握了这个技巧，你就会发现不同恐惧做斗争的好处了。

公式

图 14-1 是个简单的公式结构，针对你对惊恐提出的任何要求。表达一个需求，用你有意识地选择的语气传递。它可以是一个柔和的语气（"请问，你能……"），也可以是一个强硬的语气（"过来，这是你能做得最好的吗？给我

最准的一击，现在!")这个愿望应该是你对焦虑或疑惑的直接要求，以增强正在威胁你的力量。

怎样对话惊恐：公式

（每栏里选一个）

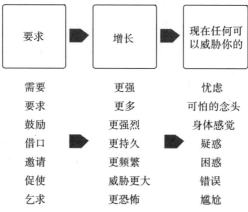

要求	增长	现在任何可以威胁你的
需要	更强	忧虑
要求	更多	可怕的念头
鼓励	更强烈	身体感觉
借口	更持久	疑惑
邀请	更频繁	困惑
促使	威胁更大	错误
乞求	更恐怖	尴尬

图 14-1　怎样对话惊恐

请将这些记下，以便尽可能简单地传递这些原则，我已经给它们贴上标签，"对话惊恐。"但你可以将惊恐替换为其他情绪，如对话"忧虑""焦虑""尴尬"或"疑惑"。

是验证这个策略的时候了，从低等级的威胁和低焦虑的感觉开始。例如，如果你明天有个大事情，你发觉今天就开始紧张了，即使你是有准备的，那么练习对话惊恐。要它（或是求它或要求它）现在就增强你那种不适感。（"小伙子，我焦虑吗?）哦，焦虑，你能让我的胃更紧些吗？求你了。"）如果你的忧虑更困扰你："（天啊，我完全沉浸在对明天的忧虑中。）嘿，焦虑，你能让这些忧虑来得更频繁些吗，让它们更有毁灭性如何？我是说，这是懦弱的表现，真让我怕，那又怎样!"

记住发出命令，然后将注意力转到现在的任务上。别坐在那里问，"那有用吗?"练习从而熟练掌握这个技巧，不去管结果。不断地练习，一天都寻找机会去重复练习。当你掌握这个交流模式后，当你发现没有什么可怕的结果发生时，让你的练习到更具威胁性的场景中。

怎样知道你在成功的路上

- 你已经掌握了让变得夸张的恐惧具体化的能力，你能从精神上与它们对话，比如"惊恐""忧虑"或"焦虑"。

- 当你命令惊恐时，你明白这是一个悖论干预策略，去训练你的身体和思想停止不必要地保护你。你真正需要去掌握一门技巧，就是不带抵制地靠近痛苦和不确定感。

- 在你向惊恐提出命令后，你就能回到所选择的任务。这不意味着你不再有不舒服感，而是意味着当你继续有价值的工作时，你可以允许这种感觉或想法存在，不需要回应。

- 你意识到痛苦或忧虑能在你离开它们后，片刻又能抓住你，你接受并希望这样。那时，你又用相同的策略，即使你必须在几分钟内大量重复。

- 你不断地练习这个技巧，不要求它转变你的想法或感觉。你知道，在你的经历里寻找即时的改变，着实对你"被困住"的感觉有帮助。

- 如果通过长时间的练习，你获得了一些积极结果，你会发现这个协议改变了你与痛苦和疑惑的关系。你变得不因感觉而那么害怕，也不会对忧虑做出太多反应。无论开始的阶段你有多尴尬，如果你坚持重复多遍，你就能成功地中断戏剧化的惊恐。

第 4 部分

当你需要支持

本书第 3 部分描述了控制焦虑症最有效的方法：想要面对不适感和不确定感，并相信自己可以应对一切后果。尽管如此，你不需要面对威胁不顾一切，慢慢来，可以学会技能，直面恐惧。

下面几章是写给那些能有效运用第 3 部分习得的技巧，但还需要更多的支持的读者的。如果你已经阅读并尝试过这一部分，仍觉得很难有收获，可以从这部分开始阅读。

假如你：

- 焦虑不安，无法正确看待问题。
- 身体感受让你自己害怕，不想面对。
- 认为能够承受高度焦虑的后果，或者个人的行为表现，低于自己的标准是可以的。
- 第 3 部分的概念过于激进，不喜欢。

我们将从几个方面展开讨论，一旦你阅读了第 4 部分，你就可以专注地使用自己认为有效的技能，而这些技能的初衷是让你回过头来使用第 3 部分的策略。

第 15 章讨论如果从消极的思维选出，需要哪些技能，带来哪些益处；第 16 章教授读者身心放松、放慢节奏，安静下来；第 17 章教育读者把前面习得的技巧扩展，内心强大的心声此刻呼之欲出，这个声音能帮助读者超越忧虑、绝望、自我批判，支持自己的努力和勇气；第 18 章教你容忍不适，不至于惊慌失措；第 19 章展示读者如何将新的技能运用于日常生活，使读者能应对害怕的感受和怀疑；第 20 章，讨论药物的使用，或许方便读者查阅。

第 15 章
思维的"观察者"

面对惊恐时，最好摆脱不必要的担心和疑问，用简单的想法取代它们。

惊恐不单单是一些不适感。如果它只是身体上的不适，惊恐就会像它来的时候那样迅速从你的生活中消失。事实上，惊恐经常从对你的想法做出回应开始。（"我想知道今天的感觉会如何？我想知道我会不会再感到紧张?"）当惊恐变得强烈时，你必须做两件事：

（1）你必须近距离地观察你此刻的经历。

（2）你必须对你的观察做出评价。

为了减少惊恐，你可以改变它们当中的任何一个。让我们更近地观察一下它们。

设想一下你想买房子。开始，你和一个房地产经纪人用星期六一整天去看四套房子，在你希望的面积、地段、价格的范围内。在每一处，你将花费30～45 分钟的时间，看一下每个房间和院子。那段时间你在做什么呢？你经历了哪些大脑思维过程？

你做的第一件事就是观察。你的眼睛慢慢地扫过每个房间：你注意到厨房的设计、卧室的大小、浴室的数量等。你察看地下室的防潮、阁楼的防水和隔热、小区环境情况。

我们将"客观收集信息"这个部分称为"观察者"。当你第一次打量一套房子的时候，最好简单地"轻轻打开"你的"观察者"。通过这种方式，你可以收集到这套房子的更多信息，它可能会成为你的家。你甚至可以拿出一个记事本，记下所有帮助你做出明智决定的信息。这是第一步。

第二步是评价你收集到的信息，依据你对房子面积、户型设计、地段的个人喜好。你根据自己的需要和希望评价每一所房子。下面是第一次看到房子时，你可能产生的思维过程。注意思维是怎么分成两个阶段的。

> **观察者：**［当你开进车道时］车道是混凝土的，车库是开放的，可以容纳两辆车。房子是殖民地风格的，院子打理得很好。评价：看起来很好。有一个车棚可供使用。也许哪一天可以把它围起来。外面看起来被打理得很好。尽管不是我最喜欢的那种风格。

> **观察者：**［当你走进厨房时］这个比我家的大，开放式厨房。中间有一个吧台，灶台和洗水盆都在吧台上。厨房没有窗户，和客厅/餐厅相通。有一个宽敞得可以走进去的食品储藏室。很多的壁橱。评价：哇！这就是我梦寐以求的。有很多空间可以扩展，而且吃饭时我们都不用把东西搬到餐厅去。还可以存放很多东西。主要的缺陷是缺少自然光线。能从厨房看到外面该有多棒啊！但是我想我能接受。让我们看看这个房子的其他地方是不是一样好。

在"观察者"的陈述和评价之间有着明显的区别。"观察者"只是注视并客观地报道它收集到的资料。它就像法庭上的法官："只要事实即可，女士。""观察者"不会对事实添加任何偏见、喜好、个人期待或者判断。

而在第二步，我们会对观察做出评价。现在我们正在被个人期待、信念、价值观、希望、恐惧和评价所影响。（"我喜欢它/讨厌它/对它没感觉/想要它/想换掉它/怀疑能否拥有它/希望它永远不会发生/希望它能起作用"，等等。）

消极观察者

当我们过早地对观察做出评价时，问题出现了。想象一下，你开车到那套房子时说："这种风格不是我的最爱。这已经是这套房子的致命缺点了，里面很可能也不怎么样。为什么我们不到下一套房子去。"你的快速评价会阻止你继续收集信息。这样的话，你就错过了看到你的理想厨房的机会，而厨房的质量很可能会抵消外形设计的不足。当我们快速做出评价的时候，我们会错过有价值的信息。

偏见，就是在客观地观察人、情况或经历之前做出评价。种族歧视、性别歧视和年龄歧视导致很有才能的人被随意地解雇，他们的独特品质和才能被忽视。惊恐时会发生同样的情况。我们的观念或恐惧是先入为主的，以至于我们从不客观地观察环境。在只有少量信息的情况下，我们迅速地判断这种情况是危急的，然后开始惊恐的惯常程序。我们把一个需要两步的过程合并为一步。我们不再花时间做一个客观的、公正的、收集信息的"观察者"。我们立刻分析、解读每一条新信息，就像我们已经非常确定它的含义一样。

对事件的解读正是产生惊恐反应的思维过程。正如第 9 章所述，惊恐发作时，大脑缺乏了解与正在发生的事情相关的信息，它不知道一个更合适的反应方式。结果它会选择过去碰到类似情况时使用的相同的旧反应。大脑会摁下惊恐的按钮，因为我们拒绝从中收集新信息。我们没有足够慢下来去收集当前信息；我们回到事先存在的旧观念上，那就是我们正在"失去控制"。但是，惊恐时，运用"观察者"这一技巧，你将收集到有关身体和周围环境的相关信息。这些关键的信息会引导你获得对惊恐的控制权。

你已经拥有很好的观察能力。事实上，惊恐只会在那些过分关注细节的人身上发生。更新你对这项技巧的熟悉程度是重要的，这样你可以在引发惊恐的时候运用它。

有惊恐倾向的人会在极短时间内迅速观察并解读状况，而不是花时间去观察令人感到威胁的状况。在这些年的工作中我发现，患者在重要的第一阶段通过加入消极评价，将观察者的责任污染变成三种"消极观察者"。我把这三种"消极观察者"称为"担忧的观察者""挑剔的观察者"和"绝望的观察者"。下面分别举一些例子。

担忧的观察者

- 我心跳加快了……噢，不！那意味着什么呢？我心脏病发作了吗？一定是。

- 我的演讲安排在下周……我知道我要开始结巴了。每个人都会注意到我的腿在发抖。我会很尴尬的。

- 今天这儿会有很多人购物……那意味着等着付钱的队伍会排得很长。我会一辈子站在那儿。我很可能会头晕，甚至晕倒。

担忧的观察者

- 设想最糟糕的情况

- 对将来感到恐惧

- 产生很多对潜在问题的联想

- 设想灾难发生

- 不安地注意危险的任何微小标志

过一段时间之后，"担忧的观察者"会产生焦虑。

挑剔的观察者

- 上个星期我开车去购物时没有什么症状。今天早上,我开始变得焦虑不安,结果没有去商店……我真糟糕!我对自己的失败感到非常生气!我太软弱了。

- 今晚韦伯家有派对,我不敢去……好了,这是典型的症状。每件小事都在干扰我!我就像个两岁的小孩,什么时候才能长大成人,面对世界!

- 他们考虑在佛罗里达搞个家庭聚会。哦,天啊!猜猜谁又会搞砸一切。我太害怕坐飞机了,我不能一个人买东西,也不喜欢高速公路。瞧!我对这个家在做些什么!

挑剔的观察者

- 让你确信自己无助和无望

- 毫不迟疑地提醒你犯过的错误,以及生命中遇到这些事或这些人是多么幸运

- 定期指出你的每一个缺点,以防你忘记它们

- 利用每次失败提醒你,你有多么失败

过一段时间之后,"挑剔的观察者"会摧毁你的自信心和积极性。

绝望的观察者

- 苏珊想让我和她一起吃午餐……我根本不可能从餐厅安然回来。我做不到。因为,我一定会失控。

- 我以前多么外向。现在除了带孩子出去之外,我几乎足不出户……我已经把自己困在了一个不能动弹的地方,而且还将待好几年。

- 今天我觉得筋疲力尽,但是我还在找事情干……为什么我烦躁不安?

绝望的观察者

- 为自己现在的经历而备受折磨

- 认为自己天生有问题

- 认为自己严重匮乏、有缺陷或者没有价值，缺少成功的潜质

- 预期自己将来还会和过去一样匮乏、有缺陷

- 设想自己会像过去那样失败

- 认为在自己和自己的目标之间有不可逾越的障碍

经过一段时间，"绝望的观察者"会导致抑郁。

所有这三种负面评价都会影响你天生就具有的观察能力。它们以一种使人痛苦的方式曲解你生活中的信息。它们不会让你取得进步，变得独立、自尊。相反，它们会让你放弃努力，向失败投降。

如果我们研究一下那些严重限制自己生活以摆脱惊恐的人的经历，我们可以更清楚地看到"消极观察者"评价的方式。听一下我们第一期每个患者的陈述。想象一下，这些思考方式是如何阻碍她们进步的。

安：我观察自己。我总是试图控制自己。我监视着自己所做的每件小事，在最后的分析中，我认为自己失去了控制。

安告诉我们，她有自我观察的技巧。但是她把这种能力转化到了"担忧的观察者"的极端。她变成了"侦探"，她监视自己的一举一动，以发现证实自己失去控制的线索。因为她太过于关注自己，关注每一个细微变化，期待最坏的情况，所以毫无疑问，她总是得出结论"我失去了控制"。

唐娜：当我感觉不好时，我能否熬过去，我用这个来评价恢复过程中我取得的成效。如果我可以摆脱不好的感觉并且保持下去，那么我感觉自己

基本痊愈。但是如果我退步或者放弃，我对自己则是负面评价。我只在自己成功的时候支持自己。

注意唐娜也同样具有自我观察的技巧。但是她对事情做出了极端的理解。如果她那天很棒，就会肯定自己的问题永远消失。但是她的要求太高，如果她有一点儿倒退，就会认为自己"失败"。她用"挑剔的观察者"的眼光来看自己的行为，那她永远不可能足够好。"挑剔的观察者"不允许错误存在。

> **卡伦**：今天，我开始觉得身体不适，就像过敏一样。我就问自己有多少是生理上的，有多少是心理上的？我的思维开始争论我要不要自己开车去治疗。我认为自己做不到，最后我放弃了，让我丈夫开车送我。我认为自己不能处理，也不想再挣扎。那么我现在的状况就是，我内心的一部分并不在意，而另一部分却为自己不抗争而羞愧。

卡伦的陈述反映了三种"消极观察者"。她的"担忧的观察者"发问："有多少是生理上的，有多少是心理上的？"她的"绝望的观察者"妥协："我认为自己不能处理，也不想再挣扎。"这时她的"挑剔的观察者"做最后论断："我为自己不抗争而羞愧。"你能想象每天这么对待自己会怎么样吗？这就是为什么焦虑、自卑、缺乏动力和绝望成为有惊恐倾向的人生活的重心。

> **谢乐尔**：我太热衷于当"观察者"了，我时刻关注自己，但总是以一种消极的方式，并总是伴随着恐惧。就像克莱儿·威克斯①说的："为你的感受带个耳机。"

谢乐尔的"担忧的观察者"修改了她感觉的每一个细微变化："噢，不！

---

① 克莱尔·威克斯博士是研究焦虑和惊恐的先驱。她写了三本相关的书。

那是什么?""它还在那儿吗?""它更糟了吗?""我做好处理它的准备了吗?"
她为什么会害怕? 不是因为她身体上有不适的症状，也不是因为她把注意力放
在身体上，而是因为她的"担忧的观察者"告诉她："现在任何时刻你都有可
能被一个巨大的惊恐击败。保持警惕!"对"担忧的观察者"来说，你当下的
体验是无关的。相反，它记得过去是多么糟糕，也会预想将来会有多么可怕。
你的"担忧的观察者"实际上取代了所有的理性思考。如果你的"担忧的观
察者"想到过去的创伤，设想未来的危险，你的大脑会别无选择地解读这些
幻想，而不是解读你当下的真实情况。大脑就会对假设的危险做出反应，而自
动转入应激状态。要阻止惊恐的生理症状，必须先阻止"担忧的观察者"。

唐娜：我知道，每次我无缘无故紧张时，都会生自己的气。

在没有真正的危机发生时，我们变得焦虑总是有原因的。要么是过去的事
情提醒着我们，要么是我们设想将来发生的事情。通过"观察者"，我们可以
客观地看待这些事情及对它们的反应。以此为基础，我们可以选择采取最积极
的行动。但是，唐娜的"挑剔的观察者"阻止她体谅自己、考虑自己的需要。
它反而会说："根本没有道理紧张! 你到底是怎么回事!"因为她的"挑剔的
观察者"在她的信念体系中根深蒂固，它阻止了当前的事实进入大脑。

每一个被污染的"观察者"都会操控一个早已存在的消极信念体系。因
此，每一个被污染的"观察者"都会关闭思维，阻止大脑做出明智决定。

安：当我开始注意到症状时，我就会变得麻木，并且开始监听身体的反
应。我的直接反应是逃避它。我试过坐下来，或者去"处理"它，但
是它耗损我太多的体力，我必须逃离它。我现在就感觉到了症状，我的
即刻反应是逃离这儿。不管是生理上还是心理上，我认为自己没有能力
战胜它，因为我已经这样度过了 12 年。因为这些作用，因为它对我健

康的毁坏，我感觉自己下周将突然死去。

安的评论显示了"绝望的观察者"的态度。她变得"麻木"而且完全被她注意到的症状困住。她感到自己的能量"耗损"太多，所以她想象不出自己可以战胜那些症状。因为她的这种状态已经持续 12 年了，她觉得没有什么可以改变这种状态。每一个惊恐时刻都和上一次连在一起，她的负担越来越重。最终，她感觉自己会崩溃。这就是导致绝望的一种污染类型。

因为我们的行为是基于对这些事实的解读而不是事实本身，所有这些"担忧的、挑剔的或者绝望的观察者"的评论都阻止我们采取积极行动。读一读上述的那三个"担忧的观察者"的例子，并设想一下这些解读会导致哪种行为，同样再看看"挑剔的观察者"和"绝望的观察者"的论述，看看你有没有注意到这 9 个例子中的行为特质。

极有可能你会得出这些结论：

- 我最好躺一躺。

- 我想我最好停下来。

- 我应该在我可以的时候离开。

- 我不打算一直努力。

- 我还是不要不顾自己的情况去接近别人的好。

- 我将要告诉他们不用管我。

- 我放弃。

换句话说，这些被污染的"观察者"会导致被动和怠惰。向绝望妥协，你只好停止努力，竖起白旗。

"担忧的观察者"通常在生理症状之前或之中出现，并进一步蔓延。它为大脑提供了对事情的歪曲的解读。用第一个例子来说明："我的心跳加快了……噢，不！那意味着什么呢？我是心脏病发作了吗？一定是。"大脑会解读为："我正在失去控制。"那么大脑就会立即对这个不合适解读做出反应："全部身体系统进入应激状态！"

这就是为什么有时候在你询问是否有症状之后，这些症状会立刻惊人地强烈起来。有了这个经历，你就会告诉自己："做得好！我注意力集中，并且在惊恐困住我之前控制住了自己。我最好更加警惕。"

但是根本没有什么神奇。你看到恶性循环了吗？你的"解决方案"引发了你的问题。

- 你对身体的感受太过关注。
- 你变得对细微感受也持怀疑态度。
- 你把这些感受解读为焦虑袭击的开端或者其他严重的干扰。
- 你的大脑会打开应激反应去"解救"你。
- 你发誓下一次要变得更敏感。
- 你回到了第一阶段（"观察者"的第一步）。

独立的观察者

怎样才能从这种被动的、恐惧的、警戒的循环中走出来呢？怎样才能跳出这些陈旧、重复的框框呢？在有惊恐倾向的时候，你必须完成三个任务：

第一步：观察你的经历。

第二步：冷静地解读事实。

第三步：选择一个合适的行动。

如果你能消灭担忧、挑剔和绝望的论断，你的观察能力会立刻成为你的力量源泉。

独立的观察者

- 花些时间收集所有的相关信息

- 摆脱强烈的情绪

- 可能感到担忧，但冷静地思考

- 抛开偏见

- 获得对情况的看法

- 用另一种眼光看问题

- 客观公正地观察

当脑海里充满一连串的恐惧、责难或怀疑时，谁还能自信地面对挑战？"观察者"抛开了这些论断，把注意力集中在当下的重要信息上："现在我体内正在发生着什么？我目前的处境有什么特别之处？（我以前在这儿害怕过吗？它有没有提醒我过去或将来的恐惧？）我应该怎么理解我现在的反应？"这类问题会以瞬间反应的方式提出或者解答，就像你跳出了那个场景一样。["嗯……我又开始紧张了。怎么回事？没什么在困扰我；我只是坐在这儿看看电视。（暂停一会儿反应一下）哦，对了，电视上的那个演员刚跟她丈夫打架了，我想是它让我开始紧张的。"]

沉稳而客观地评估场景的能力是关键的第一步，因为这个信息决定了你下一步的行动。在上面那个例子中，如果你很快地想到："噢，老天！我就要被焦虑袭击了。这次，它会有多糟啊？"那么，你就成了惊恐的受害者。但是，如果你停下来思考——我正对电视上的打斗做出反应，那么就会给你一个不必惊恐的理由。

收集信息和进行解读是两个不同的步骤，在惊恐时应该认真对待。在得出任何结论之前，你的"观察者"正在关注你现在的经历。它不会变得情绪化或兴奋。它独立于收集的事实之外。甚至寻找当前紧张的原因也可以通过一种客观的方式完成，而不是一般狂乱的念头，例如："噢，我现在觉得有点神经质。我刚刚睡醒。为什么我会感到这么神经质呢？哦。不，我很可能没有睡好，或者做了噩梦。噢，该死！它会带来又一个糟糕的一天。"你必须记住，你有时间系统地思考："这不是紧急情况。"事实上，你给自己思考的时间越多，你利用"观察者"这个技巧的机会越多。

在这个例子里，如果你能耐心地思考，你的"观察者"可能会说："嗯……我现在觉得有点神经质。我刚刚睡醒。[暂停下来反应一下。] 我这么感觉很可能是有什么原因的，尽管我不确定是什么。"这个例子提出了很重要的一点。注意"观察者"不会和引起紧张的原因一起出现。有时候，原因是不明显的，也不能马上知道。在这个时候，"观察者"做出新的、实际的陈述："我的感受总是有原因的，尽管我不能马上指出来。"它不会说（像"担忧的观察者"可能做的那样）："我必须知道是什么引起的，马上！"相反，它履行自己的职责，冷静地收集和报告信息。

你的身体可能会发抖，腿会软，呼吸会加速。但是你的"观察者"可以把自己和这些症状分开。它可以客观地报告收集到的事实。它关注它们但不被它们所困扰。如果对这些症状感到忧心忡忡，反而会加速症状的产生。

"观察者"不会去尝试解决问题。相反，它观察行为，并不干涉。所有必须对在家中或高速路上突然发生的紧急生理状况做出反应的人，都拥有"观察者"这个技巧的直接经验。危机过后，大多数人都可以详细地说出他们的所见所想。就像是时间放慢下来，而危机中的每一秒都变成了一分钟那么长。这个详细的记忆是由我们的"观察者"产生的。就像录像机一样，它客观地记录了每一个相关信息。惊恐时，你的第一个任务是通过"观察者"的摄像去观察和聆听。

当你的观察者已经报道了事实，你就能冷静地解读这些事实。现在你决定着收集到的信息之间的关系。对一个电视节目的观察做出反应（"噢，那个角色刚刚和她丈夫打架了。我想是它让我开始紧张的"）："因为我在面对自己生活中的冲突时也有麻烦，我打赌那是我对这个场景有过度反应的原因。我现在大可不必太关注这些感觉。"

对第二个例子中的情况做出反应（"嗯……我现在觉得有点神经质。我刚刚睡醒"）："现在关注这些症状不会有什么帮助。"

换句话说，第二步（"冷静地解读事实"）回答了这样的问题："根据我现在的观察，我现在需要的是什么？"你再一次镇静下来探究那个想法。

在学习这项技巧的早期阶段，我推荐你在第一、第二步思考时放慢思考的速度。我建议你最少比现在慢 10 倍，只是收集信息。那听起来好像没完没了，但是在这种情况下"放慢速度"只是一个相对的概念。有惊恐倾向的人很可能用不了两秒钟，就可以得出她失去控制的结论，她根本没有客观地思考。在大多数的惊恐时刻，你需要的是不少于 20 秒的观察，以便实事求是地评估情况。再有 10 秒就足够你解读信息了。此时，你已经为第三步做好了准备："选择一个合适的行动。"接下来的章节会帮助你做出这个选择。这个 30 秒只是一般情况下你所需要的时间。当然，情况不同，人不同，需要的时间也会不同。比如，我的有些患者可以在不超过 5 秒的时间内完成这三步：

观察者：我在紧张。

解读：我不必这样。

行动：深呼吸，慢慢地、深深地吐气，放松紧张的肌肉。

在一个需要更多时间的例子里，我们的思维可能这样运行：

观察者：我现在感到焦虑。怎么办？嗯……或许是因为吉姆要出差三天。过去在这个时候，我会紧张。

解读：我需要找到一种方式在这些天里安慰自己。

行动：为什么我不在吉姆离开之前告诉他我的想法。谁知道呢，可能会有帮助呢！再说，我可以和朱迪思谈一下。她的丈夫经常出差，她可能有什么好建议。我想在星期三吉姆离开前找到解决办法。

为了更好地说明这两步，让我们回顾一下前面的 9 种假设情景。这次我会移走"消极的观察者"的评价，留下简单的"观察者"的评论（第一步），接着是可能的解读（第二步）。回忆一下第二步时如何回答问题："根据我现在的观察，我现在需要的是什么？"每一种情景下采取的特定行动还没有出现，那将是第三步。

观察者：我的心跳加快了，我开始为它担忧。

解读：这不是紧急情况。我可以让担忧和身体冷静下来。

观察者：我的演讲排在下周。现在我害怕可能会表现不好。

解读：担心演讲也没什么。我也可能需要在那之前对自己的能力树立些
　　　信心。

观察者：今天，这儿有很多人在买东西。那意味着排队的人很多，我以前
　　　排队时觉得不舒服。

解读：这不是紧急情况。我可以自己掌握时间。我可以买些东西再离开，
　　　我不必匆匆忙忙的。因此，我可以做到最好。

观察者：上周，我开车来这个商店的时候没有什么症状。今天早上我开始
　　　焦虑不安，我从来没有对这个商店这样过。

解读：当我达不到目标时，我开始对自己苛刻起来。那没什么帮助。我需
　　　要支持自己，树立新的目标。

观察者：今晚韦伯家有派对，我不敢去。

解读：对派对感到害怕也没什么。对我来说，社交活动总是很困难，所以
　　　这次也很正常。但是如果我保持冷静，继续忙碌直到我准备就绪，那将
　　　是最好的。

观察者： 他们考虑在佛罗里达搞个家庭聚会。我太害怕坐飞机了，我已经 六年没有坐过飞机了。

解读： 不需要立刻做什么决定。我有时间考虑和做出选择。

观察者： 苏珊想让我和她一起吃午餐。但我总是在餐厅感到受困。

解读： 我相信，如果我们去的话，苏珊会支持我的。而且我要来点菜。

观察者： 我以前多么外向。现在除了带孩子出去之外，我几乎足不出户。

解读： 这种方式对我有害。我需要找些活动让我对自己感觉好些。

观察者： 今天我觉得筋疲力尽，我还在找事情干。

解读： 如果我整天什么也不干，我就会生自己的气。我需要以完成一些细 微而简短的任务为开端。每一次我只需要迈一步。

下一章，我将教你许多在面对麻烦时，处理倒退和形成新视角的方法。

第 16 章
找出你的"观察者"

我们的身体虽然复杂但运转相对简单。自主神经系统控制着身体所有无意识的运转。其中，交感神经系统产生应激反应。和大多数有机生命体一样，如果人类的神经系统可以在一个极端产生一种反应，那么它就有能力在另一个极端产生另一种反应。这是物理学上的一条基本的规律：每个行为都会有相反的、对称的回应。

同样的道理，交感神经系统反应或应激反应，是与副交感神经反应系统或镇静反应相协调的。度过危机时，大脑不仅会停止发送应激信息，还会有一个完全不同的神经系统对身体所有相关部位发出新的信号。这些信号让心脏和肺部放慢速度，肌肉停止收缩，血压下降，氧气消耗量减少，血糖指数恢复正常。这些令人得到休息的变化既不是偶然的，也不是随意发生的，而是在大脑的指示下进行的。

当我问患者在惊恐发作的时候他们最想看到的变化是什么时，他们的回答是："在惊恐阶段感到更冷静，这样就可以更清晰地去思考了。"事实上，你已经有能力关上应激反应的开关了，但是你却并不知道。你害怕自己失去控制，但是你的身体拥有一个内在的控制，它正是你所期望的：你可以有意识地激活副交感神经反应系统。镇静反应的中心目标是中止并转换应激反应。它的回路引起身体内部所有系统回到正常状态。这样，副交感神经系统可以通过其在许多身体重要器官内的控制纤维来抵制应激反应。

哈佛大学医学院的赫伯特·本森博士是第一位把这一镇静过程命名为"放松反应"的人，他随后成为研究这一令世人受益的现象的先驱。我尽量避免使用本森博士的命名，原因只有一个：对许多有惊恐倾向的人来说，放松就暗示着"放开不管"或者"失去控制"。因此，他们抵制去学习促进放松的技巧。这个词也和冥想练习相关：保持不动、清空思绪、不去思考。事情上，放松练习和冥想的确是起作用的。它们是产生镇静反应（或副交感神经系统反应）的极佳途径。但是，这些使思维和身体冷静下来的方法必须加以调整，以便在惊恐来临时对你有所帮助。

当惊恐真正发生的时候，你需要的技能是摒除杂念、聚精会神、保持警戒。你需要在刹那之间及时地面对惊恐，重新获得对身体的控制权。虽然接下来你也会学到这些技能，但前提是你要平静下来。

记忆和意象

在你学会某些可以直接产生镇静反应的技巧之前，先回想一下那些让你感觉自在、平静、安宁的时刻。或许你会想到在教堂空无一人的时候走进去。教堂是使人敬畏的地方：巨大的褪了色的窗户，房顶似乎和天空一样高，那里的安静祥和让你不由自主地坐下并清空杂念。想象一下，一个人坐在教堂，重复着简单的祈祷，或者放开思绪。在这里，没有你要与之斗争的人群，只有你和你平静的思维。

祈祷本身就可以使身体和思维平静下来。除了重建我们与上帝的关系外，也让自己平静。一旦我们冷静和平静下来，就可以获得在困难时刻应对问题的视角。任何在危机时刻成功祈祷的人都会了解这种感觉。我不是在提倡某种宗教行为。但如果你有信仰，我敢保证在有压力的时候，让自己冷静地、缓慢地、有意义地祈祷，可以使身体的主要肌肉放松，明显减轻焦虑症状。

其他场景可以让你产生同样的感受。当我坐在篝火边时，看着在一截截圆木中间不断跳跃闪烁的火苗，不断变换着形状、大小和颜色的火焰，我慢慢地放松下来。我集中注意力在篝火上，听着噼里啪啦的声音，闻着甜甜的味道，忧虑和烦恼都慢慢散去。

还记得小时候躺在草地上，看着白云慢慢变换形状吗？最开始出现的是林肯的清晰面容。三四分钟后它变成了一列长长的火车，慢慢地在天空驶过。云朵自由地、不费力气地变换各种各样的令人愉悦的形状，也让眼睛得到休息。

想象一下，渔夫坐在岸边或船上和水中的倒影一样静止不动，时间慢慢流逝。他们平静的面容上显示的是放松和从容的安宁。想想以前你自己沉静下来的时候，平静和从容是不是也轻轻地从走廊过来，来来回回，来来回回。不用使力，没有压力，只是坐着，思绪飞扬。又或者在你凌晨醒来时，或深夜未睡独享个人空间时，安宁降临到你的身边。

集中精力

当我们的精力集中在一些无关紧要或令人欣慰的念头上时，身体内发生了清晰的、易于察觉的心理变化。做个小实验，再读一次你刚刚看过的"记忆和意象"这一小节。这一次，慢慢地看下去，让自己放松并设想我描述的每一个场景。马上尝试一下。如果你体内开始产生镇静反应，下面就是可能发生的变化：

- 氧气消耗量减少。
- 呼吸变缓。
- 心跳放慢。
- 血压下降。
- 肌肉放松。
- 这样身体逐渐放松下来，思维也慢慢平静下来。

此时，你可以将这些感受和阅读前面几章时的感受做个对比，在那几章里我描述了可能引发惊恐的情境。由此可见，我们的意象会对身体产生巨大的影响。

我不是向你描述一些过分简单化的观点，比如说"只要放松下来，你就感觉好一些"，我要指出一种与神经系统相反却具有同样强大能力的系统——副交感神经系统，或者叫镇静系统。它对平复应激反应及所有的焦虑至关重要。它也是你已经使用过的能力。当你觉得舒服、放松的时候，正是因为镇静反应起了作用。睡觉时，因为镇静反应已经使身体和思维足够平静，我们才能睡着。过去 35 年的科学发展逐渐揭示出，人们实际上可以通过意识来激活镇静反应。在心理学领域，这一发现的意义和人类第一次登上月球对美国国家航空航天局的意义一样重大而深远。人们的思维运转可以改变身体的生物化学成分。一个全新的研究领域展现在我们面前。

找到你的观察者

很显然，无意识思维承担了使身体紧张和放松的责任。当你肌肉紧绷的时候，你可能根本没有意识到它。我在本子上写下这句话的时候，根本没有有意识地去感受我的脖子、背部、手臂及双手上有多少肌肉在帮助我完成这一系列动作。我的无意识完成了这些复杂的工作，使我可以有意识地向读者展示我的观点。

但是，肌肉紧绷是焦虑和惊恐的一个重要组成部分，如果你没有意识到这一点，那么它会阻止你进步。你变得焦虑，肌肉就会自动地紧绷，这是一个事实。反之亦然：如果肌肉没有紧绷，意识也就没有办法安静下来。实际上，放松肌肉是激活镇静反应的绝佳方法。顺便说一句，肌肉是不可能真正"放松"的，它们要么不收缩，要么就收缩到某一程度。教人们镇静技巧的时候，我说"放松"肌肉是让他们"放开"所有他们注意到的肌肉紧绷。不幸的是，大多数害怕惊恐发作的人为了"保持控制"，会在生理上绷紧肌肉，心理上变得焦虑不安。他们认为紧张是保持控制的必要手段。但是不管什么时候，只要你高度紧张，你的逻辑思维能力就会大大降低。采用稳定情绪、做好准备这一"解决方案"正是问题所在。

你的目标是掌握有意识地注意并改变你的肌肉紧张的技能，减少紧张自然会减少焦虑并让你找到自己的观察者，使你逐渐摒弃那些无用的消极想法，并客观地专注在眼前的情境上。这些天教授的任何放松技巧和冥想方法实际上都是为了提升你自己清晰看问题的能力，从而提升自控能力。

本章，我们将组织各个要素，帮你最终掌握这个技能。你会学到不同的呼吸法并了解它们的作用，你还会学习一些正式放松法和冥想法，给自己的身心来一次双重放松。你现在正逐步拥有在不解决或消除不确定感和不适感的情况下注意到它们的能力。随着这个能力的加强，你可以回到第 3 部分，更好地练习其中的技能。

生命的呼吸

呼吸是身体的一项基本功能。每当吸气时，氧气就会进入肺的支气管。经过无数的微小气囊，氧气进入动脉，被血细胞截获。当血液流出肺部时，会因为富含氧气而变得鲜红。含氧丰富的血液会从心脏输送到全身。全身的组织细胞就会吸收氧气，释放废物。回到心脏的血液会因为氧气含量减少而颜色变暗。心脏会把充满废弃物的血液输送回肺部。当呼吸更多的新鲜空气时，就会产生一个氧化过程，此时血细胞吸收氧气，释放二氧化碳。又开始了新一轮循环。

呼吸系统通过调整呼吸来保持血液中氧气和二氧化碳的平衡。正常情况下，呼吸频率是由血液中需要排出的二氧化碳量和满足即时反应需要的氧气含量共同决定的。

呼吸的两种类型

研究表明，另外一个因素对控制惊恐至关重要。承受压力的人似乎不仅仅会呼吸加快,而且原本在下肺部进行的呼吸也会转向上肺部呼吸,图 16-1 说明了这两种呼吸类型:上胸腔呼吸(胸腔的)和下胸腔呼吸(横膈膜的)。上胸腔呼吸时,胸腔会向上、向外扩张,呼吸是浅而快的。下胸腔呼吸时,每一次吸气都要深一些,也要慢一些。肺下面是一块薄片状的肌肉,即横膈膜,它将胸腔与腹部隔开;当肺下充满空气时,肺会压低横膈膜,使得腹部突出。你的胃部看起来好像随着横膈膜的位置变化而舒张和收缩。

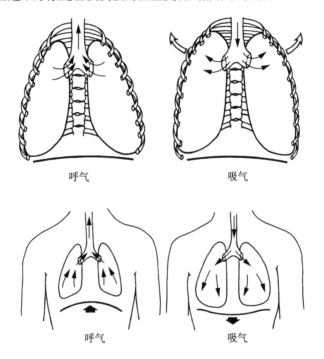

呼气　　　　　　　　　吸气

呼气　　　　　　　　　吸气

图 16-1　呼吸的两种类型:上面为上胸腔呼吸(胸腔的);

下面为下胸腔呼吸(横膈膜的)

随着研究的深入,我们越来越多地了解了这两种呼吸模式的重要性。一项以 160 个男女为被试的研究发现,那些呼吸缓慢而深入的人更自信,情绪更稳定,体力和智力上也更活跃;而习惯呼吸快速而浅的人则更被动、依赖性强、容易受惊,也更害羞。

快速的上胸腔呼吸是对任何威胁性的或引发焦虑的情况所做出的正常简单

的反应。现在这种呼吸模式也是那些慢性焦虑或恐惧症患者的较稳定的特征。在研究过程中，患有慢性焦虑的被试被要求用上胸腔呼吸法进行呼吸，他们指出这种呼吸模式会带来生理、心理上的不适症状。

另一方面，呼吸慢而深的人心率较低，也较少出现"好战的"应激反应。缓慢、放松的横膈膜式呼吸习惯可以激发镇静反应，促进健康，并为心脏提供长期保护。

这些研究告诉我们，无论是短期呼吸还是长期呼吸都与心理承受能力和应对焦虑的主观经历直接相关。通过改变习惯性的呼吸模式，你可以增强对恐惧的防御能力。焦虑不安时，改变呼吸模式，可以彻底改变因惊恐而产生的症状。

过度换气综合征

呼吸模式的变化应该直接同你的活动水平保持一致。例如，如果我在户外跑步锻炼，过不了多久我就会用上胸腔快速呼吸。我的身体现在需要更多的氧气，而新陈代谢产生的大量二氧化碳也必须排出体外。只要我在跑步，就会持续那样的呼吸模式。

如果我停止跑步，但仍强迫自己继续快速地呼吸，会发生什么情况呢？我不停地呼出大量的二氧化碳，却不让二氧化碳在血液流动中沉积。片刻之间我的血液中二氧化碳含量就会下降。一旦发生这样的情况，二氧化碳就开始离开我的神经细胞，提升细胞内的 pH 值，并使细胞更加活跃。这样我就会觉得紧张、极度不安。pH 值的改变会带走我血液中的钙盐，这增加了周围神经末梢的兴奋度，引起嘴、手指、腿趾的刺痛感。同时，二氧化碳含量的减少抑制了我的镇静反应：我的瞳孔放大、手腿冰冷、心跳加快，我感觉周围的光线变亮、声音变大。

与此同时，脑部血管会降低经过这些组织的氧气的流经速度及含量。由此，我产生很多不适的症状：头昏眼花、身体衰弱、视线变形、精神难以集中，甚至产生一种从身体的分离感（也就是人格解体）。过度换气会在不到一分钟的时间内引起上述的绝大多数症状。通过减缓呼吸频率，这些症状会彻底消失。尽管感觉不舒服，但是这种短时间的化学作用不会对人体造成持久的伤害。

大多数出现过度换气的人都没有意识到他们正在这样做（见表 16-1）。他们不会说出自己在呼吸方面有问题。相反，他们会抱怨全身上下各种各样的症状。很多专科医生会在肌肉和骨骼系统、心血管系统、呼吸系统、胃肠消化系统，甚至中枢神经系统寻找原因，普遍存在的误诊可能导致对脊柱、腹部或其他器官进行手术。尽管如此，内科医生很可能会认为患者患有焦虑症或精神病，将他们转介给心理专家，而心理专家也无法诊断出过度换气才是罪魁祸首。的确，有过度换气倾向的人也总是焦虑不安。但是，如果他们不断、自发地产生这些剧烈的无法确诊的症状的话，他们也会变得焦虑。

表 16-1 因过度换气引发的生理及心理疾病

部位	症状
心血管	心脏不舒服的感觉（心悸）
	心跳加快（心动过速）
	心痛
中枢神经系统	头晕目眩
	精神不集中
	视线模糊
	口腔、双手和双足感到麻木、刺痛

续表

部位	症状
胃肠消化系统	咽喉异物感
	吞咽困难
	胃部疼痛
	"吞气"
	反胃
肌肉和骨骼系统	肌肉疼痛
	发抖
	肌肉痉挛
呼吸系统	呼吸困难
	"哮喘"
	胸腔疼痛
	有憋闷、窒息的感觉
全身性	紧张、焦虑
	疲乏、虚弱
	失眠、做噩梦
	出汗

　　图 16-2 描述了过度换气如何成为惊恐产生的恶性循环中的一个环节。其过程如下：任何情绪波动或身体上的变化将引发过度换气，而人们不会有意识地注意到这些变化。过度换气症状发展非常迅速。一旦人们意识到足够多的不适症状，就开始惊惶不安（"我不能呼吸了！"或"我要晕倒了！"）。在这些想法还没有到大脑注册时，身体已经用应激反应去回应这种解读（去面对所有身体上的威胁）。这会加快上胸腔呼吸，而惊恐的恶性循环重新形成，从而出现更多、更明显的症状。

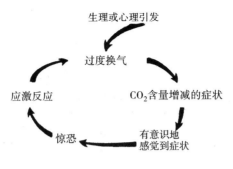

图 16-2 惊恐恶性循环中的过度换气

仅仅是程度较轻的过度换气也会引发心跳加速,加快血管收缩速度,并因血液中的酸碱失衡而引发碱毒病(即血管中 pH 值过高,导致头晕)。如果你想体会这种变化有多快,就试一下:在不超过 15 秒的时间内,能呼吸多快就呼吸多快。然后坐下来观察一下你身体的感觉。

有过度换气倾向的人会普遍地表现出对呼吸模式的敏感。相对于没有过度换气倾向的人而言,他们肺部内二氧化碳含量可以随时发生巨大变化。二氧化碳的含量会伴随每一次长叹明显下降,而恢复到正常状态则要花费更长时间。这种不稳定性和上胸腔呼吸习惯结合在一起,使他们更容易受到惊恐的袭击。

一旦确定问题所在,康复和控制也会变得卓有成效。在一项研究中,超过 1 000 名被诊断为过度换气的患者学会了呼吸和放松技巧。大多数患者,所有的症状在 1 ~ 6 个月都会消失。75% 的患者在接下来的 12 个月内完全摆脱了症状,还有 20% 的患者偶尔会有轻微的症状出现,但是这些症状已不再对他们形成困扰。

基本技能

为了征服惊恐症,你需要了解关于呼吸的两个重要事情。首先,要学会用横膈膜呼吸,并使之成为你日常生活中的呼吸模式。旧的习惯很难改掉,所以你不得不解决好这个问题。但是通过将呼吸模式变为这种缓慢的横膈膜呼吸,你最终将会使自己血液中的二氧化碳回到更加稳定的状态，并且对简单的呼吸变化的敏感度也会降低。其次，无论何时你开始感到惊恐不安，你都需要熟练地转变为这种呼吸模式。惊恐发作时，我们的目标之一就是停止应激反应，鼓励身体产生镇静反应。合适的呼吸方法会加快这种转变。

激发镇静反应的所有方法都需要一种或者两种呼吸模式：我称之为"自然"呼吸和"深度"呼吸。一个简单的练习将教会你这两个呼吸技巧。

（1）躺在地毯上或者床上，双腿伸直并放松，双手放在身体两侧。

（2）让自己正常、轻松地呼吸。注意一下每次呼吸时你上身的哪个部分在起伏，把手放在那个部位。如果是胸膛，那么你就没有发挥肺部的全部作用。如果是你的胃部（腹部）在活动，那么你做得很好。

（3）如果你的一只手放在胸膛上面，那么把另一只手放在腹部，试着在腹部呼吸，而不让胸部起伏。如果完成这个动作你需要帮助的话，就在每次吸气时有意识地突出腹部。呼吸到下肺部，你发挥了呼吸系统的所有潜能。这就是自然呼吸这一术语的含义：轻柔地、慢慢地、放松地在下肺部呼吸，而不是上胸腔。这是你在正常的日常活动中每时每刻都应使用的方法。

（4）深呼吸是这一过程的扩展。把一只手放在胸部，另一只手放在腹部，做一个深深的、慢慢的呼吸，首先填满下肺部，然后是上肺部。在你吐气的时候，让你的上肺部先动（会使上面的手下沉），然后是你的下肺部（会使你下面的手下沉）。在本章的深层肌肉放松练习的开始部分和后面几章提到的练习中都会用到这样的深呼吸。

（5）多练习几次自然缓慢呼吸和深度缓慢呼吸，直到每一个过程都熟练为止。每天从头到尾都要提醒自己去经常地练习自然呼吸技巧。不管你现在觉得多么困难，经过练习，你就自然而然学会了。遵照表16-2 中的步骤进行练习。

表 16-2 自然呼吸法

1. 先通过鼻子轻轻地、慢慢地吸入正常量的空气，只填满你的下肺部。

2. 轻松地吐出。

3. 用放松的态度继续这种轻而慢的呼吸，集中精力只填充下肺部。

接下来我会教你两种正式深呼吸的方法：镇静呼吸法和镇静数数法。前者需要 30 秒的时间。现在请根据表 16-3 的提示进行练习。

表 16-3 镇静呼吸法

1. 深呼吸，首先填满下肺部，然后是上肺部。

2. 慢慢地吐气，在呼吸时说"放松"（或者一个类似的词）。

3. 让肌肉变得柔软温暖，放松你的脸部和面颊肌肉。

4. 在生理和心理上保持这种"静止的"姿势十几秒，或两个自然呼吸那么久。

镇静呼吸法可以在任何你想要静下心来并找到你的观察者的时候使用。如果由于环境因素（比如你在开车或者跟其他人在一起），你需要或者想要睁着眼，那也没有关系。然而，在你最初学习的几周内，最好能找到可以闭着眼睛练习的安全场合。这样做会使你的身体对你的暗示做出回应。

另外一种深呼吸的方法是镇静数数法。请根据表 16-4 的提示试着练习。

表 16-4 镇静数数法（第一次练习版）

1. 在一个安静的地方舒适地坐着。

2. 深深地呼吸，慢慢地吐气，同时默念"放松"这个词。

3. 自然、轻松地呼吸 10 次，每次呼气时默数一个数，从"10"到"1"。

4. 在这个过程中，身心放松。当不再紧张时，你的身体感觉如何？你的精神感觉如何？让你自己保持身心松弛的状态。

这个过程最好连着做两遍，第三次做点小的改变。现在就行动起来，开始第一次练习吧。当你再次读这些提示的时候，放慢速度，假设你已经进入了一个更加柔和、安静的状态。让你的自然呼吸保持平静，缓慢地吸入腹部。

现在开始第二次练习，从深呼吸开始。

现在请第三次尝试这些体验，这一次呼吸 20 次，每次吐气计数，从"20"数到"1"。

在你完成第三次尝试还没有变得精力充沛时，花一点儿时间在大脑里扫描你的身体。你注意到了什么？发生了什么变化？现在感觉如何？如果你的身体感到了一种令人愉悦的厚重感、轻松感或者兴奋感，如果你感到有些肌肉放松，如果你的呼吸似乎更平静，那么你学会了镇静反应的第一步。

你在数数时有问题吗？你有没有因为其他的想法而分心？在这三个练习过程中，你有没有做出任何担忧、挑剔或绝望评价？一般来说，你越容易被动地集中在数数上，你的身心也就变得越平静。你越是努力去集中（或做正确），这个任务也就越艰巨。你的工作不是有意地去关注呼吸怎么变化，也不是在你体验过程中对练习的进程做出评价，只是简单地让每次吐气成为你大脑中下一个数字的"标志"——吸气……吐气……"20"，吸气……吐气……"19"，这样继续下去。当其他一些想法进入你的思维时，只要轻轻地忽视它，回到数数上来。

当你练习数遍之后，接下来几周根据表 16-5 的提示继续练习镇静数数吧。

表 16-5　镇静数数法

1. 在一个安静的地方舒适地坐着。
2. 深深地呼吸，慢慢地吐气，同时默念"放松"这个词。
3. 如果你愿意的话，闭上眼。
4. 自然、轻松地呼吸 10 次，每次呼气时默数一个数，从"10"开始。
5. 在这个过程中，保持内心平静。
6. 数到"1"后，睁开眼睛。

与镇静呼吸法类似，镇静数数法也是帮你控制惊恐的一个技能，无论你是否感觉到紧张，都要每天练习。这些技能，如果每天练习几遍，会减少日常积累的紧张。如果你在没有危机的日子里依然坚持有规律地练习，那么就会在你的大脑里建立新的回路，推动你内心镇静和肌肉放松的进展。那么，当你在引发惊恐的情境中时，这就会变成第二个本能反应。（你可以自己录制，也可以选择录制好的版本。）

你的"观察者"和镇静反应

你的呼吸平静下来，思维集中在一些简单的想法上的时候，你正在运用镇静反应。而在镇静数数法中，当你注意到能够对每一次吐气计数时，当你注意到任何不必要的评论而不理会时，你正在使用你的观察技巧。这个练习是一种教你学习你的"观察者"和镇静反应的很好的方式。

要记住，你的主要目标是找到一种持久的方法来控制惊恐。这是一个一次只能走一步的过程。最容易学会新技巧的时间是在不太焦虑的时候，这时你不会感到紧张。一旦你掌握了技巧，就可以在惊恐发作时运用。

释放紧张

如果你还没有机会学习形成镇静反应的正式方法，那么现在就是开始学习的绝佳时机。在本节，你将看到 4 种练习方法，每种需要 20 分钟来完成。你可以选择其中一种来进行练习或者试验。如果你过去曾经正式学过放松和冥想方法，但仍然不能成功应用本书第 3 部分的技巧，那么就重新练习。我建议你每天练习并持续 5 周。在本章结尾，有一个表格可以帮助你进行练习记录。我的患者中，有些即使成功地控制了惊恐，依然每天坚持进行正式的放松或冥想练习。他们将其视为"预防性措施"。有人遵循着这条箴言："如果你连冥想的时间都没有，那你真的是太忙了。"

如果你一次次地按照步骤进行肌肉紧张和放松练习，就有机会在大脑中建立新的回路。很快，这些回路会逐渐强健起来，能让你更容易进入镇静反应。玩乐器的人都知道要熟悉初步的动作需要多少时间和努力。经过坚持不懈的练习，这些活动变成一种条件反射，不经过意识就能做出来。通过这种方式，重复这些结构化的经验，你就有机会建立通往"观察者"的新的脑回路。

当一个人想到与焦虑有关的情景，大脑中的意象就会使肌肉处于特殊的紧张状态，就像为承受某种身体撞击做好准备一样。埃德蒙·雅各布逊博士最先提出身体的放松与焦虑是互相排斥的。换句话说，如果一个人知道怎样识别出哪一组肌肉群在紧张，并在生理上放松这种紧张，那么他就可以降低当时的精神焦虑。

雅各布森博士发展了一项技术，称为控制暗示性深层肌肉放松法（CC-DMR）。控制暗示性深层肌肉放松法是一种经过广泛研究和时间考验的方法，可以训练你的思维去关注有关肌肉紧张的微妙暗示，然后释放紧张。有些人发现用一种消极的技巧去平静情绪和放松身体，比控制暗示性深层肌肉放松法更适应他们的个人风格。如果你喜欢这种类型的技巧，你有以下三种选择。一种叫概括性放松和意象法，另两种是冥想练习。所有这三种方法都能帮助你学会一些基本的技能，排除杂念，使身体放松。

控制暗示性深层肌肉放松法

这种三步练习大约需要 20 分钟，它可以训练你的肌肉对你发出的暗示做出反应。你的任务是有意识地去关注肌肉紧张的那个部位的感觉，并有意识地去释放 14 组肌肉群的紧张。在最后的三分钟，你将感到全身安全和舒适。这种特定技巧不是征服惊恐的必备条件，但却是了解紧张并改变紧张的最好方法之一。

建议第一周一天练习两次，接下来四周每天练习一次。为什么要这样频繁并持续这么久呢？因为这是个从生理上训练肌肉释放紧张的、直接的、机械的练习。在练习的特定间歇中，我们会要求你重复一个暗示性的词语，比如"松开"或者"放松"。要使生理上放松肌肉与这些词语发生关联，似乎要花费大约五周的时间去练习。这就会在大脑中建立起新的"回路"，如第10章所述。一旦学会了，肌肉就会做好准备，在这些暗示词语被说出时能快速地释放紧张。

记住，练镇静呼吸法和镇静数数法，其实就是在呼气时，默默重复"放松"这个词，这里也是一样，五周内掌握控制提示和深层肌肉放松法，大脑获得的新回路使你的镇静呼吸法和镇静数数法变得更加强大，让自己平静下来。

控制暗示性深层肌肉放松法是利用你的"观察者"而引发镇静反应的一种方法。同时，它能防止生活的压力积聚下来。如果你练习这种方法，就会注意到"担忧、批评或绝望的观察者"的评价会在20分钟内不时地出现（你应该承认它们，再轻轻地排除它们）。然后就是你被告知在思维中"进入安全地带"的时候，需要最熟练地掌握消极集中精力法。

如果在此过程中，你感到维持轻松、安静的聚精会神有困难，那么用表16-6的数100个数的练习来代替浮现在你眼前的画面。每次呼气的时候轻轻地数一个数，从100数到1。

表16-6 数100个数

1. 呼吸放松、自然，轻轻地从100数到1，每次呼气数1个数。

2. 当你注意到有其他想法产生时，要停止杂念并回到数数上来。

3. 如果忘记数到哪儿了，那就回到自己记得的数过最近的那个数上。

概括性放松和意象法

在控制暗示性深层肌肉放松法中，体验放松是以肌肉紧张为前提的。作为另一种选择，或者偶尔为了改变，你可能想尝试一下这个只需20分钟的概括性放松和意象法。这一练习中，你关注的只是放松肌肉，而不是让肌肉紧绷。除此之外，还会增加一些新的可视意象帮助你增加舒适度，更好地享受平静和安宁。

你可以下载免费的文本，自己录音，或者你可以订购录音版。

冥想

冥想是一组精神训练，一般是指平静舒适地坐下来，把精神集中于一些简单的内外刺激，比如某个词语、某种呼吸模式或者一个看得见的物体。放松练习时，会参加很多精神上的，有时是生理上的活动。而冥想时，身体静止不动，个体关注的范围也相对减少。

学会冥想有很多潜在的好处：

第一，冥想可以通过引发镇静反应而帮助你对生理紧张进行控制。研究表明，冥想时心跳和呼吸频率都会放慢，血压也会下降，和放松时一样。经过一段时间之后，冥想者会指出他们日常的焦虑逐渐减少，高度紧张时也可以更快地恢复正常。因此，在控制生理紧张方面，冥想与放松练习有相似的效果。

第二，冥想对遭遇惊恐的人效果最为显著。冥想可以通过教会你新的方法对自发的想法、情感及意象做出反应，大大提高你对恐惧念头的控制能力。

有典型惊恐倾向的人会过多地考虑忧虑，过分关注可怕的想法，并在感情上对她的消极意象做出反应。她不是去控制这些东西，而是被这些东西所控制。学会冥想可以跳出这些东西，成为一个公正、冷静地观察自己的想法、情感和意象的旁观者，就像从外面观察它们一样。经历过惊恐的人都知道，惊恐发生时，这些消极的想法是多么强大，你不可能简单地对自己说"这些想法是可笑的，我才不会死呢"。这只会引起思想上的混乱而加剧惊恐："是的，我要死了！我的心快跳出来了。没有人能承受得了这种压力。"任何形式的自我改变策略的第一步都是要进行自我观察。为了减轻焦虑反应，赶走消极想法，你必须有能力与它们保持足够远的距离，来洞察它们。冥想跟正式放松法一样，给予了你获得那种视角的基本技能。本书的视角指的是你的"观察者"。

这里介绍两种冥想方法。因为它们的目的相同，你可以练习一种，也可以两种都学。

集中冥想法

第一种就是集中冥想法。这种冥想法的四个基本前提：安静的场所、舒适的位置、可以细想的对象、消极的态度。

就像放松技巧一样，你可以利用家中或者某一安静的地方进行练习。然后，采用一种舒适的姿势，开始向大脑邀入一种消极态度，也就是说你不需要担心注意力分散，或者苛刻于精神不集中。你只需要留意它们，放开它们，并回到你细想的对象。不同的是，冥想时，你在 20 分钟内持续地关注同一对象。你可以选择一个词（例如，"冷静""爱""和平"），一个宗教短语（"与上帝同在"），一个简单的声音（例如，"啊""喂"），一种感觉，或者一个观点。你默想着一个简单的节奏，轻轻地重复那个单词或短语（例如，如果它是一个单音节词，你可以每次吸气说一遍，每次吐气说一遍）。或者把注意力集中在你的呼吸形态上。

在冥想和放松时，你要尝试平静思想，每次只把注意力集中在一件事情上。一个非常重要的技巧就是被动态度，在冥想时应该不用花费任何力气。你把注意力放在操作指南上，但不用努力去实现任何目标。你不需要去创造任何意象，也不需要努力去感觉身体的感官。你所需要做的就是保留意识，维持舒适的姿势，仔细考虑那个短语，放开所有分散的注意力，直到 20 分钟结束。这就是消极态度。

表 16-7 是用前文中数 100 个数的方法对集中冥想法进行的修订。由于其相较于传统冥想法有两个明显优势，是我为易于惊恐的用户特别设计的。首先，你必须要记录下这些递减数字，这会让你有一切在控制中的强烈感受。其

次，可以减少你头脑中产生杂念的数量。这在你被消极观察者的评论包围时最有效。数 100 个数冥想法给了你一个具体而中性的任务：每次呼气数一个数，从 100 开始倒数，直到数到 1。这项任务会与你的消极观察者的评论进行直接竞争，因此你的头脑里便少了这些自我摧毁性的想法。

表 16-7　数 100 个数的冥想

---

1. 在一个安静的地方舒适地坐着。

2. 深深地呼吸，慢慢地吐气，同时默念"放松"这个词。

3. 呼吸时，从"100"开始数数。用每一个吐气去标记下一个数字，直到数到"1"。

4. 当你注意到有其他想法产生时，要停止杂念并回到数数上来。

5. 如果忘记数到哪儿了，那就回到自己记得的数过最近的那个数上。

6. 数到 1 后，从 100 开始重新数。

7. 第二次数到"1"时，从"1"到"10"正数每次呼吸。这个从"1"到"10"的过程中，暗示自己到了"10"睁开眼睛时，你会感到机敏，精力恢复。

我创建了此技巧的二次修订版，听觉冥想法，这是一种利用令人愉悦的声音、片段和节奏帮你提高注意力的语音项目。

意识冥想法

第二种冥想技巧就是意识冥想法。其方法是集中注意力在一个物体上，并把其他意识当作杂念。而在意识冥想法中，每一种新的东西（包括念头、幻想或情绪）都可以成为冥想的对象。任何独立于人的指示而产生东西都不再是杂念。唯一的杂念是你开始对所看、所听、所感做出评价。

过程如下：找一个安静的地方舒适地坐 20 分钟，以关注你的自然呼吸形态为起点，有意识地追随每一次轻微的吸气、吐气，而不要再做任何判断和评价（那些一关注呼吸就会紧张的人可以关注一个单词或声音）。几分钟之后，允许你的注意力轻松地转移到出现的任何一种念头上。当有新的念头或感觉在大脑中产生时，客观地观察它。在观察的同时为它起个名字。

冥想的最初几分钟，把意识集中在每一次呼吸上，而注意力一放松你就会马上注意到你前额肌肉的紧张。要轻松地默读这种经历的名字，可以是"紧张"，或者是"前额紧张"，然后继续观察。最终，你的感觉会发生改变。当你正在观察的客观的大脑追随着自己的意识时，你可以在头脑中浮现出一个人的面容，他嘴角向下拉长了脸。不要被这种意象牵制住：不要解释它的意义或产生的原因。只要简单地关注它、命名它，叫它"皱眉"，或者"人的悲伤的面容"，同时，继续采取不加批判的视角。如果你不能客观地观察，或者已卷入某种情感之中，或者想做出一个决定，就把注意力重新集中到呼吸上，直到重新成为客观的旁观者。每个人在冥想时都会时不时地陷入这种情况。如果你的思想一直飘忽不定，也无法摆脱它，千万不要自责！在意识冥想法中，你只需要放松、放开，再集中注意力回到冥想词语。而在意识冥想中，你要与放松、放开保持一定的距离，以追随意识流动。观察什么并不重要。重要的是你如何观察：不做任何评论。这种情况下，你会找到你的"观察者"。

通过冥想可以学到什么

不是只有娴熟的冥想者才能从冥想练习中获益。事实上，有严重焦虑的人会发现这两种放松技巧易于掌握，而且希望选择一种作为放松肌肉和平静思想的长期方法。其实，是练习冥想这个过程为你提供了有价值的认识，让你可以直接利用它来控制惊恐，即使你练习这一技巧只有几周的时间。

考虑一下，惊恐发作时我们被暂时的经历控制住的情景。我们注意到身体的不适感觉，并且被这种感觉吓倒。（"我要晕倒了。"或者"我呼吸不了了。"）我们查看周围环境，对看到的东西进行解读，而这些解读使我们更受惊吓。（"我在这里连个支持者都没有。现在，这里是个危险的地方。"）这些感觉会随着我们不能幸免于难的可怕意象而加强。而大多数这样的想法、情绪和意象都与事实不相符。此时要掌握控制权就必须要熟练地摆脱错误的解读。

我们只有等到下次惊恐发作时才有机会练习这种技巧，但为时已晚，因为惊恐已经掌握控制权了。学习这一基本技巧的最佳时机是在非焦虑时期。这样，我们才能逐渐把这种新的技巧引入问题出现的场景。

通过冥想练习可以得到一些有价值的经验：

（1）冥想是放松训练的一种形式。你学习坐在一个舒适的位置，平静而不费力地呼吸。

（2）学着去平静思想，安抚情绪，去接收更多内在的、微妙的暗示，从而获得自我观察的能力。

（3）你练习如何一次集中精力在一件事情上，并且以一种放松、审慎的方式。通过减少特定时间内在大脑浮现的想法和意象，可以更清晰、简单地思考你所希望完成的任何任务。

（4）学会当自己注意力不集中时，如何指示思维回到任务上并坚持住，至少要坚持一小段时间。起初，你的思想游离开到你注意到它，需要较长的时间。通过不断练习，你学会了在偏离任务时让自己迅速拉回注意力。

（5）冥想可以让你对大脑中的想法失去敏感度。你可以注意到你的恐惧、关注或担忧，同时与它们保持距离，客观地观察它们。通过这种方式，你可以了解问题，而不是被问题支配。那是你的"观察者"。

（6）如果你有规律地练习冥想，并且能够在那段时间更放松，你就获得了掌控感：你的自发行为可以在身体和思想上产生令人可喜的变化。

（7）在你了解了平静时的感觉之后，你就可以把它作为日常参考。例如，如果早上冥想之后你感到平静，你就更有机会注意到当天稍后紧张时的微妙暗示。换句话说，冥想（和放松一样）使你对生活中的压力更警惕。然后,你就有时间在紧张引起不适之前对周围环境加以干涉。

（8）在后面的章节中,你可以了解对引发惊恐的想法以及惊恐中的想法进行关注的重要性。你必须敏感地关注这些想法,放开这些想法,最终使注意力转向某一特定的有帮助的任务上去。

（9）有些人试图用积极的想法去克服那些引发恐惧的、令人焦虑不安的想法。例如,如果他们想着"我就要失去控制了,发疯了",那么他们就会同时告诉自己"不,我不会的,我从未失去过理智。我很快就可以冷静下来"。有时候,这是一个很成功的策略。但有时候,却会因为引发内部争论而适得其反。争论时,我们倾向于"认真"地捍卫自己的立场,那么此时就可能发生如下情况：恐惧想法变得更强大。相反,如果你能打断这些可怕的想法几秒钟或几分钟之后,你将更容易提出一些积极的建议,而不用冒风险引发内心的斗争。本章的两种冥想技巧可以教会你这一基本技巧。

哪种方法最适合你?

练习正规的放松和冥想技巧的一个基本目的,是在引发镇静反应时让你的思维和身体平静下来。每天练习,坚持数周之后,你会了解镇静下来时你的感受。你发现放松并不意味着"失去控制",实际上是得到了掌控感。选择一种你感兴趣的方法,给自己时间去了解它。

我已经概括了冥想的很多好处。如果你有很多不适感和不确定感,你可能更容易掌握集中冥想法而不是意识冥想法,因为它可以让你集中精神在某一点上。研究表明,有明显焦虑症状的人通过规律的、积极的技巧练习更易于减轻压力,如深层肌肉放松法。参加一些有规律性的体育锻炼也有利于控制你生理上的焦虑,如散步、跳舞或活跃运动。如果你想在放松练习时得到一些建议,也想安静地坐着不运动的话,那么你可以尝试概括性放松和意象法。即使你只对这两种正规放松技巧中的一个感兴趣，我还是建议你花些时间去进行冥想练习。冥想可以教会你如何打断胡思乱想，而放松可以让人找回平静的感觉。

有意识的控制

不论你采用哪种方法，最初的集中精神都是必不可少的。要投入时间，不要因为初效甚微就自怨自艾。花时间练习，而不是花时间测试。完成任何一种镇静反应练习时都不要立即评价自己的表现。任何一次练习，我们的反应都会受很多变量的影响。比如，在某些你焦虑感比较强的日子里，精神恐怕就不会那么集中。然而，尽管在那些日子练习会很困难，但是相比在压力较小的一天进行一次"好"的练习，会让你更加受益。不论何时，只要你在有意识地静下心来并放松身体，你都是在增进自己的健康。

与释放紧张一起，这章所有的结构化练习都会教你如何注意到自己多余的想法并予以摒弃。几乎你每次练习时，都会涌现一些杂念。你进行摒弃杂念的练习越多，你掌握的技能也越强大。所以当你真正遇到麻烦时，运用这个新技巧会更自如。如果你在镇静数数练习或者正式的冥想中掌握了感知杂念并摒弃杂念的技能，那么今后当你进入充满威胁的情境中，就会抵御那些让你产生紧张的消极思想。这也就是你永远不能为自己在获得这些技巧过程中取得的进展感到沮丧的原因。在学习这些技能时越困难，应对问题时就会越容易。重复的练习会在今后给予你十倍的回报，这一点怎么强调都不为过。这些方法需要变得跟你的惊恐反应一样自然而然，这样你才能在感到惊恐的时刻只想专注在一些简单必要的想法上。

假设你要通过制造更戏剧化的场面来控制住戏剧性的惊恐，是不大可能的，因为没有比感到自己要失去控制了更为戏剧化的事情。相反，你可以重复自己的镇静技能来消除戏剧性的惊恐。事实证明，重复可以给惊恐以重击。经验告诉我们，如果你坚持每天独处一段时间，静下心来，放松身体，那么惊恐会越来越少地侵扰你的生活。如果你能将 20 分钟的放松练习时间与 30 ~ 90 秒的镇静呼吸或镇静数数练习结合起来，那么将为你控制焦虑打下强有力的基础。你生理上和心理上越放松，你就越不会受惊恐的侵扰。

第一个重要步骤

掌握一个新技巧的最佳途径是把它分解，先易后难。例如，最开始学习打字时，你通过重复地打少数几个字母，掌握正确的手指动作。一次又一次地重复这种方式，直到你树立起信心。然后，你练习打同一排上的字母，再然后是更复杂的字母组合。你总是被告知，开始的时候要慢慢地打，这样你才可能更集中精力，然后才要求速度。随后，这一过程持续了几个步骤：两个字母的单词，三个字母的单词，五个字母的单词、短语，最后是完整的、加了标点的句子。

在对付惊恐时，你同样需要智慧和耐心。如果你从未掌握正规放松或冥想技巧，每天的练习将让你变得熟练，并树立信心。慢慢地，你就可以更好地识别出什么时候思维和身体紧张，什么时候放松。掌握这一章里任何一个技巧都需要时间。还记得第一次学骑自行车或者第一次滑冰吗？最初开始尝试时，你可能说："我这么笨，永远也学不会。"但是坚持下去，你就学会了。

今天就开始进行练习吧。你有两个需要实现的目标：呼吸技能以及正式放松训练或冥想。在接下来的两周中，定下目标，每天空出 15 段时间，然后完成以下三项任务之一：

- 检查你是否在做自然呼吸（轻轻地腹式呼吸）。
- 进行镇静呼吸。
- 进行镇静数数。

在你的房间里、车上、办公室电脑上贴上小便条，因为 15 次意味着每个醒着的小时都要来一次。利用表 16-8 来帮你记录下这一过程。

表 16-8　练习镇静技能

自然呼吸—镇静呼吸—镇静数数										
（目标：15 次/天）										
第一周：										
第一天										
第二天										
第三天										
第四天										
第五天										
第六天										
第七天										
第二周：										
第一天										
第二天										
第三天										
第四天										
第五天										
第六天										
第七天										

　　当你准备好开始你的 20 分钟练习时，要记住前七天需要每天进行两次。这样你就能更好地干预每天的紧张模式。之后就可以每天一次了。表 16-9 能帮你记住。

表 16-9　练习镇静技能

控制暗示性深层肌肉放松法—概括性放松—冥想				
日期	第一周	第二周	第三周	第四周	第五周
周一					
周二					
周三					
周四					
周五					
周六					
周日					

你也许觉得这些方法不能有效地帮你对抗令你窒息的惊恐发作，但我要告诉你，这么多年来，我也是一直这么跟其他来访者说："如果你下决心要控制焦虑来袭，那么你就能做到。如果你想通过这些新的行为模式来战胜焦虑袭击，那么你要练习、练习、再练习。"每个人都不应该再继续被这个问题折磨了。

第 17 章
采取一个新姿态："积极观察者"

对大多数人来说，世界时时刻刻需要我们做出决定，需要我们考虑、抉择。每一天，我们都必须花费很多时间做选择，从早上穿什么，每顿饭吃什么，到还有哪些有待处理的事情。我们是如何做出这些决定的？

在每个人的人生舞台上，随着时间的流逝，人生历练和犯过的错形成了我们的个人品位。了解自己的品位和偏好可以使我们更容易做出决定。我并不会每天早上站在厨房为是否吃谷类、蛋类、薄烤饼、法式烤面包、格兰诺拉麦片或者只是喝杯果汁当早餐而烦扰。因为我现在非常清楚自己的喜好，因此几分钟就可以做出选择——通常是谷类和咖啡。

过滤事实

过滤事实和做决定是相同的。随着自己的品位、偏好、价值观、知识的形成，我们做出选择需要花费的时间也就越少。想象一下，如果我们在餐厅的菜单上选择一道主菜之前，不得不花半个小时评价每一种选择，是一件多么烦恼的事情。从某种意义上讲，我们必须相信自己的判断。我们必须选择一种立场。

为了做出决定，我们要经过三个阶段。首先，观察和输入对我们有用的信息（"这个菜单上有牛排、意大利面和鱼"）。其次，在我们的知识、经验和偏好基础上解读信息（"我昨晚吃过牛排了，而且对意大利面不感兴趣；我想我会喜欢填了馅的比目鱼")。最后，我们在解读的基础上采取行动（我们订了那个鱼肉）。换句话说，在解读阶段，我们以个人的偏爱来筛选信息。

这一识别过程不会总是对我们有利的。当有惊恐倾向的人通过"消极观察者"，去筛选所有收集到的信息时，他会以一种对己不利的方式缩减选择范围。每一个"消极观察者"对这个世界都有它的独特态度。

"担忧的观察者"有一个典型的观点："在所有的可能性中，事情会变得糟糕起来。我应该在采取任何行动之前小心翼翼。哪一种选择可以让我避免不适？我必须避开麻烦。我需要感到完全地舒适。如果它可以确保我会感到安全，我愿意放弃很多东西。如果我做出错误选择，这将是灾难性的。"

"绝望的观察者"可能会通过这种态度过滤所有的选择："我在这些情况下总是感到不适，我很可能会一直这样。没什么可以有所帮助。我过去有过的同样问题，明天、下周、明年将会继续下去。我永远不会感到好一点。事情都太困难了。"

"挑剔的观察者"可能以这种方式筛选选择："你最好不要犯另一个错误。如果你做新的或大胆的尝试，你很有可能会弄得一团糟，让自己尴尬。你没有资本去做出改变。失败就是你的特长。"

我们的思维总是解读和评价着我们对这个世界的看法。为了控制惊恐，你需要认识到你的"消极观察者"评论，并中断它们。如果你不改变这些对你自己和世界的消极态度，你会继续感到被惊恐控制，因为这些态度将阻止你采取成功的行动。

让我们来看图 17-1 和图 17-2 的模型以说明这个观点。在醒着的每一刻，我们的思维通过感官观察环境。我们看到的、听到的、摸到的、闻到的、尝到的一切都是一种刺激，被我所称的"观察者"记录下来。如果我们的思维允许这一连串庞大的感官信息全部输入大脑，我们就不可能搞清楚这个世界。它将只会是令人困惑的一团混乱。因此"观察者"记录下来的所有刺激都要经过一个过滤过程，以便我们可以选择一个合适的反应。过滤器把刺激缩减到一些很小、很简单的个体，然后我们加以解读。基于这些经过过滤的、简化了的版本，我们在解读的基础上，决定如何做出反应（见图 17-1）。

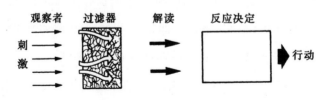

图 17-1　简单的决策过程

例如，你已经决定今天出去吃午饭。你开车到一家餐厅的停车场。在那一刻，你的"观察者"记录下你对所有事物的印象：建筑物的颜色、大小和形状，停车场上车辆的数量和型号，等等。接下来，你的过滤器过滤所有的信息，然后解读它们："这就是我想要的那家餐厅。好像人也不多。"在所有的刺激和对它们的过滤解读基础上，你选择一种反应："我就在这儿吃饭。"

现在，反过来思考。不久之前，你在一家餐厅经历过惊恐发作。今天你决定和一个朋友一起出去吃午饭。你像上面那个例子那样开车到餐馆，并观察同样的刺激：建筑物的颜色、大小和形状，停车场里车子的数量。你甚至透过窗子看见在雅座就餐的人。只是这一次，你通过"担忧的观察者"过滤所有的相同信息（见图 17-2）。现在你的解读完全改变了："这是一个可怕的场景！我在这儿会失去控制！这儿不安全！"现在你的决定改变了。因为我们的决定总是基于对事实的解读，而不是事实本身。这次，你决定："如果我待在这儿，我会变成一个过度紧张的人。我最好避开这个地方。我怎么离开这儿？"

这就是我为什么会说，控制惊恐必须学会中断"消极观察者"的评论。但是，从物理学角度来看，自然界里是没有真空的。你的思维必须时刻对你的观察做出评价。如果你在引发惊恐时中断了担忧评论，但忽略了用新的不同的评论去代替它们，那么消极的念头会重新回到你的意识。换句话说，思维总是使用着某个过滤系统；如果你移走了"消极观察者"过滤器，你必须用一个更有益的来代替它。

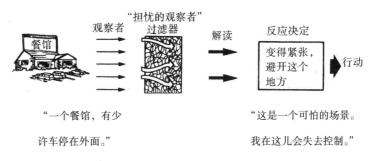

图 17-2 通过"担忧的观察者"做出决定

"积极观察者"

这个新的过滤器必须拥有什么特性呢？引发惊恐时，有典型症状的人需要一些重要的特质：

（1）选择感。你需要自由地去移动、改变你的行动方向。你想知道你不会被某些人或者某些事限制住或控制住。你越感到自由，也就越觉得舒适。

（2）安全感。你需要感到安全、不受伤害地去完成任务。你需要在周围环境中感到安全。你越觉得安全，也就越轻松自在。

（3）支持感。你需要感到确定和舒适。你需要感到他人对你的尊重、支持和关心。你需要对你做出的选择感觉良好。你越感到被支持，也就越容易尝试新行动。

（4）自信感。你需要相信自己，有成功的信心。你要希望和期盼取得最好的成果。你需要相信自己的能力，相信你会成功。你越觉得自信，也就越有能力驾驭你的行为。

从根本上讲，你需要形成一个新的"观察者"——一个积极、自信的你，为你提供更多的安全的选择，我称之为"积极观察者"（见表 17-1）。

表 17-1 "积极观察者"

- 提醒你，你的自由和选择
- 允许你感觉安全
- 支持你所有的努力
- 让你感到自信
- 相信你也让你相信自己
- 期盼一个美好的未来
- 指出你的成功之处
- 为你寻求支持
- 相信你可以改变
- 知道总是有不止一种选择
- 关注问题，更关注解决方案

这并不是说，面对惊恐时你可以完全消除你的所有担忧。对很多人来说，不管他们有没有处在一个引发惊恐的情况下，这些担忧都会自动出现。相反，我建议你采用另一种观点，它可以支持你的健康和积极的目标。这种视角作为一个新的过滤器，在惊恐时能够发挥它的调节作用。做到这点需要时间和练习。最好的办法是把"积极观察者"看成一个你可以逐渐灌输的新态度。这种态度是思考事情的一种特定的方式。而且它有着截然不同的声音。

"我可以……，……是可以的。"

"消极观察者"总是发出苛刻的、引人注意的、极端的声音："我不能常常让自己这么感觉""这将会是糟糕的""我会成为人们的笑柄""我真是太可笑了""什么也没用"。我们相信必须严格要求自己，必须坚强才能控制惊恐。我们必须控制症状（"不能让焦虑继续下去"），压抑我们的感受（"不能让任何人发现"），或者限制我们的选择（"一个人在开会时是不能离开会议室的"）。这些约束性的态度最后是让惊恐越来越控制我们的生活。如果惊恐的一个主要可怕之处是感觉到陷入困境、受到限制或者失去控制，那么我们给自己的限制选择的信息越多，就越感觉到被这些限制所制约，我们也就越感觉到不舒服。

假设我在发表演讲前的那一刻感觉到腹部刺痛，我会立刻想到："我不能让自己感到任何焦虑。"单是这种想法就足以增加我的焦虑了。但如果我说："一点点的焦虑我可以应对；在开始讲话之前这种感觉是很正常的。"那么我就不会感到陷入困境了。允许症状存在，反而减少了这些症状。

看看这些陈述有没有反映出你的态度：

典型的"消极观察者"陈述

- 我不能让自己感到任何焦虑。焦虑是让人难以接受的。

- 如果我去那儿，我不能有任何焦虑。

- 我不能让这些症状继续下去。

- 我不能让这些症状继续增加。

- 我无法应对这些感觉。

- 如果我不控制这些感觉，它们会肆无忌惮的。

- 我不能冒这个险。我只能这样处理！我不能改变自己的常规。

- 我必须向自己证明我好多了。（这是一次考试。）

- 我就知道，一走进那里我就会焦虑不安的。

- 我必须时刻保持警惕，感到安全。

- 感到安全的唯一办法是避免所有的令人不舒服的情形。

每一次我们积极融入这个世界的时候，都会为自己的行为加上那么多的期

望和限制！难怪一有不适迹象时，我们就倾向于逃避。为了面对引发惊恐的情况并取得成功，我们必须给自己一项更简单的任务，一个允许有很多可接受选择的任务。当我们采取更宽容的态度接纳自己时，感觉更为自由和舒适。

"积极观察者"是宽容的、接纳的和灵活多变的。它给了你更多的自由和选择。它努力保护你避免陷入困境，同时帮助你更加接近目标。"积极观察者"的价值是在帮助你采取行动的同时，增加你的安全感。

"担忧的观察者"却为你的情绪贴上了错误的标签。当你开始出现焦虑症状时，"担忧的观察者"过滤器会说"我很恐惧！"这个不加考虑的回应，它使你不能注意到你处理能力的任何进步。"积极观察者"给你时间去关注你的情绪，帮助你更真实地标记感受。当你注意到有些焦虑时，它会控制那些感觉"我现在开始感到有些害怕了"。当你的紧张感加剧时，或不那么紧张时，它会注意到你的紧张程度的微妙变化。

"绝望的观察者"低估了你的处理能力："我不能。这是不可能的。"而"积极观察者"说："我还没有准备好。让我退后一步，尝试一个更安全的任务。"它提醒你可以控制，并解决自己的问题。

有两个短语最适合表达"积极观察者"态度："我可以……"和"……是可以的"。听一听当你开车进入那家餐馆的停车场时，"积极观察者"是怎么思考的。

　　嗯，现在我们在餐馆停车场了，我开始感到紧张。上次我出来吃饭时遭遇了惊恐……［停一下去回想过去］。如果我不想做这个的话，我就不必做。告诉苏珊我感到不能胜任也是可以的，她真的会理解。我不必向她保密……［停一下，回想过去］。我也可以进去看看我会怎么做。我不一定会有上一次的同样反应。在那儿我可以感到安全。如果有必要的话，我可以站起来离开那儿。或者我可以告诉苏珊我很紧张，并取得她的支持。如果我不想在那里吃完整顿饭，我就不必那么做。可能发生的最坏情况是我不能吃完盘子里的东西。我可以对付这个情况，苏珊也可以；我不必顾虑她。事实上，她很可能会支持我。

但是我开始呼吸急促……这不是紧急情况。想想我现在需要什么也是可以的……让我做一些镇静呼吸。我可以让肌肉放松一些。我可以慢慢镇静下来。我认为我最好进去，我进去只是为了练习处理这种情况的技巧。

注意一下这个声音是多么宽容。它知道，为自己提供的自由越多，感觉就越好。因此，它不会强制你执行。你什么时候想停就叫停。它也提醒你，可以寻求他人的支持，而不用孤军奋战。事实上，你发现当你允许自己将这一切告诉别人的时候，你会感到多么轻松。相反，越是强迫自己去遏制所有的想法和感觉，就越会感到陷入困境，症状就越明显。

当你觉得不能自由选择时，你最需要的将是逃避。一旦有了自由感，你离目标就更接近了。在这个例子中，你会对进入餐厅感觉更舒服。这是因为，我们越是能够舒适地逃离一个场所，就越容易进入那个地方。每前进一步，你就再一次为自己提供了支持和选择。所以，当你抱着一种可进可出的自由态度时，就可能做出明智的选择。

同样，你需要同意自己减轻自己的不适症状。"这不是紧急情况。镇静下来是可以的。"当你尝试做一件新的事情时，没有理由你必须完全镇静。如果最近你在一家餐厅曾经惊恐发作，那么感到不适是正常的。你可以预料得到并接受它，因为最终你将不会再害怕。同时将拥有足够的机会处理这种情况，不会失败、发疯或蒙羞。

最具约束性的态度是因为有其他的可能性而制约你行动（我不能离开餐厅……别人会怎么看我！）。提高自己的自信心，这将使你更有机会有效利用这些信息。（"我离开餐厅只是为了增加我的舒适度。当我外出就餐时，我理应感到舒服并拥有行动的自由。这比担心别人的看法更重要。")

图 17-3 说明了如何利用"积极观察者"过滤器去代替"消极观察者"过滤器。通过宽容而支持的态度，你对焦虑场景的一般解读就会由"这是一个可怕的场景——我在这儿将失去控制"转为"在这儿试一下也可以——这是一个锻炼我的技巧的地方"。你不会紧张并逃离，相反你决定作为练习，你可以循序渐进，一步已迈出去。

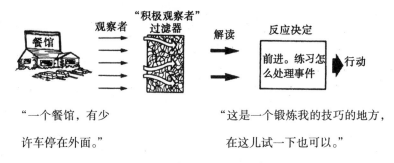

"一个餐馆，有少许车停在外面。"　　　　"这是一个锻炼我的技巧的地方，在这儿试一下也可以。"

图 17-3　通过"积极观察者"做出决定

这里有更多锻炼这种宽容态度的例子：

"积极观察者"陈述

- 在这儿试一下也可以。这是一个锻炼我技巧的地方。

- 我虽然有点紧张，但是仍然坚持我的任务。

- 我不必让这些感觉阻止我。

- 我可以对付这些症状。

- 我可以根据我的舒适度自由地来去。

- 我总是有选择权的，不管是什么。

- 我可以有选择的自由，不管我做什么或者去哪儿。

- 这不是紧急状况，我应将注意力集中在我的任务上。

- 我可以在放松的同时控制一切。

- 在这里可以感到安全。

- 我理应在这儿感到舒适。

- 我可以慢下来并思考。

- 我可以信任我自己。

- 当我学会相信自己时，我会更好地控制它。

在表 17-2 中写下一些语句，帮助你控制惊恐。选择一些我提到过的，或者你自己设计的陈述，花些时间复习。甚至，你可以把它们放在浴室的镜子或者冰箱上面。每天练习，或者在你想使自己感觉坚强时操练。比较一下这两种情况有什么不同：当使用挑剔自己和限制自己的言论时，当你言谈自信、肯定自己和自己的选择时。

表 17-2　你自己的支持信念

阻止"消极观察者"

这个技巧是我从一个叫"思考停止法"的程序改编过来的，它已经在行为心理学应用了超过 20 年。当你想要迅速驱除入侵的念头时使用它。下面是它的实施过程。

要想打断消极念头（见图 17-4），首先你必须注意到什么时候你注意到"消极观察者"的陈述。通常，我们都意识不到我们的思维里一闪而过的消极念头。你如果注意到这些想法，你将更频繁地注意到这些时刻。

倾听你的担忧的、挑剔的或者绝望的想法。

↓

做出决定阻止它们。（"这些想法会帮助我吗?"）

↓

通过积极的评论来下定决心。（"我可以放开这些想法。"）

↓

在脑海里大喊"停!"（弹一下手腕上的橡皮筋。）

↓

开始镇静数数法

图 17-4　打断消极念头

阻止挑剔和担忧的最直接方法是，在你的思维注意到它们之前尽可能快而有力地使用上述技巧。一旦这些担忧爆发，即当你开始意识到反复的、无益的、消极的想法时，在思维上退后一步并观察它们。你的担忧是你现在应该留意什么的信号吗？或者只是你一天中那些喋喋不休的噪声？

问问自己"这些想法现在对我有帮助吗"，这是一个很棒的问题；它会通过纠正你的自发的消极想法，更有力地帮助你。请不要忽略它！仅仅问这个问题，你已经暂时地打断了你的消极想法，这是一个良好的转变。说明"积极观察者"在行动：它注意到了你的想法，并判断这些想法是否有益于你。

如果这些想法无助于事——如果它们是噪声，那么有意识地去阻止这些喧闹。这些想法太强烈了，它将你一步一步拉近。这些戏剧化的想法纯粹是你的大脑臆想出来的。让你的"积极观察者"通过论述支持你的决定，例如："我在控制我的想法。我不必被这些观点控制住。停止关注这些是可以的。"

你必须斩钉截铁地做出"不是现在"的决定。有一个办法是在你思维内大喊"停！"听起来很蠢，但是它可以阻止你不断担忧。用其人之道还治其人之身。这可以阻止你当时的念头，并允许你开始一个新的念头。

如果需要更多的刺激去吸引你的注意力，那么在手腕上戴一个橡皮筋。当你大喊"停"的时候，弹一下那个橡皮筋。"哎哟！"真的！现在你会注意什么？你那个刺痛的手腕。那么一小会儿，你已经离开你的担忧并转向其他体验。你已经为注意力创造了一个新的空间。

好好利用那一刻！练习镇静数数法（一次深呼吸、十次浅呼吸的呼吸技巧）填补那个空白。这将是你的干涉中最有效的部分，因为镇静数数法会实现两个重要目标。第一，它打断了你的担忧。你不得不停下来思考如何运用这一非常特别的呼吸技巧。你必须一直吐气，做深呼吸，尽可能慢地吐气，放松你的面部肌肉。十次吐气数数，但是要倒着数，同时在思维中想着这些数。哇，那可不是一个清闲的事儿！而且那正是我们在寻找的：让你的思维忙碌于重要的事情，从而不会回到你的担忧上。镇静数数法用时大约一分半钟。那是一个 90 秒的楔子，插在你和担忧之间。

第二，镇静数数法使你忙于练习使内心平静的技巧，帮助你不再因那些忧虑的想法而产生焦虑。当你在生理上变得镇静时，随着时间的流逝，你会换个角度来看待担忧，从而更容易对抗忧虑。

即使消极念头在一分钟后返回，你也已经暂时打断了它们。这是一种当问题出现时，把"观察者"放在了最重要位置上的方法。几分钟后，你可能想用第二组镇静数数法，再次去打断这些消极想法。慢慢地，你会开始"后退"，并用一种新的视角来看待你的担忧。你不会变得那么全神贯注，而你的紧张也有机会缓解。

这一技巧可以适用于很多公共场合。例如，在等候发表演讲前，你可以开始镇静数数法。不要关注诸如"每个人都会注意到我的手在发抖"或者"我知道我在发傻"之类的消极想法，你可以把注意力集中在数数上。

在我们想到要面对恐惧时，这一同样的消极思想会出现。设想一下你计划今晚去参加邻居的派对，而通常你总是避免这类聚会，因为在人群里你会紧张不安，但是，这个星期你决定参加这个朋友聚会，与恐惧做斗争。现在是上午11：30分，你注意到你已经花了半个小时反复念叨着，无用的"担忧的观察者"评论悄悄进入你的思维："我做不到。我永远坚持不了。如果我在那里陷入困境，怎么办？我不想陷入困境。我不能去。我就是处理不了。"这个时候，你的"观察者"介入。

观察者：我一直在脑子里念叨着同样的想法，都是关于今天晚上的。我害怕。我已经决定去了，但是，我还一直在想怎么避开它。

积极观察者：这些念头有害无益，只会让我更害怕。我必须阻止它们。

行动：在思维上大喊："停！"坐下来一分钟，做十次镇静数数法。

观察者：虽然我平静些了，我察觉到我的腹部紧绷。我仍然害怕。

积极观察者：或许一整天我都会有些紧张。这也没什么，因为我今天晚上会接受一项挑战。我要调整一下，让自己一直忙碌，直到我做好准备。这是一个照顾自己的好办法。今晚，我想得到别人的支持，以免我会感觉我在单独经历一切。

行动：列一张单子，写上一些今天需要关注和有意义的活动。让一个参加这个派对的支持我的人分担我的担忧。全天定时地监控腹部的紧张，必要时用镇静呼吸法去放松肌肉。

注意在这个例子的一开始会发生什么。我把"观察者"描述成你消极、强迫性的思考时的"干涉"。这很可能已经在你的体内发生了，你会陷入一些消极的想法中。然后突然地，你思维的某一部分会"后退"，并评论你现在做的事情。你需要抓住这个机会。

开始聆听你的"观察者"的变化。当你注意到它时，保持它！让自己客观地收集那一刻的事实，然后转向一些将会照顾你并同时支持你实现目标的建议或计划。如果你开始批评自己或者做出绝望的评论，那么只是注意到它们并放开它们。（"想一想那个念头现在对我是没有帮助的。"）

中断那个思维模式

让我们把过滤器这一概念应用到惊恐时刻。在一个简单的决策过程中，我们要经历三个阶段：①观察相关信息；②解读这些信息；③选择一个合适的行动（见图 17-5）。当那个过程在前两个阶段陷入困境时，惊恐就会发作。首先，我们观察身体上的感受并观察周围的环境。然后，利用"担忧的观察者"过滤器来解读我们的感官是"惊恐的"，或者解读我们周围的环境是"危险的"。然后我们倒退回来，再次观察我们的身体感官。我们注意到它们变得越来越让人不舒服。接下来，我们解读这些不断增加的感官为"惊恐"，然后继续这样下去，就会造成持续的、逐渐增加的生理和心理上的危机（见图17-6）。

观察相关信息 ⇨ 解读观察 ⇨ 选择合适的行动

图 17-5 简单的决策过程

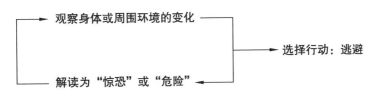

图 17-6 在惊恐时的决策过程

　　这就是我们制造惊恐的过程。在我们注意到"问题存在"这一念头，并强化这一念头时，我们自己把自己困住了。我们将全部的注意力放在那个问题和它潜在的影响上，而不是花同样多的时间去思考如何解决问题。这样直到问题变得严重时，我们才会想到第三步——适时行动起来，而这时面对自己强加给自己的这一危机，唯一解决办法就是逃离。

　　惊恐是一个自动构建的反应，所以你需要一个自动构建的反应去回应。在引发惊恐的时刻，第一步是中断这个模式。如果你没有有意识地中断这个模式，它会自动地遵循它的常规路线，那么它就会得出结论：你要"逃离"某种场合，避免"失去控制"。

　　在这个过程中，你必须停留足够长的时间去关注你的想法。如果你仔细观察，将听到一个"观察者"的陈述在自发地出现并反馈你此刻的感受："我的心跳加快。"或者"我觉得头晕。"或者"我变得害怕起来。"这就是解读模式的那一时刻。你必须从这个消极想法上分散注意力，它会典型地遵循这样一个"观察者"的论述（"噢不！将要发生在我身上的是多么可怕的事情啊"）。你的任务是，在你的症状和消极的自我挫败的念头之间，打入一个楔子，将其分开。

　　在"观察者"做出评论时，终结那个模式，抓住机会，立刻把所有的责任推到"观察者"身上。给你的"观察者"一些简单的任务去执行，不要解读，不要过滤器，这么做，你将引发镇静反应去和应激反应竞争（见表17-3）。

　　有很多办法可以暂时地摆脱消极模式，使"观察者"发生作用。一个主要的办法是：找一些令人愉快的事情去做。下面将举一些例子。我知道，有些听起来很蠢。但是开始时，都是这样的。

表 17-3 焦虑时关注你的"观察者"

观察者："我开始惊恐了。"

担忧的观察者："噢，不！"

积极观察者："这不是一个紧急情况，我可以通过中断这个模式来照顾自己。"

- 做一个正规的练习。例如，10 次镇静数数法或者在一分钟内伴随每次呼吸重复一次冥想词。

- 做 2~3 次镇静呼吸。

- 如果你正在工作，那么开始轻轻地集中注意力在一些简单的重复性的任务上。不要为努力做好而担忧。相反，集中精力在慢慢地做上面，举个例子，打开你的文件抽屉，慢慢地数文件夹，或者慢慢地有系统地拿出一张纸，随便列一个简单的单子。如果你在操作机器，在工作中找出一些基本节奏，让你的呼吸伴随着节奏，并数那个节奏。

- 如果你在街上走着，在走路的同时慢慢地观察四周，或者停下来靠着墙站着。让自己轻松地观察一分钟，例如，观察街上人们着装的主流色，或者任何简单的任务。或者随着你的呼吸迈步，每次吸气迈两步，吐气迈三步，或者其他简单的节奏。

- 如果你在餐厅或者坐在车上，拿出你的钱夹，看看你的照片和卡片。或者拿出你所有的钱，按照顺序排列它们。

- 如果你在家，那就慢慢地、专注地削个苹果或剥个橘子。观察一下，每次你剥橘子时喷出的薄雾。数下每一块折断的水果皮。或者重新摆放书架上的书。又或者按部队的方式整理床铺、注意细节。

- 如果你在运动或在听音乐会，那就开始仔细研究节目单。

正如我所说的，某些建议的确听起来很傻。但是关键在于做一些相对来讲重要性不大却需要你全神贯注的事情，并且可以慢慢地、有条不紊地去做。你

也需要足够的精力从摁响紧急按钮上分散注意力。你实际上正在对你的消极想法喊"暂停"。你正在花相当多的时间全神贯注完成"观察者"的任务，其他什么任务都不管，只是关注着你的"观察者"。不要去核对和监视你的生理症状，不要认为中断起不了什么作用。记住，这是第一步，纯粹地观察。这个时候——30秒或2分钟出现的任何解读（"这不起作用"）都应该被轻轻地排除掉。

最初，获得控制权将是一个转折点。一旦你中断这个思维模式，即使是暂时的，你的思维也为那些肯定的、积极的想法腾出了地方。当你获得了时间进程时，你就获得了主导权。那么，当你准备好时你就可以把"观察者"转到你的生理感官上、消极想法上，或者周围环境上。

设想一下，当你开车行驶在高速公路上时，你开始感到焦虑不安。

观察者：我开始有一些惊恐感觉了。

担忧的观察者：噢，不！我会杀人的。

积极观察者：我不必激发身体内所有的系统。这不是一个紧急状况。我需要中断这种思维模式。

行动：你决定集中精力在你的观察者上。当你继续观察你的开车技能，你开始去注意外面车道上经过的每辆车的牌照和颜色。

观察者：一段时间之后，好了，我还在开车。通过关注牌照和车辆的颜色，把它作为获得视角的一种方式。我似乎没有变得更糟糕，也没有失控。对我的身体我可以观察到什么？我的心脏没有像以前那样快速跳动。但是，我紧紧地抓住方向盘，我的指节发白。我感到了肩膀上的节结，这和我耸肩时的感觉一样。

积极观察者：我虽然感到紧张不安，我也完全控制了自己的驾驶。我松开双手，仍然可以控制住方向盘。我可以放松我的肩膀。很好。

行动：你做了深呼吸，长吁一口气，松开方向盘上的手，放松双肩。你把注意力放在镇静地呼吸上。

积极观察者：目前，我的驾驶技术还不错。我想我当时是在看到那个写着"距下一出口 9 英里"的标志时开始惊恐的。我现在需要让自己恢复信心。

行动：你继续着"积极观察者"的评论。"我做得很好。这次我早早地控制了自己。我理应被赞赏。我紧张但仍可以胜任开车。我可以将车开到我要去的地方然后开回来。"

表 17-4 是这个过程的步骤总结。在你摆脱三种消极观察者的观察模式时可以将此表作为参照模板。

表 17-4　控制惊恐时刻

（1）聆听你对自己身体和周围环境的担忧的、自我批评的、绝望的想法。

（2）中断这些消极的思维模式。

- 使用镇静呼吸法或镇静数数法。

- 找一些中立的或者愉快的任务去占据你的意识。

（3）当你控制住想法和呼吸时，观察你的生理感觉、消极评论和周围环境。

（4）回答这个问题："我此刻应该怎么做？"

（5）以你的回答为基础采取积极行动。

邀请不适感

如你所知，我鼓励你练习这些支持性的措施是为了让你更好地掌握第 3 部分的技能。在这步，让我描述一下，一个人如何从接纳和容忍当下感受过渡到第 14 章提到的对话惊恐技术：鼓励惊恐"给我最准的一击"。

第 7 章你了解到米歇尔，她变得十分害怕惊恐，她不开车，不散步，避免单独待在家中或者单独购物。经过一段时间的治疗后，她意识到"担忧的观察者"的想法增加了她的惊恐症状。一天早晨，在一个员工会议之前，她发现自己在想"如果你感到无法抵抗会发生什么？或者，如果你感到惊恐怎么办？"诸如此类的问题。问自己这些问题的同时，她的症状开始出现，不一会儿她就引发了焦虑袭击。那个时刻她意识到，她害怕惊恐的想法可以直接导致真正的惊恐症状。

意识到这个之后，米歇尔进步很快。几周之后，她开始练习独自开车，并走一小段路。她的"担忧的观察者"论述继续干扰她：

> 上周我答应医生，从治疗课程回家时我会在高速公路上开车。我这么做了。就在我开车上路之前，我开始感到焦虑。我想"如果我惊恐发作，不能离开高速公路怎么办？"整个开车过程中，我的双手冒汗。但是，我开始想我可以继续开或干脆停下来，而我真的想继续下去。我发现自己进步了，因此感觉好极了。因此最糟的是你怎么去看待开车，而不是开车本身。

注意一下，米歇尔是怎么成功地从"担忧的观察者"转变为"积极观察者"的。她说最糟的情况是开始开车前，因为正是这个时候，她的"担忧的观察者"引起了对未来的一系列消极幻想。她开始担心如果她继续开下去，灾难会发生。而她一上路，就转为一个宽容的态度，给自己选择。"如果我需要的话，可以将车停下来，或者继续开下去。"通过支持自己让自己选择，她获得了自信。她可以按自己的愿望，将事情做完。

自相矛盾地去反抗惊恐就是去反抗我们的本能。我知道，在米歇尔为做好准备接受我的指导之前，她需要有这样处理焦虑的成功经验。现在，她可以忍受轻微的症状和持续的"担忧的观察者"评论而坚持下去。我提出了悖论这一观点：如果你停止反抗惊恐，它将消失。接下来的一周，我给了她以下的指导："下一次，你有惊恐的可怕念头时，我想要你在那一刻试一下惊恐发作时享受完整的惊恐袭击，你可以告诉自己加快心跳，变得头晕，试着引发所有的症状。"

可以设想，米歇尔紧张地嘲笑我的建议，问我是不是认真的。我解释这个看似不合逻辑的建议背后的原理。当我们变得害怕症状时，我们正在通过建立一个对立关系来支持这些症状。我们越是害怕，它们就变得越强大。移走我们的恐惧，就可以摧毁这层关系。我们吸干惊恐的所有力量，因为只有我们反抗，他们才能存活。

同样地，如果你试着阻止这些症状或者反抗它们，你只是在支持和助长它们。如果你练习一些放松技巧，然后焦急地等待，希望这些技巧能减少你的症状，你会失望的。正如我在第 10 章中谈到的，技巧不会征服惊恐，正确的态度才行。

听一听米歇尔描述她接下来的那个星期的经历。

米歇尔：周六，我走了很长的路。首先，我走到一个购物商场，买了一些东西。那只用了大约半个小时，所以我决定沿着一些住宅区的街道走一走。我有些惊恐，因为那儿没有商店，也没有电话亭可以去求助，是一个陌生的地方。我做了一些镇静呼吸，让自己恢复信心。我又一次发现，我对麻烦的预期比真正的症状引发了更多的问题。

威尔逊博士：你有什么样的想法？

米歇尔：我会想"这就是我……人们都不认识我……如果我晕倒怎么办？……没有人会帮助我……我开始头晕了"。这时，我会想起做呼吸练习，并说一些积极的事情支持自己。

还记得你上周告诉我的那个"试着自己引入症状"的练习吗？我很惊讶会想到这个念头，但是从某一点上我说"你为什么不继续，感觉你要晕倒，看看会发生什么？"类似于我又换了一个角度来思考问题。

威尔逊博士：什么意思？

米歇尔：嗯，有一小会儿什么也没有发生。然后，我就跟自己说："不，你知道你不会晕倒的。你知道这种情况总是发生。你可以走过这个小区的，当你完成时你会感觉很棒。"之后，就容易多了。

　　周六之后，一些事情好像改变了。我注意到我态度的完全改变……关于我自己的。我似乎不再苛求自己。我不再对自己不满。就好像，我开始接受我的症状，也接受我自己。星期二晚上，是我这几年来第一次整晚一个人待在家中。一切都很好，没有问题。

米歇尔看似矛盾的经历颇具有代表性。当你完全地、真诚地要求症状增加时，它们反而会消失。但是，重要的是你不要叶公好龙，比如，"我开始变得焦虑了。现在，我想要这些焦虑增加……其实，心里希望它不要增加，因为到那时我绝对处理不了它。这个计谋最好马上起作用！"害怕症状的增加，并试图"哄骗"它们立即消失，你又回到了对抗惊恐的老路上来，并由此鼓励和支持了这些症状。从而鼓励和促使惊恐的症状出现。

　　下面是我们通过米歇尔的"观察者"，分析她周六的活动。

观察者：[正要逛商场时]我今天在这儿很愉快。我很惊讶，也很开心。我已经在这儿半个小时。我想去四处再逛至少半个小时，树立我的信心。我会穿过一些住宅街道，但是我可能会开始变得紧张。

积极观察者：现在正是时候，让我冒一次较大的风险。我需要锻炼。

担忧的观察者：[当在那个街区散步时]我现在在一个陌生的地方。人们都不认识我。如果我晕倒了怎么办？没人会帮我。我会开始头晕的。

观察者：我开始担忧、惊恐。我可以感觉到心跳加速。

积极观察者：我需要镇静，并恢复信心。

行动：做几次缓慢的、容易的镇静呼吸。告诉自己"这不是紧急情况。现在觉得有些焦虑也没什么，因为我在尝试一些新事物。我可能有些害怕但仍在走着。我能控制局面"。

担忧的观察者：这周围没有任何商店可以去求助。万一惊恐发作，也没有电话可用。噢，不，我永远做不到的。

观察者：我现在需要照顾自己。我会尝试一下上周威尔逊博士的建议。

行动：告诉自己"为什么不继续下去，就算我会晕倒，看看会发生什么，我现在将增加症状。我正在头晕并在人行道上昏倒"。她停下脚步，并努力"愿意"自己晕倒。

观察者：（两分钟之后）不，我可以说我不会晕倒。尽管我在努力，但是症状没有增加。

积极观察者：我可以走完这个街区。当我走完时我会感到很棒。（症状减少，并完成了她的散步。）

当你被惊恐控制时，你正被"消极观察者"的声音支配着（见图 17-7）——"我不能……""我不能这么感觉。""我不能焦虑不安，因为会有人注意到。""我不能处理这些。"当你开始控制住惊恐时，你会注意到你的声音转为"积极观察者"——"……是可以的，我可以……""这么感觉是可以的。""我可以焦虑，同时完成我的工作。""我可以对付这些症状。"使用自相矛盾的方法，你站在了相反的位置上，你对你的症状负责，并引入症状——"我想要……""我想要心跳更快。""我现在想要看看会出多少汗。""我想要立刻增加所有这些症状。"记住，这一改变不光是语义学上的变化，它反映了一个新的态度。

消极观察者 ⟶ 积极观察者 ⟶ 自相矛盾
"我不能……" ⟶ "我可以……，……是可以的" ⟶ "我想要……"

图 17-7　对惊恐症状的态度变化

勇敢的自己

在易于惊恐的情境下，你很难时刻保持自己观察者的角色或者积极观察者的角色。担忧的、挑剔的以及绝望的观察者评论会涌现出来。这点你应该料到。一旦发现你有消极想法，就立即主动干预，再次回到观察上来，用积极观察者的评论来指导行动。每当你遇到麻烦，要首先问自己，"现在，我该如何支持我自己？"

这是一个动态的过程，你不能指望找个替代声音将消极声音完全消除。相反，你现在在培养一个可以跟消极声音并驾齐驱的声音，并且可以管理那些消极想法。你仍然可以听到消极声音，这是因为你的心仍然感到担忧，并且认为你应该对其进行关注。你的工作是将这个消极声音纳入你的积极观察者的评论中，而不是与其对抗。当你听到自己说："这对我来说太恐怖了，"你就可以用相似的话进行回应，"我知道我现在有多害怕，但是我无论如何是可以做到的"。你很有可能会继续感到害怕并且对其进行评论，但是你可以根据自己的目标决定采取何种行动。这就是勇敢：你感到害怕并且承认这些感觉，但仍然继续采取行动。只要你能够找出你的积极观察者，惊恐就很难再侵蚀你的生命了。

将第 4 部分这些章节里的技能练习起来吧，但同时要做好回到第 3 部分的准备。

第 18 章
主动出击

不再逃避，不要在面对不适时后退了。你必须进入不适和不确定，以变得强大，这个时机已经到了。我们现在将帮你分解和克服让你害怕的身体感觉，而不是事件本身。一旦你掌握了这一章的技巧，你就可以去完成第三部分的任务了。或者，如果你想要更有条理地面对焦虑，那么你可以直接阅读第 20 章。

但是，首先……

在你开始这一章的练习之前，我要提醒你已经学会的。

• 你知道了远离消极观察者评论带来的好处（见第 15 章）。

• 你练习过正式的放松或冥想，知道它感觉起来像什么，让你的思想平
  静，放松你的肌肉去训练你的身体和思想，自动地回应你的消极念头
  （见第 16 章）。

• 当你压力大时，你已学会一天练习 15 次呼吸技巧，以建立离开你的
  "消极观察者"评论的能力（见第 16 章）。

• 你能辨别出"积极观察者"的叙述，帮你面对疑惑。这些可能包括：
  现在有个机会很好，我能处理这些感觉，我不需要让这些感觉阻止我
  （见第 17 章）。

所有这些技巧——远离你的消极念头且不让它们掌控你，通过平静技巧减

弱你的紧张，鼓励自己进入恐惧——在这里发挥作用。就像积极观察者的指导一直支持着你。你也许觉得这种支持是脆弱的、不确定的，没关系，有这种感觉很正常。这一章让你增加积极观察者的力量，和你的恐惧结成联盟，练习朝前冲。你将主动尝试难度大的练习，不仅持续两三分钟。最重要的是，你的努力给你一个机会去培养信念，即"我能处理这些感觉"。

容忍外界的感觉

惊恐通常是在不舒适的 4 个"舞台"中的一个或多个来威胁你：你的心，你的呼吸，感到头晕或昏厥，感到从你的身体或周围环境中分离。当你学会直接面对这些感觉，当你发现它们是不舒服而不是危险的，它们就不会再恐吓你了。表 18-1 "练习容忍感觉"描述了可让我们任何人激起不舒服感受的 7 种练习。你的任务就是重复它们，直到它们不再恐吓你。为什么要经受这种折磨？当你以后进入一个威胁性环境，经历任何这些感觉，你有了这样说的权利："我以前感受这些很多次了。那个时候可以做到，我现在也能处理。"我向你保证，你会有这样的信念。与老板谈话的同时，练习忍受心跳加快和呼吸急促，是高难度的。如果你学会了对付它们，忽略这些感受就很容易。

你需要刻意做两个练习——让你自己脱离舒适区，不确定接下来将发生什么。

怎样主动出击

首先你要自信，相信自己能对付身体感受的不适。其次你要知道此刻的出击是为了战胜身体的不适感，最终结束恐慌。

你怎样接受焦虑的打击？自觉自愿的。怎样做？接受而不是抵制。

表 18-1 是对这些任务的描述，它们被叫作"内感受性暴露"，意味着你体内感觉的暴露。它们现在是行为认知疗法关于惊恐症治疗的标准内容。

表 18-1　练习忍受感觉

任　务	命　令	可能的感觉
凝视	盯着下面网格中间的圆点。或者在镜子里盯着你的鼻梁。不要移动眼球，盯着看2分钟	感到孤独，眼冒金星，视觉失真
轻快的锻炼	上下楼梯或使用有氧锻炼机。时间和强度要足够加快心率，至少2分钟	心动过速，出汗
憋气	深呼吸，然后憋气30秒	缺氧，心动过速
透过吸管呼吸	从一个细的吸管呼吸一到两分钟。不要让空气经过鼻子	呼吸困难，窒息
摇头	缓缓低下你的头，从一边摇向另一边30秒	头昏眼花，眼冒金星
头放在膝盖间	把头放在双膝间30秒，然后迅速抬起来	
强力呼吸	快速深呼吸，用很大的力气呼气，1分钟	

凝视训练网格

请个教练

当你首次开始这些练习时，请家人或朋友来当你的教练。这个教练就是积极观察者的化身。

教练会演示给你看怎么练习，开始时也会陪练。他们应该鼓励你多练习。但当你练习时，包括你停下来后的 30 秒，他们应该保持沉默，让你回味和思考一下练习。

你的教练不应该向你保证："你没事，别担心，我在这里。"为什么？因为你的目的是让自己处于不舒服和不确定的状态。"别担心，我会照顾你的"，这是能消除你疑惑的保证。你的教练这样说会更好："你干得很好，就这样。"在你做完每项练习后（包括结尾时 30 秒的沉默期），教练能问你两个问题："现在感觉如何？""你现在在想什么？"

一旦你掌握了这些技巧，你就开始自己练习吧，这有助于激发你内部的积极观察者。

怎样练习

首先，每个任务练习三次。如果你觉得简单——你感到舒服或不舒服，但你认为你的恐惧是低程度的——那么你就"通过"了这个任务，把它从你的清单上划去。你不需要再练习它了。

其次，开始练习前，填好表 18-2 的前半部分。现在看一看它。注意练习前最上部的词组，"一旦你察觉到不舒服的感觉。"这要成为你的意图：变得不舒服。当你想象你站在镜子前，看你的鼻子两分钟，然后变得不舒服，你还怕什么发生？你会开始眼冒金星？你会恐慌？在空格 1 里写下你害怕的结果，空格 2 里估计发生这样结果的可能性有多大。低、中，还是高？空格 3 里填写你认为最好的结果，多大可能性填在空格 4 里。我认为，理想的结果应该是类似这样的："我不舒服，但我没事。"

对于你确实感到为难的任务，坚持一天两次，每次重复 4 遍。混搭也没什么，在不同的任务间转换，只要需要。但要通过练习全部掌握它们，不要回避难的任务。一旦你能不再害怕（低级别的恐惧）地持续练习一个任务，你就可以从清单上把它划掉。

表 18-2　练习忍受感觉

日期:		训练:	
预计多长时间:		5. 实际多长时间 *:	
训练前	一旦你察觉到不舒服的感觉……		
1. 你害怕什么结果?		2. 多大可能性? *	
3. 最好的结果是什么?		4. 多大可能性? *	
训练后	6. 不舒服级别 *		7. 恐惧级别 *
8. 你察觉到什么?			

＊："L"代表低，"M"代表中，"H"代表高。

每项练习尽量按要求完成，在练习时找出你能忍受的身体上的不适感。你的目的是从恐惧中区别出不适感，知道那些不适感不过就是不适感。你不会发狂，不会中风，不会昏厥。记住，你最终的目的是不再被这些感觉吓倒。所以，不要胆怯、分心，或是用其他安全拐杖，就是推进，推进，推进。

当练习时间结束时，继续关注你的体验，情绪上保持平静，至少再持续 30 秒。完成练习后，在表 18-2 写下你完成任务花了多长时间，"实际耗时。"是到了预定时间的最后，还是太害怕了，提前放弃了？接下来，完成表 18-2 的剩余部分。在训练后那一部分的第一栏：你有多么不舒适？填下低、中或高。记住你的目的是变得不舒适。如果一个练习连中等不舒适都不能引起的话，你就不能从中获益。作为对比，在第 7 格里评价你有多害怕，有多不舒适。过早地放弃一个练习，或是将恐惧等级评定为中等或高等——这些是你需要继续练习的指标。最后略记下你对这个练习的感受。例如，你预测的与结果有多大吻合？你要开始察觉什么？（你可以做表 18-2 的多个复印件。）

用表 18-2 去追踪你的练习。每个任务开始时都练习三遍；如果你在指定时间内完成，且是低级恐惧（表 18-2 的不舒适级别），就算是不舒服的最高级别，然后圈下这个数字。如果你圈下 1，2，3（意味着第一次的三遍，你在低层级恐惧里处理完毕），你就通过了这一关；你不需要再练习了。表 18-3 里剩下的 4 个练习，需要一天做两次。请记住：你一天只是在做 8 个任务，上午 4 个，晚上 4 个。

表 18-3　练习忍受感觉

任　务	练　习									
	第一天		第二天		第三天		第四天		第五天	
	上午	下午	上午	下午	上午	下午	上午	下午	上午	下午
凝视										
1 2 3 通过										
轻快的锻炼										
1 2 3 通过										
憋气										
1 2 3 通过										
透过吸管吸气										
1 2 3 通过										
摇头										
1 2 3 通过										
头/膝盖										
1 2 3 通过										
强力呼吸										
1 2 3 通过										

保留表 18-3 的复印件，是否能看出什么内容出现了。一个内容就是即使你仍然预言了一个可怕的结果，但经过足够的练习后，你开始将这个问题发生的可能性调为低概率。同时，你可能意识到你的"最佳"预测结果，转换成类似于"我变得不舒适，但我还好"的概率将提高。

第 19 章
面对惊恐

提示

在这一章里，你将学到怎样设定长期目标和短期任务，及练习中遭遇特定的恐惧情况时的应对措施。前面学习的呼吸技巧和正式放松技术在你的计划里会起到重要作用。在练习中有如果感到不适，可以用这些方法使自己平静下来。但不要将你的注意力转移到回避不舒适的策略上去。乐意去经历和接受你的不确定感和不适感。

寻找盟友

人类是社会性动物。解决问题时，在孤独或秘密中去做是没有益处的。当你支持自己付出的努力，以及花时间与支持你的人在一起时，你就会事半功倍。面对惊恐时，找一个"积极观察者"是必不可少的。一个鼓励你的"积极观察者"的办法，是加强与那些有助人品质的人的关系。

寻找盟友，他关心你的幸福，认可你的价值，或者是尊重和支持你目标。他能让你想起你的自由和选择，能让你感到安全；能支持你做的一切；能让你产生自信。他信任你，他相信你能接受挑战。他知道，选择不是唯一的。他能帮助你聚焦在解决办法上，而不是问题上。这个盟友可以是你的配偶、家人、挚友、与这些困难以前斗争过的人，或是训练有素的保健医生。通常，他人是愿意帮我们的，但不知道怎样是最好的方式。很可能的是，你不得不向你的盟友解释怎么来帮忙。例如，你可能会要他读这本书，这样他就能更好地理解你面对的问题。或者你需要解释"积极观察者"是什么样的，我们在第 17 章里描述过。

这并不是说，你的盟友必须随时随地都能帮你。他们最重要的角色是让你知道你不孤单。当你知道这个世界上还有人理解你，那么你就能感觉到你有个选择：你不是必须自己来做这个事情。你有了安全感：有人会在这里听你倾诉。你感到被人支持着：你不需要总是强大和独立。而且你能感到勇气：在盟友的帮助下，你能学会面对大部分威胁。

如果你只能靠自己，你的压力会非常大；如果你完全依靠另一个人，你将降低自己的自尊感和自豪感；而如果你的人生中有人作为你坚定的支持者出现时，你个人的能力也会极大地提升。

面对惊恐的悖论

当我们正朝着积极的目标前进，假设在这条路上会遇到惊恐。我们的目光聚焦在这项艰巨而富有挑战性的工作上，内心期望，我们努力做好，完成任务。我们做出牺牲，有时放弃解决问题的捷径，因为我们知道，这是必须付出的代价。努力和权衡利弊是达成积极目标的一部分，这个逻辑并不矛盾。

然而，在人生的路上面对惊恐时，情况有所不同。这时，你需要做的是不要如此努力，这就是本书描述的策略：帮助你不试图与惊恐抗争。当面对惊恐时，你可以采取任何一种镇静技能，但这样做的目的不是更好地"对抗"惊恐或者"消除"惊恐，而是，将这些镇静技巧当成帮助你形成正确看待惊恐的方式。通过改变对待惊恐的态度和理念，使惊恐失去养分，让它因缺乏关注而消亡。当你不断朝着积极的目标前进，允许惊恐存在，其实就会削弱惊恐对生活的掌控力。

这就是悖论。你必须积极地朝目标努力。然而，当惊恐挡道时，你需要放松，不要挣扎，做惊恐发作的旁观者，放慢节奏，你就能拿回对生活的掌控权，然后以自己的节奏和方式继续前行。

设定长期目标

惊恐压迫你，试图将你推向绝境和害怕的角落。面对这种力量，你必须为自己设定一些目标，一些可以达成的积极目标。

设定你自己的目标，会给你带来清晰的方向。当你感到迷失或困惑时，这些目标会提醒你积极的方向。将你的目标分为长期的和短期的。长期目标代表你最终想要的结果，将你的基本困难看作焦虑。短期目标仅仅需要集中精力几天、几个星期或几个月。通常，每个长期目标里包含几个短期目标。

从确认长期目标开始。用时间去按照这些指令来，写下每个答案。表 19-1 是帮你开始的一个样本。请你在表 19-2 中列出所有让你焦虑的情境，所有感到恐惧想逃避的情境。然后，重新填写每个项目去产生一个积极的长期目标。

然后，用表 19-3 去排列长期目标两次：从最简单的到最难的。从最优先的到最不急的。这会帮助你在开始练习时，找出需要做什么。例如，餐馆用餐看起来比舒服地坐飞机要容易些。但如果你梦想的工作需要偶尔乘飞机旅行，你就要将坐飞机排在优先事项的前面。

表 19-1　列出长期目标

我抗争或逃避的事件	积极目标
在餐馆里害怕	在餐馆里感到安全，和朋友享用美餐
飞机上焦虑	定期坐飞机飞遍全国
逃避聚会或人群	聚会时神态若定，心情愉快但不喝酒
害怕单独驾车远行	我一个人想开多远，就开多远，要有自信

表 19-2　列出长期目标

我抗争或逃避的事件	积极目标
制订长期目标 1. 列举在管理焦虑情绪时遇到的每个困难以及因恐惧刻意回避的每个情境。 2. 复写每一个项目以创造积极的长期目标。 3. 将每一个长期目标都分成两类： 　A. 从最简单的到最难的。 　B. 从最优先的到最不急的。	

表 19-3　为长期目标设定级别

长期目标	级　别	
	困难*	优先+

＊1＝最不难；+1＝最优先。

设定短期目标

掌控恐惧同时也需要设置具体的目标，也就是短期目标。短期目标即马上要完成的任务，朝着更长期的目标前进。

为了理解长期目标与短期目标之间的区别，举一个例子。想象你三十岁了、过去六年来一直从事文字录入的工作。经过内心的挣扎，你强烈地感觉到应该在职业生涯中多一些独立性。你决定将从事独立性强的工作作为长期目标。那么，现在该怎么做？

下一个步骤是设立一个短期目标，帮助你迈向独立性。你问自己："今天、这一周、这一个月，为了实现目标我该做什么？"答案就是质问你的短期目标："这个月我会去调查哪一类型的工作更能提供给我所需要的独立性。"这项短期目标将会给予你详细而具体的任务，是当下要解决的事情。一旦你设置了短期目标，你总是会用积极的任务指导行动。

经过一个月后，你又离目标近一步了："我认为这个城市里提供数字印刷服务还有市场和空间。根据我的经验，我知道它能够给顾客提供什么样的产品质量。我认为自己能够胜任一个小职员的工作。但是我对商务还是没有太多的了解。"你设置了下一个短期目标："利用晚上的时间在技术学院学习小型商务管理课程。"现在，你有一个非常明确的聚焦点。你必须选择最好的课程、注册登记，购买最好的参考资料，每周参加班级学习，完成家庭作业以及其他事情。

激发自我的动力并不容易，即使目标已经触手可及。小小的决定也至关重要，因为对未来的目标有着不可小觑的影响力。如果因为感觉在未来拥有自己的公司太遥远，你会很难投入学习中，这时，你需要设置一个短期的目标让梦想变得清晰起来："在课程结束时，我想至少自己每周都完成了课程学习。因此，这个周末我依然会按照计划进行。"

克服惊恐症的过程也是同样的。也许，你也设定了积极的目标"无所惧畏地面对未来生活的艰险"，通过实现一个个小的目标，最终实现这个愿望。当完成一个短期目标，就会投入下一个目标中。如果将注意力放到遥远的未来，你会感到士气低落和沮丧，仿佛永远也不可能到达终点。相反，你要对未来抱有积极的态度，但是却积极地投入眼前的目标任务上。

下面将告诉你如何建立短期目标。从你的远期目标之中，挑选两个难度级别最低的目标和最迫切实现的目标。利用表19-4，对挑选出的每一个目标列出5个短期目标。积极地付诸实践，明确在接下来的数天内或几周内最想做的事情是什么。从容易做到的开始，直到最困难的。如果某些目标让你畏缩，从最容易做到的开始。

设定短期目标

1. 从长远目标中挑选两个难度级别最低的目标和最优先实现的目标。

2. 为每一个长远目标设定5个积极的短期目标，明确在接下来的数天内或几周内最想做的事情是什么。

3. 对每一个短期目标按照从低到高的难度级别排序。

表 19-4 为长期目标设定短期目标

长期目标：			
短期目标	级别*	短期目标	级　别

*1＝最不难。

时时刻刻提醒自己按照短期目标的计划进行，设定一些推动目标前行的任务。在此过程中不要放大失败或批评自己的弱点，而是让自己有动力地进行下去。警惕内心中消极的一面，它会躲在角落里打击你的积极性。最大的阻力就是挑剔和绝望。

老是沉迷于过去，你可以发现自己是"批判性观察者"："周一，我说过我想每天花一个小时在户外散步。今天周四了，我还没有这样做。这太可怕了。我太懒惰了！"最后的两句话并非无用的，它们摧毁了你的自尊。当为克服惊恐症而努力时，请用支持自己的态度设定短期目标。通常，言语都是熟悉的，但是你的语调反映出对未来生活的态度。积极的态度不纠结于昨天，甚至是上一个小时发生的事情，而是关注当下和最近的将来："星期一，我决定每天散步一个小时，今天星期二了我还没有实施。为了今天能继续计划我需要做什么？"昨天没有履行安排固然需要记录，但是昨天已经过去，你只能把握当下。

当你设定了短期计划，并着手实施时，矛盾也接踵而至。矛盾就是：你需要围绕完成目标设定具体的、详细的计划安排。同时，无论你是否真的是按期待的方式去实现目标都无关紧要。长远目标正在被一步步实施着。你已经付诸了一系列准备工作，例如每天练习若干次平静的呼吸，保持安静，每天冥想20分钟，以及在沮丧的时刻给予积极观察者的评价。现在，你决定设定一个短期目标："今天在商场散步，约朋友一起逛30分钟。"一旦你决定了这个目标，请尽最大努力分步骤去实施。今天是否完成并不是很重要，重要的是你尽了自己的最大努力。设定短期目标、朝着方向前进，对是否发挥出最大潜能并不确定。第二天，依然重复今天学到的体验，如果需要再设定新的目标。

我们都渴望体会自豪和成功的感觉。当没有完成任务时，请不要将自己贴上失败者的标签而夺走这些美好的感觉。不要将个人成功与否定义为是否达成了短期目标。在克服惊恐的征程中，只要勇敢地面对弱点、朝着目标努力，你都是成功的，无论是否实现。

设定短期任务

在计划目标时，第三个步骤是确定具体的行动，这些行动将今天学习提高的能力运用到明天需要完成的目标之中。我会向你们展示两个例子，之后你在表 19-7 中列出自己的计划。表 19-5 是一个关于围绕学习驾驶而设定具体任务的例子。

表 19-5　创造短期任务——驾驶

短期目标：沿着家附近的公路，放松地驾驶两公里。

1. 在地图上标出家附近两公里的公路。

2. 和支持你的朋友一起驾驶，把他当成乘客，留意所有站点、加气站、商店和车道。

3. 让朋友坐在副驾驶位置上，在非高峰时段驾驶。

4. 让朋友坐在副驾驶位置上，在高峰时段驾驶。

5. 在非高峰时段驾驶，让朋友开车跟在后面。

6. 在高峰时段驾驶，让朋友开车跟在后面。

7. 在高峰时段重复步骤 5。

8. 在高峰时段重复步骤 6。

9. 单独驾驶，让朋友在途中等候。然后让朋友在我先到达前离开，再在终点等我。

10. 整个路程都是单独驾驶，让朋友在终点等候。

11. 整个路程都是单独驾驶，让朋友在另一个地方等着，用电话联系。

12. 在不同的公路重复以上步骤，并不断延长距离直到能自信地驾驭任何渴望达到的距离。

　　为了毫无畏惧地展开生命中的冒险，短期目标必定要忍耐痛苦——从温和的到强烈的——被不同程度的恐惧打击。如果你通通能够忍受，如果你能充分信任自己应对的能力，恐惧感就会消失。

　　一旦你为自己设定了忍受痛苦的短期目标（见表 19-6），你就可以开始制订短期任务表了。练习呼吸和镇静反应技巧是一个好的开端。在学习的早期阶段，可以先学习倾听内心里消极思想传递的信息。如果你发现思维在不断加强恐惧感，你就可以开始练习给予自我正面支持或者绕开消极思想的技巧。通过以上方式，你能慢慢地摆脱恐惧感。

表 19-6　创造短期任务——忍受痛苦

短期目标：学会忍受焦虑带来的痛苦。

在接下来的 5 天里，我要做的是：

1. 一天练习呼吸技巧 10 次。

2. 倾听并记录消极观察者思维。

3. 每天练习"停止消极观察者思维"。

4. 当焦虑时练习给予自我正面的评价。

让任务能够实现

通往目标的道路总有某一步是你能力范围可及的。如果你对完成任务感到不能胜任，必须分解成具体到微小的步骤，直到你发现，"我能做到吗？好像是在我的能力范围内"。例如，你不要一开始就站在一千人面前的乐队指挥台上，去练习公开演讲技巧。你可以从录音带开始，然后重复听自己的声音，可以在晚餐时和朋友聊天或想象自己在一小群朋友面前时进行练习。如果你在驾驶时恐慌，尝试跨国旅行是不现实的。那你能做什么？你能坐在驾驶员座位上，不启动发动机，安全地泊在车道上，然后练习镇静反应的技巧？然后，你能够启动发动机，倒车至车道尾端，然后再返回到停泊的位置，即使还是感觉焦虑？你能重复地做 10 次吗？一旦你感觉掌控了以上的步骤，你能载着一位朋友围着一个街区行驶吗？如果做不到，练习驾驶到拐角处再倒回来。如果你还是做不到平静，就让朋友驾驶到拐角，然后自己开回来。

无论你是否惧怕，你总能迈出一小步，朝着克服恐惧的目标前进。无论何时你遇到困难，请化解成小的步骤进行。步骤越小越好。中国哲学家老子曾在公元前六世纪说："合抱之木，生于毫末；九层之台，起于累土；千里之行，始于足下。"

目前步骤的推进需要从一项短期目标开始。运用表 **19-7**,想想并写下最近要完成的任务,然后渐进地朝着短期目标努力。第一个任务的难度最低,你能够迅速完成。每一连续的任务的难度级别是层级递进的,促使你向完成短期目标的方向前进。

表 19-7 创造短期任务

任务 1:

任务 2:

任务 3:

任务 4:

任务 5:

任务 6:

任务 7:

不要为设定一个完美的计划表而担忧。当你开始运用学习计划时,你就会根据实际经验进行调整了。只要围绕短期目标列举递进式的完成步骤。

为短期目标设定任务

为了每一个短期目标:

1. 创造一张相关任务的名单,渐进地推动你完成短期目标。

2. 确保做到以下两点:

    A. 第一个项目是最容易的,能够迅速完成。

    B. 每一连续的项目的困难指数是递进的,逐步促使你靠近目标。

一次面对一个任务

我的一些患者告诉我如果等到最后一刻才做决定参与任务，这会让他们更舒服。通常，这是真实的感觉，因为他们让自己消极想象和思维随意发展。如果他们一周前就做决定，无疑会受焦虑、恐惧和虚无的消极想象的折磨。为了控制恐惧，你需要掌握如何保障安全以及享受未来。当你再次学会真的需要在生活中制订计划，你就会享受到未来梦想的精彩。这些计划和梦想会让我们充满憧憬，无论过去是什么样子。

对你来说，计划的一部分包括面对困境。每天不必在焦虑面前徘徊，你需要的是穿越焦虑。现在开始练习面对不适。经验是最好的老师。如果不付出行动，所有的阅读、谈话、分析、计划都是无意义的。你必须同消极观察者评价对抗，克服它们。不要让恐惧思想阻拦你的前进。不要做无须直接面对恐惧就能战胜的白日梦。你必须做一些你害怕的事情，即使有焦虑感产生。你一定要练习面对焦虑。所以，从改变使进步拖延的行为开始吧。瞄准目标每天前进一点点。

现在，你准备好实施上面列出的任务了，运用在之前的章节里学到的所有知识和技巧。练习的步骤为：准备练习，开始练习，对焦虑思想做出回应，对痛苦的生理反应做出回应，结束练习。

开始练习时，记住要一个人面对任务。

- 不要回顾上一次的练习，除非是回忆技巧和技能。
- 也不要将预测作为提醒自己还要多长时间才能完成任务的方式。
- 持续练习具体的任务，直到感觉相对舒服一点了，再进行下一个。不要等到完全好了再开始。

- 不要用多快提高技巧来衡量进步。衡量进步的标准是在为短期目标和长远目标努力的征程中如何坚持下来的。保持乐观的心态，建立持续的计划表——这会成功实现你的目标。

选择短期目标

你会根据一到两个短期目标实践短期的任务，所以第一个决定是选择首要的短期目标。对此不存在什么完美的选择法则；发挥你的聪明才智定下一个吧。你可以用两个方法将目标归类：有多困难以及有多重要。此判断标准帮助你做决定。例如，有一个目标是中等难度，但是却是最优先的。你希望通过完成这项目标激发自己的动力，虽然计划中还有更容易做到的事情。

你确定自己能同时进行不止一个短期目标。可能你选择同时实施正常地开车去商场的练习以及提高心率的耐力练习。一周内你也许每隔两天时间练习开车技巧，然后在其他时间做其他练习。

准备练习

短期任务有很多选择。开始的几周，建议你遵照本章提供的安排进行。当你对计划和执行驾轻就熟时，再自由地选择。到最后，你会如此评价自己的练习："嗯……做这些事情我感到焦虑，但是我想试一试！"我的一个客户从事的是建造办公大楼的工作。上个月的某一天，他的一个同事告诉他大楼里的一部电梯在楼层之间卡住了几分钟。一听到这个消息，他非常焦虑，担心自己也会被困在电梯里。几分钟后，他调整了状态，走到电梯间里，上到顶层又回来。他只是不想让恐惧再阻碍他。

在练习任何为了完成短期目标而设定的短期任务之前，考虑一下表中提出的每一个问题细节。在表 19-8 里写下你的答案。你会从中受益的。

计划每一个任务

1. 我的短期任务是什么？

2. 我什么时间开始？

3. 会花费多长时间？

4. 我对此项任务的担忧是什么？

5. 有什么自我挑剔的想法？

6. 有什么绝望的想法？

7. 在此项任务上，我能给予自己的支持是什么？

8. 我能从其他人那里取得的支持是什么？更具体地说是谁？

表 19-8　计划每一个任务

1. 任务

2. 开始时间

3. 完成时间

4. 担心的方面

5. 会自我批评的方面

6. 无望的方面

7. 支持的方面

8. 从他人那里获得的支持

练习时间

无论是否可行，每次练习任务要达到 45 ~ 90 分钟。其实，短时间的练习也能帮助你树立自信，还有一些练习只能持续几分钟（如在接待处看到人就微笑）。第10章的内容曾提及，练习任务最重要的目的就是养成习惯：在焦虑爆发的环境中延长坚持的时间，紧张的焦虑感逐渐减弱了。当焦虑消失时，你的思想会变得更加清晰。将来，当这些情景再次发生时，你也许还会焦虑和沮丧，但是不会惧怕所感觉到的。

当你能做到上述的程度时，将练习延长到45~90分钟，帮助你将习惯转化为自信。你不得不重复同样的行为许多次。购物一个小时需要到食品杂货店里去，然后再去药店；45分钟的练习需要你搭乘许多次电梯！当你做到时，你会吃惊地发现搭电梯到15层和在第1层的感觉没什么两样。

练习的概念不是你必须持久地面对焦虑和矛盾。例如，你可以走进一家杂货店，只待5分钟，因为感觉不好而离开。在下一个30分钟，你需要坐在车子里，练习呼吸技巧，直到变得平静再去商店。然后你在商店待10分钟。所有时间加起来就是45分钟——即使大部分时间是待在车子里——因为在这段时间里你面对了痛苦并忍受着。90分钟的有氧练习意味着你用5分钟的时间跑到一个地方，如果感到心慌就用15分钟的时间平静一下，再用5分钟时间做有氧练习，再用10分钟时间平静，循环进行，直到90分钟。

创建积极陈述

研究表19-9中第4、第5、第6个问题的答案。这些消极观念无疑是将你在练习中的努力化为泡影。用第4、第5、第6个问题的答案设计正面评价（第7个问题）。将这些正面评价抄在一张卡片上，用于支持日常练习。

"拐杖"变成"弹簧"

制订练习计划时，要考虑该如何支撑自己完成进入危险境地的承诺。例如，你感觉更安全些——也会更坚定一些——如果对环境或事件收集更多的信息。如果你正在参加聚会，思考穿什么服装合适；如果是在新的路线上行驶，请提前查看地图或首先以乘客的身份熟悉路线；如果你是在一家陌生的宾馆里过夜，提前打电话或到网上查看环境设施。了解任何有帮助的信息有利于自己管理环境。又例如，如果你是在练习独自一人到餐馆用餐，可以带一本小说在等候上菜的时候阅读；在旅途中，播放你最喜爱的音乐或从图书馆借一本有声图书。如果必要，选择一个或多个值得信任的人陪同你完成练习。如果是这样的话，选择那些认同你的行为价值并且尊重你所付出的努力。他们不需要精通惊恐症的知识；实际上，他们还会为此而感到困惑。但是，他们会做自己要做的事情，支持你的练习！告诉朋友们你需要他们哪些帮助。练习之前以及过程中他们会说什么呢？他们会做什么呢？

对以上观念的形象比喻就是"拐杖"。但是如我在第 13 章提到的，你能运用拐杖帮助你进入全新的领域。正如你了解的，通过练习，在新的环境中最好拿掉拐杖，这样才能直接面对危险以及学会如何管理。

想象成功

在开始任何短期任务练习之前，用几分钟想象一下，例如，如果你打算去杂货店，在停车场里，你就可以练习想象。这样做有两个优点：将你的注意力从消极观察者思想中转移出来，以及集中于想要达成的效果。同时，提醒你准备把注意力放在什么地方。想象并不是对事件结果的预测，而是启发你的积极态度和帮助你在被担忧分散精力时回忆起练习的技巧。这个过程只需要 3分钟。

任务练习前，简要看一看

闭上眼睛，想象你穿行在任务中。当你出现不舒服时，让自己经历两三个这样的片段。然后排练在你不舒服时，需要哪些应对技巧去照顾好你自己。想象这些技巧很有效。提醒你自己每个支持性观点。说出每一个后，做轻柔的慢呼吸，让自己平静，给自己时间去相信它。

开始练习

现在，你准备好进入危险的环境了。自然而然地、轻松地面对所遇到的一切。忘记自我，将注意力集中于现在的感受中：你的所见、所闻，甚至是你所尝到的。运用学到的技巧管理你的思绪和痛苦的生理反应。持续地激励自己，从他人那里寻求支持帮助。

第 17 章结尾处我提到"掌握片刻的恐惧"循序渐进法。这个方法尤其对突然而来的恐惧感有帮助。在本章中，你在为应对焦虑爆发的练习做计划，所以会经历痛苦煎熬。在恐惧感充盈你的大脑之前，此方法会促使你对早期的困难做出反应。如果你开始担忧或受到痛苦生理反应的烦扰，可以运用以下两个方法。

对担忧情绪的回应

任务处理期间应对担忧的指南：留意担忧的情绪，选择停止担忧，运用技巧支持这一行动。选择哪一种或多种技巧取决于你的短期任务、担忧的本质和过去所得到的帮助。有时候，在考虑最适合的技巧之前，需要在脑海中搜索一些观念。

表 19-9　对担忧情绪的回应

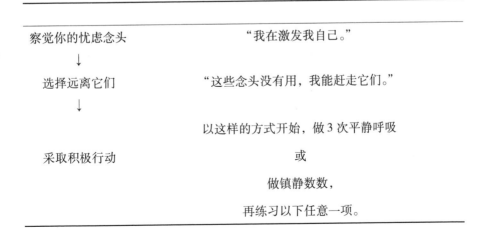

察觉你的忧虑念头	"我在激发我自己。"
↓	
选择远离它们	"这些念头没有用，我能赶走它们。"
↓	
	以这样的方式开始，做 3 次平静呼吸
采取积极行动	或
	做镇静数数，
	再练习以下任意一项。

续表

将精力重新集中到任务上来
支持的说法（表19-8，问题7）
找到让人平静愉快的事情去做
停止消极观察者思想
参照第17章相关内容

对痛苦生理反应的回应

和处理担忧的情绪一样，应对痛苦生理反应的方法只有一个。首先，从内心里"阻止它"以及不附加担心地去关注它。其次，让自己确定："现在身体上的感受没什么大碍。我能够应对。"最后，问自己："支持自己要立即做些什么？"

在以下列举的支持行为中进行选择，判断标准是痛苦的程度、环境和曾得到的帮助。下面是例子：

- 在痛苦来临时确保自己能够管理任务。将注意力从烦扰的事情中挪开。让自己变得积极起来（找他人聊天或找点什么东西学习），以消除自身的恐慌感。
- 用镇静数数法对付生理痛苦。
- 把感受告诉支持你的朋友以及你想做什么。让朋友支持你。
- 一开始可以离开这个环境，增加舒适度和控制感，然后再继续练习。
- 离开这个环境，并不返回。继续练习技巧时，再选择返回环境中。

学习了以上的步骤，你会发现，当痛苦的生理反应吸引了你所有的注意力时，表中的行为都比较相似。它们之间有一个不同之处。你注意到了吗？

你可以看出，对心理担忧和生理反应的回应是存在一个显著差别的（见表 19-10）。当你一留意到担忧情绪时，请选择绕开它。拒绝它强加于内心和身体的消极影响。你要做出的反应是支持这个决定。另一方面，当你留意到生理反应时，请选择接受它。这个决定要在调整身体行为之前做出。抵制生理上的痛苦反而使痛苦更加强烈。你要做的是让自己放松下来，消除紧张，而不是陷入担忧和身体的痛苦感之中。

表 19-10　对身体不适感的回应

察觉到不舒服	"我感到不舒服"
↓	
接受它	"没事，我能处理。"
↓	
采取支持行动	练习这些中的任意一项
	将精力重新集中到任务上来
	做 3 次镇静呼吸
	做镇静数数
	找到中立的或乐意去做的事情
	离开这个环境，到一个"安全"地方去

结束练习

现在是全力以赴支持自己的时候了。同时，客观地回顾审视之前的练习。评价这些练习哪些起了作用、哪些没有。运用这些信息对下一阶段的练习做出计划。

请记住每次当你决定投入练习时，你就是成功的，无论你能在危险环境中停留多长时间或是否能够胜任。总会有感觉尴尬、沮丧、不安的时刻，伴随着恐惧扑面而来，你需要做的是正确看待和忍耐。停止对痛苦的感应并不是对能力的考验，也不是对进步与否的测试。你所做的每一个练习都是支持自我提高、完善的机会。你对自我努力和尝试的正面支持越多，你变得越强大，也越自愿地投入练习中。

所以，在每一个练习结束之后，倾听内心发出的苛刻的自我批评："我仍然很焦虑。我是怎么了！我不会好起来了。"然后，用正面的评价替换这些念头："我仍然在努力尝试复杂的练习。我不可能立即完成所有的练习。我也不打算做到天衣无缝。一步一步地来，我会做到的。"

最后的忠告

我们的心理是复杂的。

让我们看一看运动员的表现。为了提高运动技巧，职业运动员会持续地进行日常训练和观察训练。但是在正式比赛时，运动员反而会选择将注意力从技术技巧上转移。他相信自己的本能、临场发挥，相信自己平常的练习一定会带来成功。

信任意味着什么？意味着运动员选择自愿地忽略对技巧的关注，因为他知道不那样做的后果——不断地给自己施压——会彻底毁掉临场发挥。现在，他选择跳出紧张情绪，只关注比赛本身，关注赛场，关注双方选手。当他全神贯注于比赛时，就会停止质疑自己的能力。他停止关注自我。简而言之，他是让绷紧的弦放松，让身心不受干扰地全身心投入比赛。

欣赏一场职业演奏家的音乐会。音乐家表演完全无视或者不需要乐谱。无须思索太多，各种必需的演奏技巧和回忆从音乐家的脑海里奔涌而出。这来自平日里练习的努力，并非想象的努力。职业音乐家对自身充分信任，因为他们知道支持自己的最好方式是什么。

太多意识上的关注只会干扰我们的现场发挥，无论是什么任务。人类的身体是最完美的、最精密的、多种感觉并用的机器。我们的意识形态是次要的。为了让表演完美，我们不能让意识参与指挥过程太多。意识集中是无用的，最难做到的是让内心平静下来。

我针对惊恐症提出的解决办法，其中心原则就是信任我们的身体。虽然，我在书中提及的许多练习任务也掺杂了对练习的思考，但是我们最终的目标是让意识的影响尽可能微弱。在你掌握了基本的技巧之后，请练习让意识跳出身体，只是保持单纯的、平静的思考。

你会在恰当的时间掌握所有的技巧。在遇到恐惧时，你最终会本能地做出反应和临场发挥。有一天，你会知道自己达到了练习的哪一阶段，你的意识会说："嗨，发生什么了？我只是自然地应对那种情景，我完全不知道我做到了。"

第 20 章
药物的使用

西方医学最有意义的贡献之一就是发明和使用药物减轻患者的痛苦。近年来，越来越多的医学研究者正在调查药物对治疗惊恐症和恐惧症患者的作用。目前的研究成果集中于各种诊断类型：惊恐症、广场恐惧症、社交焦虑症、特定恐惧症、强迫症、广泛性焦虑症、创伤后应激障碍。

本章你将了解三种用药治疗的情况：惊恐症、特定恐惧症、社交焦虑症。

接下来，你将了解三种情况下药物治疗的细节：惊恐症、特定恐惧症和社交焦虑症。表 20-1 列出了用于焦虑症的药物清单，你需要了解的是，新药物用于治疗，其效果还在不断的验证中。对于药物的益处、剂量和副作用，请遵医嘱。

治疗惊恐症、特定恐惧症、社交焦虑症的常规药物

惊恐症

对于惊恐症，药物能提供的最大益处是提高患者的动力，加快面对惊恐及其影响的进程。有帮助的药物，它至少必须对惊恐症的两个阶段之一有帮助。第一个阶段是预期的焦虑：当你预想面对惊恐时，产生的所有不适的身体症状和消极想法。第二个阶段是惊恐发作本身的症状。如果一种药物能用来阻止某种惊恐发作，许多患者就不再带着焦虑预料事情，能更快地克服他们的恐惧

症。目前的研究和临床经验都表明对一些人而言，某些药物可以减轻一个或两个阶段的症状。另一个关注点是心境。如果一个患者也抑郁（50% 的惊恐症患者都伴有抑郁），那么，抗抑郁药也是有用的。

目前，用来治疗惊恐症的常规药物是几种抗抑郁药和苯二氮类药物，或苯二氮卓类药物常和抗抑郁剂联合使用。选择性 5-羟色胺再摄取抑制剂（SSRIs）是目前用来治疗惊恐症的常规药物，比三环类抗抑郁药的副作用要小些。这类药包括氟西汀、氟伏沙明、舍曲林和帕罗西汀、西酞普兰和依他普仑。

5-羟色胺-去甲肾上腺素摄取抑制剂（SNRIs）文拉法辛和度洛西门也被证实有助于控制惊恐发作。温和的镇静剂丁螺环酮同样有效。

用于惊恐发作最常见的苯二氮类药物是阿普唑仑和氯硝西泮。它们比抗抑郁药能更快地阻止惊恐发作，通常在一两个星期发挥药效。它们的副作用比抗抑郁药要小。然而，当你逐渐停止用药时，这两种药都有戒断反应。因为阿普唑仑比氯硝西泮的药效发挥得快，它的戒断反应影响也会强一些。

阿普唑仑的快速起效的本质使它成为在激起惊恐的事件前需要服用的理想药物。它大概需要 15 ~ 20 分钟时间产生药效。如果你把它放在舌下含服（叫作舌下药物），它能在 5 ~ 8 分钟内产生药效。做好心理准备，它的味道较苦。

氯硝西泮在体内持续的时间比阿普唑仑长，你每天只需要吃两次，药效便可持续 24 小时，而阿普唑仑要服用 4 ~ 5 次才能持续相同的时间。氯硝西泮也是在惊恐事件发生前服用的药物。一些研究者相信它是比阿普唑仑更好的选择，因为它的基本效果不是那么强烈而且会消失得比较缓慢。练习面对惊恐的技巧时，如果你注意到药物的效果，你往往会把成功更多地归功于药物而不是自己的努力。药物应该会对你的勇气和技巧产生帮助，但它的效果没有得到所有人的承认。因为氯硝西泮的效果不容易被注意到，你可能会说："嗨，我成功了！"而不会说："啊，那药真的很起作用。感谢上帝它救了我的命！"然而有些患者不喜欢药效持续的时间过长。

这里有一些早期研究表明地西泮和劳拉西泮治疗惊恐症的效果。没有可靠的研究支持其他次要镇静剂的效果，如奥沙西泮、氯氮或氯拉卓酸，虽然这些药可以使患者感觉有些镇静作用。

在抗抑郁药中，三环类抗抑郁药丙米嗪对治疗惊恐症有最长的使用历史。能帮助惊恐症患者的其他三环类抗抑郁药有地昔帕明、去甲替林、阿米替林、多虑平和氯米帕明。

单胺氧化酶抑制剂（MAOIs）是另一类控制惊恐症状的抗抑郁药。调查研究与广泛的临床治疗一致表明苯乙肼是首选的 MAOI。苯环丙胺通常也是很有效的。抗抑郁药如曲唑酮、阿莫沙平、马普替林和盐酸安非他酮一般对惊恐症不是很有效。

如果医师推荐苯二氮类药物和抗抑郁药结合服用，有两种方法：一种是每天服用抗抑郁药并在焦虑或惊恐增强时服用苯二氮类药物；另一种方法是在用苯二氮类药物治疗的一两个月内与抗抑郁药同时服用。在 4 ~ 8 星期后，当抗抑郁药的基本效果出现时，患者可以逐步停用苯二氮类药物。

特定恐惧症

对那些患有特定恐惧症的人来说，药物能帮助患者减轻因幻想进入令人害怕的情景而产生的紧张。患者在受到恐惧刺激前 1 小时左右可服用少量的苯二氮卓类药物来减轻预期的焦虑。如果这还不够，医师下一次可以开更大的剂量。对一个滥用麻醉药的人来说，这些药如奥沙西泮或氯氮可能对他们缺乏吸引力，然而对那些没有滥用药物的患者来说，却十分有效。意识到药物对单纯恐惧症并不是成功的常规疗法，这一点是很重要的。可供选择的治疗方案包括书中描述的方法——学会放松的技巧，并且应用这些技巧逐渐接近令人畏惧的情景。把药物只是作为在你努力的过程中帮助你的一种选择。

社交焦虑症

对于社交焦虑症，药物能帮助他们减轻因幻想进入令人害怕的情景而产生的紧张，控制心跳加快和手掌出汗并减轻害羞感。医师应单独使用或混合使用几种有帮助的药物。

对社交恐惧症使用历史最长的药物是 β-肾上腺素阻断剂，也叫作 β-受体阻滞药。最常用的是普萘洛尔和阿替洛尔。令人惊奇的是，研究调查并不支持 β-受体阻滞药相当有效的流传说法。可能它们最好的疗效是用于偶尔的轻微的社交焦虑症。高药效的苯二氮类药物氯硝西泮和阿普唑仑可能也很有效。一种 β-受体阻滞药与低剂量的氯硝西泮或阿普唑仑的组合使用对有些人而言可能是最好的。

目前研究表明单胺氧化酶抑制剂，特别是苯乙肼对于治疗社交恐惧症是最有效的药物。然而，偶尔有社交恐惧的人对一种 MAOI 会产生过度反应，会变得特别健谈、外向或是在社交方面无拘无束。在这种情况下，开药的医师会减轻药的剂量或完全停用这种药物。

对于社交恐惧症，专家推荐的一种药物治疗的方法是开始时只在需要的时候服用。如果患者只对特殊的事件焦虑或者经历基本的身体症状（冒冷汗、心动过速等），在事件发生前大约 1 小时他们可以服用普萘洛尔或阿替洛尔。普萘洛尔似乎对偶尔产生的问题有更好的疗效，而阿替洛尔可能对持续的问题效果更好。如果他们的症状是属于认知方面的（他们担心自己的表现或他人的评价），那么他们可以在事件发生前大约 1 小时服用阿普唑仑。如果他们有全部的这些症状，结合服用这些药物也许更有帮助。药效大约能够持续 4 小时。

如果是广泛性的、不可预知的、普遍的社交焦虑症，患者需要每天服用其中一种药物。

如果社交焦虑是更主要的症状，无法预测，广为传播，医生可以推荐使用 5-羟色胺-去甲肾上腺素再摄取抑制剂文拉法辛、单胺氧化酶抑制剂如苯乙肼等，或选择性 5-羟色胺再摄取抑制剂如舍曲林，需记住，这些药需要服用几个星期才起作用，而安非他酮没有足够证据证实其对社交焦虑症有效。

在治疗期间强化学习

在行为治疗中，一种中心疗法是反复恐惧刺激与放松相结合，或者是恐惧刺激与其他反应结合，从而减少恐惧，对病人来说，似乎很吓人。目前有一种治疗焦虑的新方法，研究人员正在使用对环丝氨酸来增强行为治疗中的学习和记忆。该药物可能会帮助患者重构认知和恐惧反应，早期研究显示，行为治疗初期，服用该药品的病人需要先接受一段时期的行为治疗才会初见成效。

药物使用的指导说明

如果你考虑把药物作为治疗焦虑症的一种形式，下面有几点建议。

从得到精确的诊断开始

如果你有焦虑症状，遵循第 2 章描述的指示首先确定是否有身体原因。如果你的医师没有做出身体诊断，他应该让你去咨询有执照的心理咨询专业人士。一旦你得到了诊断，你对药物的选择会变得清楚。

没有神奇药片

虽然很多人在寻找一种快速的治疗方法和神奇的药片，但是复杂的问题没有简单的解决方法。如果他们能够找到一个有同情心的医师，他们只会把药物作为一种消除不适的方式。不幸的是，媒体的报道只是对复杂的问题进行了片面分析，宣传了药物是唯一治疗方法的观念。由于他们相信自己患有无法控制的身体障碍，许多患者向焦虑症和惊恐症屈服。在这一过程中，他们失去了自尊、意志和对他们身体和思维的治疗能力的信心。他们只会依赖药物、医师、朋友和家人，他们不断地限制自己的自由。

专攻焦虑症的医师，一致认为当药物与一种类似于本书描述的治疗方法——一种能指导你改变功能障碍和鼓励你提高面对令你畏惧的情景的能力的方法——结合使用对一些焦虑症患者很有好处。虽然治疗基于具体的问题及每个患者的条件，但成功治疗的关键在于对自己面对的令人畏惧的情景和控制焦虑症状的个人能力的判断。所有专业干预，无论是个人治疗、集体治疗、药物治疗、行为技巧还是实践练习，应该只有一个目的：坚定你的信念，即你能够控制自己的身体和生活。

在这种情况下服用药物。药物通常是一种有效的短期支持，帮助你医治自己。它们对你的治疗就像一个支架给一条断腿的帮助。身体可以治愈它本身的许多问题，给予正确的支持。对于一些人，药物本质上能够对慢性反复发作的障碍给予长期的支持。没有药物，他们就会旧病复发，再次出现令人困扰的症状。

不要忍受不必要的痛苦来证明你的"坚强"

一些人认为药物是"弱者"用的，他们不想"依赖"于此。这些人可能会犯三种错误：第一种错误，当药物能够在他们的自助过程中发挥合适的巨大作用时，他们完全避免服用药物；第二种错误，他们服用不足剂量的药物，错误地认为"药吃得越少越好"；第三种错误，他们过早地停止服用正在帮助他们的药物。根据你的问题，药物能够发挥疗效，并且非常适合你。你的医师会帮你确定一个最佳剂量。对一些人来说，如果副作用不会给他们带来麻烦，暂时没有受孕的打算，并且当他们停止服药时又出现了焦虑症状，他们也可以连续服药几年。

公正地评价药物

要评估一种药物的疗效，你必须给它足够长的时间来发挥它的治疗效果。特别是在评估药物的前几周，与你的医师合作来调整剂量，减轻你可能产生的任何焦虑。大多数医师会在开始时使用较低的剂量，然后根据你的反应慢慢地增加剂量。你需要以最大剂量实验几个星期后，决定它的疗效。

愿意忍受一些药物的副作用

副作用是不受欢迎的心理和身体的变化，不只是治疗精神障碍的药物有副作用，所有的药物都有副作用，但几乎不会带来严重的后果。大多数的副作用只会产生较小的症状，也许会令人烦恼，但不需要专门用药。随着我们的身体逐渐适应这种药物，这些副作用会在几天或几周内减弱或消失。在你服用这些药物之前，向医师咨询可能出现的副作用：哪些是你能预料到的、哪些会随着时间减弱、哪些需要引起注意。向你的开药医师告知任何持续的超出预料的副作用。

我建议你详细地了解可能产生的副作用，不是因为这些药比其他的药更有效或有害，而是这样做你能容忍一些较轻微的症状。例如，口干、视力模糊、便秘和排尿困难，这些症状是一些药物常见的副作用，特别是三环类抗抑郁药。随着身体的适应或你减少服药剂量时，这些症状通常会在几周内减轻。同时，给你开药的医师会向你建议减轻不适的方法。你可以通过经常漱口或吮吸硬糖或嚼口香糖（特指无糖的）来缓解口干。模糊的视力会在几周内清晰起来。如果没有清晰，一种新型的镜片处方会有帮助。你可以通过增加粗粮、流食（一天至少6杯）和新鲜的水果、蔬菜的摄入来改善中度便秘。轻泻剂也有一定的作用。为帮助排尿问题，你的医师可能会开贝胆碱。

另一个可能的副作用是直立性低血压。这是一种当你坐着或躺着时突然站起来或长时间站立造成的血压降低。这种不平衡可能造成头重脚轻或眩晕和有时疲惫的感觉，特别是在早晨起床时。这是一些简单的征兆，你的循环系统需要一点时间将血液平均输送到全身。你可能也注意到心跳加快（心动过速或心悸），这就弥补了短暂的血压过低。如果只有轻微的副作用，医师会建议你早晨起床时动作放慢些，站起来之前在床边坐1分钟，并且在白天当你坐着时要慢慢地站起来。如果你感到眩晕，给你的身体1分钟的时间来适应站立的姿势。你也可以通过增加盐和流食的摄入来改善，甚至通过穿束身的长筒袜来缓解。

这里有一些处理其他常见副作用的方法。有些药物有镇静作用，使你感到昏昏欲睡。医师建议：如果药物适合你的话，在入睡前服用；如果这种药物使你入睡困难，在早晨服用。作为应对这些问题的一种选择，你也许需要减少药量或更换药物。如果大量出汗，要在炎热的季节确保增加流食的摄入以防脱水。对于体重增加，没有简单的解决方案，但要注意热量和脂肪的摄入，并进行有规律的锻炼，这会有所帮助。如果这种药物造成对阳光更敏感，在户外暴露于阳光下时使用 SPF15 以上的防晒霜。

你和你的医生可以决定持续用药时间

可能要花费 3 周到 3 个月的时间来确定一种药物的合适用量。大多数研究者建议，患者应该在症状被控制之后逐渐停止用药。这段时期根据不同条件可能持续几周到 18 个月（或者不是）。在这段时期里你应该使用本书描述的技巧，积极面对引发焦虑的情景。当你逐渐停止用药时，你可能会经历一些症状的复发。当你的身体适应停药时要有耐心，并继续练习你的技巧。大约一个月后，你和医师将能够评价不用药物情况下你处理生活中的压力的能力。如果需要，你们可以讨论重新使用那种药或另一种可供选择的药。如果你和医师决定长期使用该药物对你而言是最好的选择，医师将帮助你减少到能控制病症的最小剂量。

逐渐停用药物

一旦你开始使用一种药物，你绝不应该突然停止用药。医师会指导你安全停药，根据不同情况，这个过程可能短则几天长则几个月。

药物选择

你有权决定是否使用药物，而不是让别人说服你把服用药物作为克服焦虑的唯一方法，当你阅读完本书，你会知道导致焦虑有很多因素。而许多不同的心理障碍和生理疾病却有相同的症状，因此在解决这些难题时，保持开放的心态。如果你选择使用药物作为治疗的一部分，这是因为你的价值观和出于对医生的信任。从研究和临床经验我们得知这些药物对一些人而言毫无益处，并且有可能使情况恶化。如果药物对你不起作用，继续尝试其他选择。

你依赖毒品和酒精吗

大约24%患有长期焦虑症的患者有滥用毒品和酒精的问题。如果你有这些困扰，最好先治疗你的药物依赖。考虑参加一个长期的康复机构如美国慈善机构自助组织"匿名酒鬼（AA）"或"匿名吸毒者（NA）"。停止对毒品或酒精的依赖可以使你更好地达到从焦虑症中康复的目标。告诉为你开药的医师你目前有滥用毒品的难题或者是否过去有过，这非常重要。它帮助你的医师决定你的哪些症状是直接与焦虑相关的，以此来帮助你选择正确的药物。例如，抗抑郁药、选择性5-羟色胺再摄取抑制剂或丁螺环酮通常对那些有药物依赖的焦虑症患者是很好的选择，因为它们不会导致依赖或滥用。

药物对性生活的副作用

某些选择性5-羟色胺再摄取抑制剂药物有可能对性生活有副作用，比如性欲降低，难以达到性高潮，如果你正服用该类药物，有几种解决方案。

性唤起障碍

（1）观望：对某些人来说，通过开始几周的治疗，这些副作用会减少，性功能会恢复正常。

（2）减少剂量。如果副作用没有缓解，医生可能会减少药物的剂量，用尽可能少的药物让焦虑缓解。然而，你需要衡量性副作用的减少和较低剂量药物治疗孰重孰轻，或防止焦虑症复发。

（3）停止用药一段时间：停止用药一到三天或三天以上，这可以提高性功能，记住，如果服用氟西汀的时间过长，即使停药，效果也不会好。

（4）换药：更换一种对性功能副作用较小的药。

补充药物：除选择性 5-羟色胺再摄取抑制剂外，补充某些药物可能有效。包括以下药品：金刚烷胺，右旋安非他明，哌甲酯，过莫林，赛庚啶、丁螺环酮、安非他酮、尼夫唑酮、米他唑平、育亨宾、格雷司琼和西莱尔。

妊娠期用药

苯二氮卓类药禁止在妊娠期或哺乳期使用。

有关抗抑郁药物的安全性，鉴于实验人数较少，信息有限，但越来越多的证据表明，5-羟色胺-去甲肾上腺素再摄取抑制剂和其他相关抗抑郁药有更多的风险，为此，美国奥布斯特和妇产科医师学会建议，除非万不得已，不要使用。

研究发现，选择性 5-羟色胺再摄取抑制剂还能引发新生儿戒断综合征和选择性 5-羟色胺再摄取抑制剂戒断综合征以及胎儿畸形的风险。大约 1/3 的新生儿有戒断综合征迹象，比如震颤、肠道问题，肌肉紧绷，睡眠障碍，高声哭泣，其他并发症包括易怒、喂养困难、呼吸急促，研究还发现，某种选择性 5-羟色胺再摄取抑制剂，如果在妊娠早期使用，可能会增加孩子患先天性心脏畸形的风险，1% 妊娠晚期服用选择性 5-羟色胺再摄取抑制剂的妇女，会增加孩子患持续性肺动脉高压症的概率，同时，焦虑症和抑郁症对母亲和胎儿的健康有影响，因此，在怀孕期间和哺乳期是否用药必须慎重考虑。

药物简介

在本章最后你将看到一张药物治疗清单，如表 20-2 所示。

选择性 5-羟色胺再摄取抑制剂

19 世纪 80 年代一种新型的抗抑郁药物被引进到美国，最开始是氟西汀。选择性 5-羟色胺再摄取抑制剂与三环类抗抑郁药有不同的化学结构，因此对大脑产生不同的效果。一般而言，选择性 5-羟色胺再摄取抑制剂能帮助大脑产生足够多的神经传导物 5-羟色胺。研究人员发现 5-羟色胺的缺乏与抑郁症和强迫症有关，并指出在惊恐症和其他心理问题中也存在 5-羟色胺缺乏的现象。

- 可能的疗效。选择性 5-羟色胺再摄取抑制剂对抑郁症、惊恐症、社交焦虑症、强迫症、广泛性焦虑症和创伤后应激障碍患者有帮助。这类药物的耐受性很好，即使大剂量用药，对那些医药上不良或衰弱的患者也很安全。如果不突然停止用药就不会产生戒断反应，对该药也不会产生依赖性。它们一般不会导致体重增加。

- 可能的缺点。花费 4 ~ 6 周时间才能注意到选择性 5-羟色胺再摄取抑制剂的明显治疗效果。发挥全部药效需要 12 周时间。在治疗的前两个星期，患者通常会感觉到焦虑症状暂时加重。突然停用选择性 5-羟色胺再摄取抑制剂可能引起类似感冒的症状。所有选择性 5-羟色胺再摄取抑制剂药物都价格昂贵。选择性 5-羟色胺再摄取抑制剂会比其他抗抑郁药或苯二氮卓类药物引起更多性方面的问题。实际上，这可能是它最主要的副作用，35% ~ 40% 的患者会出现这种情况。目前还不清楚一种选择性 5-羟色胺再摄取抑制剂上是否比其他选择性 5-羟色胺再摄取抑制剂的副作用更明显。如果出现这些问题，你的选择是等几个星期再去决定，如果副作用没有降低，那么可以减少剂量或换一种药物。

- 可能的副作用。恶心、失眠、头痛、性方面的障碍、初期兴奋。

5-羟色胺-去甲肾上腺素再摄取抑制剂：有两种5-羟色胺-去甲肾上腺素再摄取抑制剂对焦虑症有效，但两者差异较大，我将它们分别列出讨论。

文拉法辛

- 可能的疗效。对强迫症和抑郁症患者有帮助。

- 可能的缺点。基本药效发挥需要几周时间。常见副作用有恶心和眩晕。在孕期和哺乳期要听医嘱后服用。价格昂贵。

- 可能的副作用。抗胆碱能的副作用有震颤、眩晕、肌肉紧张、失眠、头痛、恶心、嗜睡、精神紧张、口干、呕吐、视力模糊、改变口味、出汗、消化不良、便秘、食欲不振、焦虑、打哈欠。血压升高。

苯二氮卓类药物

- 可能的疗效。你可以几个月（或甚至几年）服用苯二氮卓类药物，一天服用一次或几次。其药效发挥迅速。在抗焦虑或其他治疗效果中耐药性不会增强。大剂量地服用不会造成任何危险。

- 可能的副作用。一些患者会有嗜睡或呆滞的症状，心理锐度降低，言语含糊和步调协调性降低或摇摆，工作效率和生产力降低，而且偶尔头痛。这些症状在开始时会持续几周，但会慢慢消除，特别是当你逐渐增加剂量时。性方面的副作用也会出现。一些人会情绪低落、易怒、兴奋。极少数情况下，患者会经历反抑制：他们不能控制一些冲动，以不同寻常的方式做事情，如爱争吵、鲁莽地开车或在商店偷窃。苯二氮卓类药物也会加强酒精的效果。服用苯二氮卓类药物的患者尽量少喝酒，开车的几个小时之内应避免饮酒。如果长时期地服用，苯二氮卓类药物会产生肌肉协调性下降和一些认知方面的损害，尤其是老年人。

- 可能的缺点。苯二氮卓类药物有两个基本缺点。第一个缺点是滥用的可能性。虽然焦虑症患者很少滥用苯二氮类药物，但有药物滥用史的患者常报告服用苯二氮卓类药物会引发欣快感而控制力下降。他们也能服用苯二氮卓类药物来帮助睡眠，控制其他药物产生的焦虑，或用来减少其他药物的戒断反应。出于这些方面的考虑，对于那些既有惊恐症又有药物滥用问题的患者来说，苯二氮卓类药物不是治疗焦虑的最有利的药物。

  第二个缺点是在逐渐停药期间会出现症状。研究表明35%～45%的患者能够毫无困难地停用苯二氮卓类药物。对于其他患者，会产生三种不同的问题：戒断反应、症状复发和反弹，有时几种症状会同时发生。

- 依赖性和戒断反应。身体的依赖性意味着当一个人停止用药或很快地减少剂量时，他会经历戒断反应。苯二氮卓类药物的戒断反应通常在开始减少用药时立刻出现。症状如下：意识模糊、腹泻、视力模糊、感觉的敏感度提高、肌肉抽搐、嗅觉减弱、肌肉痉挛、麻木或刺痛感、食欲下降、体重降低。这些症状令人困扰但通常并不严重，可以忍受，几乎不会有危险，大约一周后症状会消失。

  当停止服用苯二氮卓类药物时，至少50%的患者会经历某些戒断反应，但如果突然停止用药，几乎全部患者都会经历强烈的戒断反应。大多数专家都会建议缓慢地停止用药，通常花费数月时间完全停用苯二氮卓类药物。

  大剂量和较长时间地服用一种苯二氮卓类药物，能增加戒断反应的强度和频率。如果逐渐停药，短时起效药物和长期起效药物相差不大，但是如果突然停用，短时起效的药物（Xanax，Serax，Ativan）比长期持续起效的苯二氮卓类药物（Valtum，Librium，Transene）更可能产生戒断反应。惊恐症患者似乎比其他焦虑症患者对戒断反应更加敏感。

- 症状复发。复发意味着你原来的忧虑症状在你减少或停止用药之后又重新出现。通常在复发时，症状不像治疗开始前那么严重或发作得那么频繁。戒断反应常发生在减少服用药量时，在停药后 1 ~ 2 周结束。因此如果症状在完全停药后 4 ~ 6 周持续产生，它可能表示复发了。

- 症状反弹。反弹就是在停药之后你暂时经历了比服药前更强烈的焦虑症状。这种症状通常出现在逐渐停药后的两三天，通常是由于一次减少了过多的药物而造成的。反弹反应可能会激发复发反应。当患者过快地停用苯二氮卓类药物时，10% ~ 35% 的患者会经历焦虑症状的反弹，特别是惊恐发作。

- 逐渐停止用药是最好的做法。一种方法是在下一次减量之前将减少后的新剂量保持两个星期。在 2 ~ 4 个月内逐渐停止服用苯二氮卓类药物能明显减少戒断反应（见表 20-1）。

表 20-1　苯二氮卓类药物可能产生的戒断反应

精神紧张	注意力不集中
失眠	意识模糊
食欲减退	腹泻
视力模糊	麻木或刺痛感
头痛	共济失调
冒汗	乏力
肌肉疼痛、抽搐、痉挛	
感官知觉改变（如噪声听上去非常大，金属味觉，嗅觉减退）	

　　苯二氮卓类药物的第三个问题是与酒精的使用相关。酒精会增加药物对大脑的镇静作用，导致过度的嗜睡或麻醉。

　　苯二氮卓类药物永远不要在备孕、孕期及哺乳期服用。

三环类抗抑郁药

医师使用三环类抗抑郁药治疗严重的抑郁症或与焦虑症并发的抑郁症，这几种药有广泛的抗困扰和抗惊恐作用。

- 可能的疗效。对减少惊恐发作和改善抑郁的心情很有效。已取得深入的研究成果。通常一天服用一次。耐药性不会增强。不会上瘾。

- 可能的缺点。发挥药效要 4～12 周。抗胆碱能副作用，引起姿态性低血压。可能的副作用（包括失眠、颤抖，或两种都有）从开始会持续 2～3 周。体重可能会每月增加 1 磅，大约 25％ 的患者会增加 20 磅或更多。服用过量会有危险。狭角性青光眼或某种心脏异常的患者不能服用。前列腺肥大的男性应避免使用某些抗抑郁药。

- 可能的副作用。口干、视力模糊、便秘和排尿困难的抗胆碱能副作用；姿态性低血压；心动过速，性冷淡、勃起障碍；对阳光更敏感；体重增加；镇静作用（嗜睡）；多汗。一些副作用会随着用药时间的持续或剂量的减少而消失。有些人在每天服药低至 10 毫克还能感到副作用，如神经过敏、易怒、极度兴奋和入眠或持续睡眠困难。

- 研究者建议用量。1/3 有惊恐倾向的患者会在开始服药的 2～3 周变得神经过敏和产生更多的焦虑症状。由于这个原因，药物实验可能应该从很低的剂量开始，例如，每天服用丙米嗪低至 10～25 毫克。如果出现令人不适的副作用，一种方法就是在增加到新的剂量前等待 2～3 周使症状减轻。如果患者适应了副作用，医师每两天或更多天增加一次剂量直到患者感到剂量最合适。

  如果在白天嗜睡或其他副作用对患者产生困扰，医师建议在晚上临睡前服用全部剂量。

- 逐渐停止用药。你的医师可能建议在你控制住惊恐发作 6～12 个月后逐

渐停止服药。你可以在 2 ~ 3 周内逐渐停止用药，避免突然停止用药引
发类似流感的症状，而且逐渐停止用药会帮助你监控惊恐复发。如果你
突然停止用药，戒断反应 24 小时内会出现，包括恶心、震颤、头痛和
失眠。在逐渐停药后很少有明显症状。惊恐发作通常不会在你停药后立
即复发，但在几周后有可能再次发生。

单胺氧化酶抑制剂

单胺氧化酶抑制剂通常叫作 **MAOIs**，是另一种主要的抗抑郁药系列。苯乙
肼是对治疗惊恐症研究得最多的单胺氧化酶抑制剂。另一种对惊恐发作很有效
的单胺氧化酶抑制剂是苯环丙胺。

- 可能的疗效。对降低惊恐发作、振奋精神和提高自信心有帮助。对社交
  焦虑症也有帮助。已有深入的研究成果。耐药性不会增强。不会上瘾。

- 可能的缺点。规定的饮食和药物限制是非常重要的，这令一些人困扰。
  包括避免某些过度加工的奶酪或肉类食物和感冒药之类的药物。服药开
  始几天会有些兴奋。需要几周或几个月产生全部的药效。对预期焦虑症
  没有帮助。过多剂量会有危险。

- 饮食限制。某些食物包括一种叫作酪胺的物质，当它与一种单胺氧化酶
  抑制剂结合时会产生"高血压危机"，即产生非常危险的高血压、严重
  的头痛、颈部僵硬、恶心、中风甚至死亡。

  使用单胺氧化酶抑制剂的患者必须相当有自控力，因为这种药需要
  严格的饮食限制。在服药期间，不能食用奶酪（除了村舍、农夫或奶
  油奶酪）、酸乳酪、家庭制作的酸奶酪、红酒、苦艾酒、烈酒、啤酒、
  麦芽酒、葡萄酒、白兰地酒、Brovei 或 Marmite 酵母提炼物（用酵母处
  理过的烘烤的食物可以）、制作完全的肉和鱼、肝或肝肠、熟透了的香
  蕉、蚕豆、意大利绿豆、中国或英国的豌豆或荚檬果。

要适度食用的食物包括鳄梨、巧克力、无花果、葡萄干、枣、黄豆、含咖啡因的饮料、白酒和蒸馏的酒精饮料（威士忌酒、杜松子酒、伏特加酒）。

- 药物限制。单胺氧化酶抑制剂与其他许多药物有较大的相互作用，包括麻醉剂、止痛剂、其他抗抑郁药和抗焦虑药。使用单胺氧化酶抑制剂的患者在服用其他药物前应咨询开药医师。特别包括非处方感冒药（包括鼻部滴剂或喷雾）、安非他明、节食片、三环类抗抑郁药和某些抗组胺剂。

- 可能的副作用。睡眠困难；食欲增加；性方面的副作用，特别是达到高潮困难；体重增加；口干、镇静（嗜睡）；低血压症状，特别是当突然地站起时，会导致姿态性低血压。

对于任何抗抑郁药，有些患者会经历"轻度躁狂"，他们感觉特别"兴奋"，充满活力，爱说话而且非常自信，有很少的睡眠需要和很强的性冲动。患者自己常常不把这些副作用当一回事，但却使他们周围的人恼怒。

β-受体阻滞药

β-受体阻滞药对于治疗身体的焦虑症状，特别是社交焦虑症很有帮助。医师开这类药来控制心动过快、震颤、颤抖和在焦虑的情境感到害羞。

- 可能的疗效。对大多数患者都非常安全。极小的副作用。不会上瘾。

- 可能的缺点。通常，社交焦虑症症状会很强烈，β-受体阻滞药虽然有帮助，但是不能减轻足够多的症状使患者感到安慰。因为它们会降低血压和减缓心跳，低血压和心脏病患者不能服用此药。不建议哮喘或有呼吸困难的呼吸疾病患者或糖尿病患者服用。

其他镇静剂

丁螺环酮

- 可能的疗效。丁螺环酮对广泛性焦虑症很有帮助。丁螺环酮与苯二氮卓类药物相比，不易引起嗜睡和疲惫。它是一种非常安全的药物，不会上瘾，也没有戒断反应。

- 可能的缺点。不像苯二氮卓类药物，丁螺环酮不会马上发挥作用。你不能按需要服用它并期盼注意到它的益处。在怀孕的前三个月避免使用。向医师咨询在怀孕后六个月和哺乳期内药物的使用方法。

- 可能的副作用。偶见副作用。头痛和眩晕在 3% ~ 12% 的患者中出现，通常会在几天内消失。有可能出现适度的嗜睡。

抗癫痫药

加巴彭汀（神经素）

- 可能的疗效：可能对社交焦虑症和广泛性焦虑症患者有用，将其添加到药效不完全的药物中，效果更好。

- 可能的缺点：在妊娠期或哺乳期使用前应咨询医生。

- 可能的副作用：头晕、口干、嗜睡、恶心、胀气、性欲下降。

帝拔巅

- 可能的疗效。帝拔巅是一种癫痫的治疗药物，现在被用来治疗惊恐发作和其他精神问题。通常用作治疗惊恐症的辅助药物。

- 可能的缺点。与阿司匹林同服会造成淤血或流血。与酒精和氯硝醚或其他苯二氮卓类药物同时服用可能造成过度的镇静。可能引起肝脏问题。为监视肝功能和血小板数量，你的医师可能要求你在服用前六个月的每两个月及服药期间的每3～4个月进行一次简单的验血检查。在怀孕和哺乳期间不要服用。

- 可能的副作用。帝拨巅有很好的耐受性。恶心、呕吐、消化不良、头痛、意识模糊和眩晕时有发生，但通常几周内会减弱。

表 20-2　　用于焦虑症的药物

药　物	用于治疗
苯二氮卓类药物	
阿普唑仑	惊恐症[+]、广泛性焦虑症、恐惧症、社交焦虑症、强迫症
氯硝西泮	惊恐症[+]、恐惧症、社交恐惧症
地西泮	惊恐症[+]、广泛性焦虑症、恐惧症
劳拉西泮	惊恐症[+]、广泛性焦虑症、恐惧症
奥沙西泮	广泛性焦虑症、恐惧症
氯氮	广泛性焦虑症、恐惧症
选择性5-羟色胺再摄取抑制剂	
氟西汀	惊恐症[+]、强迫症、社交焦虑症、广泛性焦虑症、创伤后应激障碍
氟伏沙明	惊恐症[+]、强迫症、社交焦虑症、广泛性焦虑症、创伤后应激障碍
舍曲林	强迫症、惊恐症、社交焦虑症、广泛性焦虑症、创伤后应激障碍
帕罗西汀	强迫症、惊恐症、社交焦虑症、广泛性焦虑症、创伤后应激障碍
5-羟色胺-去甲肾上腺素再摄取抑制剂	
文拉法辛	惊恐症、社交焦虑症、广泛性焦虑症、强迫症
文拉法辛 XR	惊恐症[+]、社交焦虑症[+]、广泛性焦虑症[+]
卢洛西汀	广泛性焦虑症、社交焦虑症、惊恐症、强迫症

续表

药 物	用于治疗
三环类抗抑郁药	
丙米嗪	惊恐症、广泛性焦虑症、创伤后应激障碍
地昔帕明	惊恐症、创伤后应激障碍
去甲替林	惊恐症、创伤后应激障碍
阿米替林	惊恐症、创伤后应激障碍
多塞平	惊恐症、创伤后应激障碍
氯米帕明	惊恐症[+]、强迫症
其他抗抑郁药	特拉佐多内、惊恐症、广泛性焦虑症
单胺氧化酶抑制剂	
苯乙肼	惊恐症、强迫症、社交焦虑症、创伤后应激障碍
苯环丙胺	惊恐症、强迫症、广泛性焦虑症、创伤后应激障碍
β-受体阻滞药	
普萘洛尔	社交恐惧症
阿替洛尔	社交恐惧症
温和的镇静剂	
丁螺环酮	广泛性焦虑症[+]、强迫症
抗惊厥药	
丙酸酯（德帕科特）	惊恐症
普雷加巴特（里利卡）	广泛性焦虑症
加巴彭门（神经素）	广泛性焦虑症、社交焦虑症

注：+=药品经美国食品药品监督管理局批准。

致　谢

　　从事临床医学的研究圆了我一生最珍视的两个梦想：一是在理论的世界里做一个渴求知识的单纯的学生，从不停止探索知识的脚步；二是能够用所学的知识给予他人指导。这本书是我学习和思想的总结，我希望它能慰藉那些曾经教导和激励我的人。从理论上讲，惊恐症表现形式多种多样，涵盖了数百种形式，对它的研究是一项系统工程。对在惊恐症研究、治疗以及积极心理学领域有幸直接参与的每一项研究、每一份工作，我都致以深深的谢意。35 年来，同领域同伴们的工作给予了我极大的启发和影响，差不多有 140 位我要感谢的人，限于篇幅不能一一提及。导师们对我的教导让我整个职业生涯受益匪浅。

　　里奇·西蒙博士指导了我的写作风格，使我摆脱了十多年的挫败感，重新燃起写作的激情。杰夫·萨比塔博士综合了与其娴熟的技能相关的最新研究成果。我的"清洁队"成员——理学学士乔安娜·威尔逊小姐、迈克·贾拉内拉，注册护士卡米尔·贝尔夫人，美术学士布莱恩·莱西都对本书新章节的可读性方面提出了宝贵意见。我的代理人及朋友约翰·威尔总是为我提供有力的支持。还有"眼界咖啡店"——那里的咖啡师、理学学士金杰·贾拉内拉各种风格的音乐，孩子、骑行和长跑爱好者常常聚集在此讨论有趣的话题——使我一年来以愉悦的心情投入写作中。

长期以来，艾里克森的朋友们——哲学博士迈克尔·亚普科、社会工作硕士斯蒂芬·莱卡顿、哲学博士杰弗里·泽格，以及焦虑症业内我最亲密的伙伴文学硕士吉米·威尔逊、心理学博士萨利·温斯顿、哲学博士马蒂·史泰福等给予我关心。我的朋友以及焦虑症治疗中心的同事们——哲学博士安妮·特·佩罗和朱莉·帕克——他们的创造力不断激励着我。西尔维娅·劳埃德精通办公技术，让我可以按时交付自己的稿件。同样，非常感谢哈佛大学医学院Countuay图书馆和北卡罗来纳大学生命科学图书馆的工作人员，他们为我提供了大量有价值的参考资料。

我的挚友——威廉·巴德加里森、艾兰·凯耐尔、布鲁斯·布利和弗兰克·科尔——与我共患难，帮助我打开胸怀，扩展了生命的潜力，告诉我要爱自己。罗伯特和安·威尔森他们始终如一地用他们的爱支持我一路前行。班萨·威尔森的乐观、慷慨和自信，不断激励着我。帕特里克、琼安娜·威尔森一直以来用他们的爱包围着我。

里德·威尔逊，哲学博士

北卡罗来纳州，查普尔希尔

2008 年 7 月

图书在版编目（CIP）数据

惊恐症：你和你家人需要知道的：原书第 3 版／
（美）里德·威尔逊（Reid Wilson）著；陈晓莉译. --
重庆：重庆大学出版社，2020. 12
（鹿鸣心理·心理自助系列）
书名原文：Don't Panic：Taking Control of
Anxiety Attacks（Third Edition）
ISBN 978-7-5689-2451-1

Ⅰ. ①惊…　Ⅱ. ①里…　②陈…　Ⅲ. ①恐惧—防治
Ⅳ. ①R749. 405

中国版本图书馆 CIP 数据核字（2020）第 187538 号

惊恐症：你和你家人需要知道的（原书第 3 版）
JINGKONGZHENG：NI HE NI JIAREN XUYAO ZHIDAO DE

［美］里德·威尔逊（Reid Wilson）　著
陈晓莉　译
鹿鸣心理策划人：王　斌
责任编辑：赵艳君　　版式设计：敬　京
责任校对：姜　凤　　责任印制：赵　晟
*
重庆大学出版社出版发行
出版人：饶帮华
社址：重庆市沙坪坝区大学城西路 21 号
邮编：401331
电话：（023）88617190　88617185（中小学）
传真：（023）88617186　88617166
网址：http：//www. cqup. com. cn
邮箱：fxk@ cqup. com. cn（营销中心）
全国新华书店经销
重庆市国丰印务有限责任公司印刷
*
开本：720mm×1020mm　1/16　印张：20.5　字数：315 千
2020 年 12 月第 1 版　　2020 年 12 月第 1 次印刷
ISBN 978-7-5689-2451-1　定价：79.00 元

版贸核渝字（2019）第 170 号